Joséphine Le Foll

Blumenmalerei

Joséphine Le Foll

Blumenmalerei

Von der Antike bis zur Gegenwart

Hirmer Verlag München

Aus dem Französischen übersetzt von Ingrid Hacker-Klier

Umschlagabbildung:
Simon Saint-Jean, Die Gärtnerin (Ausschnitt aus Abb. 80)
Rückseite: Giorgio Morandi, Blumen in gestreifter Vase (Abb. 55)

Die Deutsche Bibliothek – CIP-Einheitsaufnahme
Blumenmalerei: Von der Antike bis zur Gegenwart
Joséphine Le Foll. [Übers. aus dem Franz.: Ingrid Hacker-Klier]. –
München: Hirmer, 1997
Einheitssacht.: La peinture de fleurs <dt.>
ISBN 3-7774-7510-6

Satz: Max Vornehm GmbH, München
Umschlagentwurf: Dieter Vollendorf, München
Lithographie: Colourscan France
Druck und Einband: Milanostampa, Farigliano

ISBN 3-7774-7510-6

Inhalt

Vorwort

Das teuerste Gemälde der Welt ist ein Blumenbild, nämlich van Goghs 1888 in Arles gemalte *Schwertlilien*. Die utopischen Preise, die für dieses Bild wie auch für einen *Sonnenblumenstrauß* desselben Malers in den achtziger Jahren bezahlt wurden, sind ein deutlicher Beweis für die große Beliebtheit, derer sich diese Bildgattung von jeher erfreut. Doch wie so oft deckt sich der Geschmack des Publikums nicht mit der Bewertung der Fachwelt. An den Wänden und in den Katalogen der Museen spielen die gemalten Buketts ebenso wie in der kunsthistorischen Forschung nur eine Nebenrolle. Von den einen ins Depot verbannt, werden die Blumenbilder von den anderen als belanglose Erzeugnisse zum Broterwerb abqualifiziert, mit deren künstlerischer Ausdruckskraft es nicht weit her sei.

Wie ist es aber zu erklären, daß Künstler wie Delacroix, Courbet, Manet, Monet oder van Gogh, um nur einige zu nennen, einen so großen Teil ihrer Zeit auf das Malen von Blumen verwendet haben? Ohne alle Bukett-Darstellungen in den Rang von Meisterwerken erheben zu wollen, soll mit diesem Buch der Versuch unternommen werden, die künstlerischen oder ganz persönlichen Entwicklungen und Errungenschaften, die sich hinter diesem Thema verbergen, vor Augen zu führen. Dazu müssen wir die Blumenmalerei als autonome Bildgattung betrachten, frei von allen Vorurteilen, die ihr von der akademischen Tradition aufgebürdet worden sind und die noch heute in manch herablassendem Urteil der Kritiker zum Ausdruck kommen. Von ihren Anfängen um 1600 bis weit ins 20. Jahrhundert hinein ist die Geschichte der eigenständigen Blumenmalerei von einer bemerkenswerten Kohärenz geprägt, wie die Beziehungen zwischen Gemälden bezeugen, die durch Jahrhunderte voneinander getrennt sind. Nicht zuletzt aus diesem Grunde wurde für das hier vorliegende Buch ein thematischer und ideengeschichtlicher Ansatz anstelle der üblichen chronologischen Darstellung gewählt. Darum auch beschränken wir uns hier allein auf den abendländischen Kulturkreis und haben dabei Bereiche wie die dekorative Gebrauchskunst (Kunstgewerbe), Skulptur und Photographie ausgeschlossen. Zu zeigen, daß diese so reizvolle Malerei nicht nur die Sinne anspricht, sondern auch zu einer tiefgründigen Reflexion über die künstlerische Praxis anzuregen vermag, war das geheime Anliegen, das die Entstehung dieser Publikation von Anfang an begleitet hat.

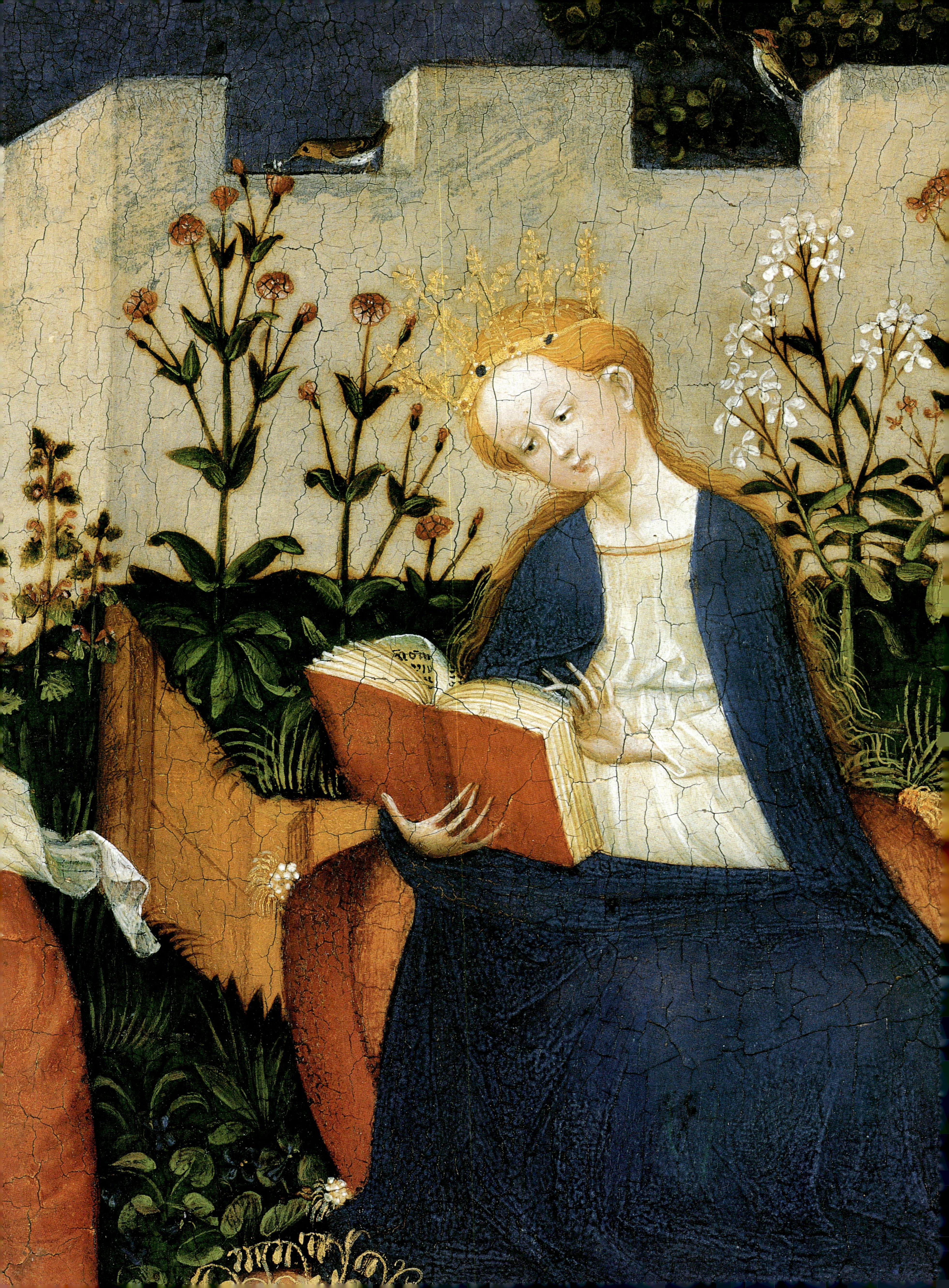

Die Anfänge in der Antike

Pausias und Glykera

Glykera, der Geliebten des im 4. Jahrhundert v. Chr. in der griechischen Stadt Sikyon geborenen Malers Pausias, soll es als erster in den Sinn gekommen sein, Blumen zu farbenfrohen Kränzen und Girlanden zu winden (Abb. 1). Beseelt von dem Wunsch, es ihr mit malerischen Mitteln gleichzutun und ebenso schöne Gebinde zu schaffen, suchte Pausias die vielfältigen Farbnuancen und Formen der Blüten in seinen Bildern wiederzugeben. Der römische Historiker Plinius d. Ä. kommentiert in Band 35 seiner *Naturalis historia* diesen Wettstreit zwischen den Liebenden: »Als junger Mann liebte er seine Mitbürgerin Glykera, die Erfinderin der Kränze, wetteiferte mit ihr und brachte jene Kunst durch deren Nachahmung zu einem äußerst mannigfachen Wechsel [in der Darstellung] der Blumen.«[1]

Mit seinen gemalten Blumen erfand Pausias eine spezielle Gattung des Stillebens, deren Blüte die Jahrhunderte überdauern sollte. Die Kunst der Glykera inspirierte den Maler übrigens zu einer weiteren Bilderfindung: Indem er die geschickte Blumenflechterin mit einem ihrer Kränze in der Hand porträtierte, führte er die ikonographisch zwischen der Genreszene und dem Stilleben angesiedelte Bildgattung des Kleingewerbes (*petit métier*) ein. Bedauerlicherweise hat sich kein Gemälde aus jener glücklichen Epoche der Malerei erhalten, so daß wir uns wie bei den mythischen Werken von Apelles oder Zeuxis damit begnügen müssen, die legendäre Schönheit der Girlanden des Pausias anhand von äußerst knappen literarischen Beschreibungen in der Phantasie heraufzubeschwören. Die römische Kunst, die sich unter dem Einfluß dieser griechischen Maler herausbildete, hat deren Kompositionen übernommen, bewahrt und weiterverbreitet. Bis in unsere Tage reflektiert die pompejanische Wandmalerei der verschütteten Vesuvstädte und Villen die Originalität der Schöpfungen des Pausias und zeugt von dem Raffinement und der Meisterschaft der antiken Blumenmalerei.

Aller Wahrscheinlichkeit nach waren es die Griechen, die gewöhnliche Gegenstände des Alltags in der abendländischen Malerei bildwürdig gemacht haben. Spargelbündel und saftige Pfirsiche, Haar- und Federwild, Krustentiere, frischer Käse, Brotlaibe, transparente Gläser, mit Wasser, Öl oder Wein gefüllte Krüge, Körbe voller Blumen, gefaltete

Anonymer oberrheinischer Meister
Paradiesgärtlein (Detail aus Abb. 11)

Servietten, ja sogar die Reste von Mahlzeiten wie Hühnerknochen, Fischgräten oder Traubenkerne wurden von den Malern abgebildet, die damit ebenso ihren Sinn für Humor wie ein ausgeprägtes Realitätsbewußtsein unter Beweis stellten.

Diese auffallende Vorliebe der antiken Stillebenmaler für die Darstellung von Speisen und Getränken erklärt sich ohne weiteres aus der Bestimmung solcher Bilder, die als Xenien, d. h. Gastgeschenke (griech: *xenion*), bezeichnet wurden. Das Wort verweist auf einen später von den Römern übernommenen Brauch, der darin bestand, daß ein wohl-

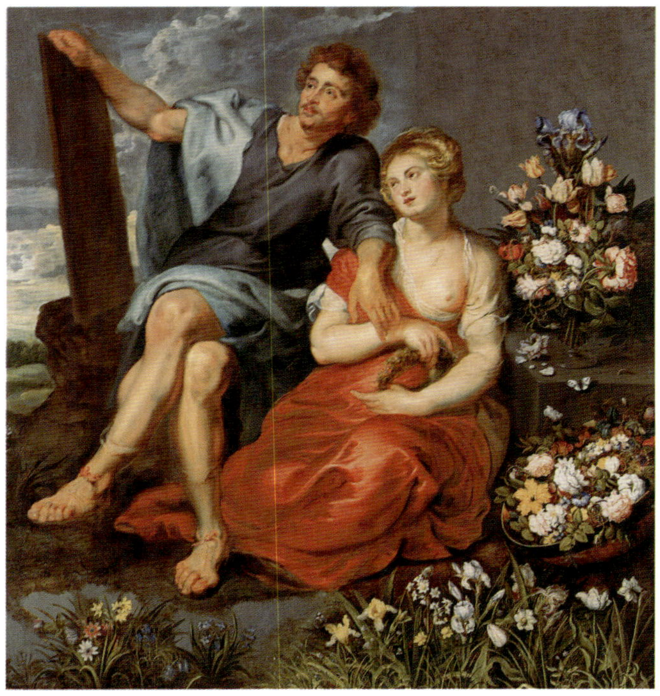

1. Peter Paul Rubens (1577-1640) und Osias Beert (1580-1624)
Pausias und Glykera, 1615
Öl auf Leinwand, 80 x 76 cm
Sarasota, The John & Mabel Ringling Museum of Art

habender Gastgeber für die Verpflegung seiner Gäste und Klienten durch tägliche Gaben von Lebensmitteln aufzukommen pflegte. Gleichsam als konkrete Vergegenwärtigung dieser kultivierten Tradition wurden solche Bilder als *Trompe-l'œil* gemalt, das die Hand des Betrachters unwiderstehlich anzieht und dazu verführt, nach den taufrisch schimmernden Früchten zu greifen.

In Form von kleinen Tafelbildern zum Aufhängen an der Wand oder als *Trompe-l'œil*-Darstellungen in Freskomalerei oder Mosaiktechnik schmückten die Xenien die verschiedenen Bereiche des Hauses, wobei die Motive jeweils auf die Funktion des Raumes abgestimmt waren. Zur Ausstattung des Speiseraums (*Triclinium*) gehörte das Bild einer gedeckten Tafel mit fertig zubereiteten Speisen oder einer Anrichte, eines Vorratsschranks oder einer einfachen steinernen Brüstung, auf der die Früchte des Obstgartens, die auf dem Besitztum erzeugten Milchprodukte, eine Auswahl von gebratenem Fleisch und Geflügel mit ein paar Küchenutensilien gefällig angeordnet ihrer Verkostung zu harren schienen. Das gegen den Garten geöffnete *Tablinum*, der Empfangsraum des römischen Hauses, war mit Girlanden aus bunten Blumen und Früchten dekoriert.

Die Entwicklung des Stillebens in der hellenistischen Periode vom Ende des 4. bis Anfang des 1. vorchristlichen Jahrhunderts ist eng verwoben mit dem Aufkommen eines illusionistischen Realismus, der zum Maßstab künstlerischer Meisterschaft erklärt wird. Die Virtuosität des *Trompe-l'œil* steigert sich zu absoluter Perfektion, wenn der Maler Zeuxis derart lebensechte Trauben malt, daß die naschhaften Vögel herbeifliegen, um daran zu picken. Von seinem Malerkonkurrenten Parrhasios heißt es, er habe einen Vorhang so naturgetreu gemalt, daß selbst Zeuxis sich von dieser Augentäuschung narren ließ und verlangte, man solle doch endlich den Vorhang wegnehmen und das Bild zeigen. Zu diesem malerischen Wettstreit lieferte auch Pausias seinen Beitrag, indem er das Verfahren der Enkaustik (griech: Einbrennen) verbesserte. Bei dieser Maltechnik konnten mithilfe der heiß auf den Malgrund aufgetragenen oder verschmolzenen Wachsfarben bemerkenswerte Relief- und Transparenzeffekte erzielt werden. Mit den so ermöglichten subtilen Schattierungen gelangte der Maler zu einer perfekteren Modellierung als mit der Palette reiner, kontrastierender Farben. Die Blumenmalerei geht also von Anfang an Hand in Hand mit der Suche nach maltechnischen Praktiken, die eine lebensnahe Schilderung der Realität anstreben. Pausias und seine Nachfolger, die als Blumenmaler in seine Fußstapfen traten, sahen ihre Aufgabe vor allem darin, die malerischen Mittel immer weiter zu vervollkommnen und zu beherrschen, um die seidige Haut eines Blütenblatts, das Inkarnat einer Rose im Garten oder die Transparenz eines Tautropfens möglichst naturgetreu nachahmen zu können.

Wenngleich das Stilleben in der Antike einen weit geringeren Stellenwert besaß als die mythologischen und historischen Themen, machten die Girlanden des Pausias doch sogleich Schule. Zwar verurteilt der Maler Nikias von Athen, ein Zeitgenosse des Pausias, die neue Praxis der kleinen Vogel- und Blumenbilder und empfiehlt seinen Kollegen, sich lieber der Malerei der grandiosen heroischen Schlachtenbilder zu verschreiben, doch ungeachtet dieser Kritik entwickelt sich die Gattung weiter. Im folgenden Jahrhundert tritt die Girlande in den Hintergrund und macht dem Motiv des Blumenkorbs Platz. Das wegen seiner außergewöhnlichen Farbfrische vielbewunderte Mosaik der Vatikanischen Sammlungen, das angeblich aus der römischen Villa der Quintilier stammt und auf das 2. Jahrhundert v. Chr. datiert wurde, reflektiert diesen Bildtypus (Abb. 2). Während Motiv und Komposition wie unmittelbare Vorläufer der zu Beginn des 17. Jahrhunderts in Mode kommenden Blumenstücke anmuten, die wir mit Jan Brueghel oder Ambrosius

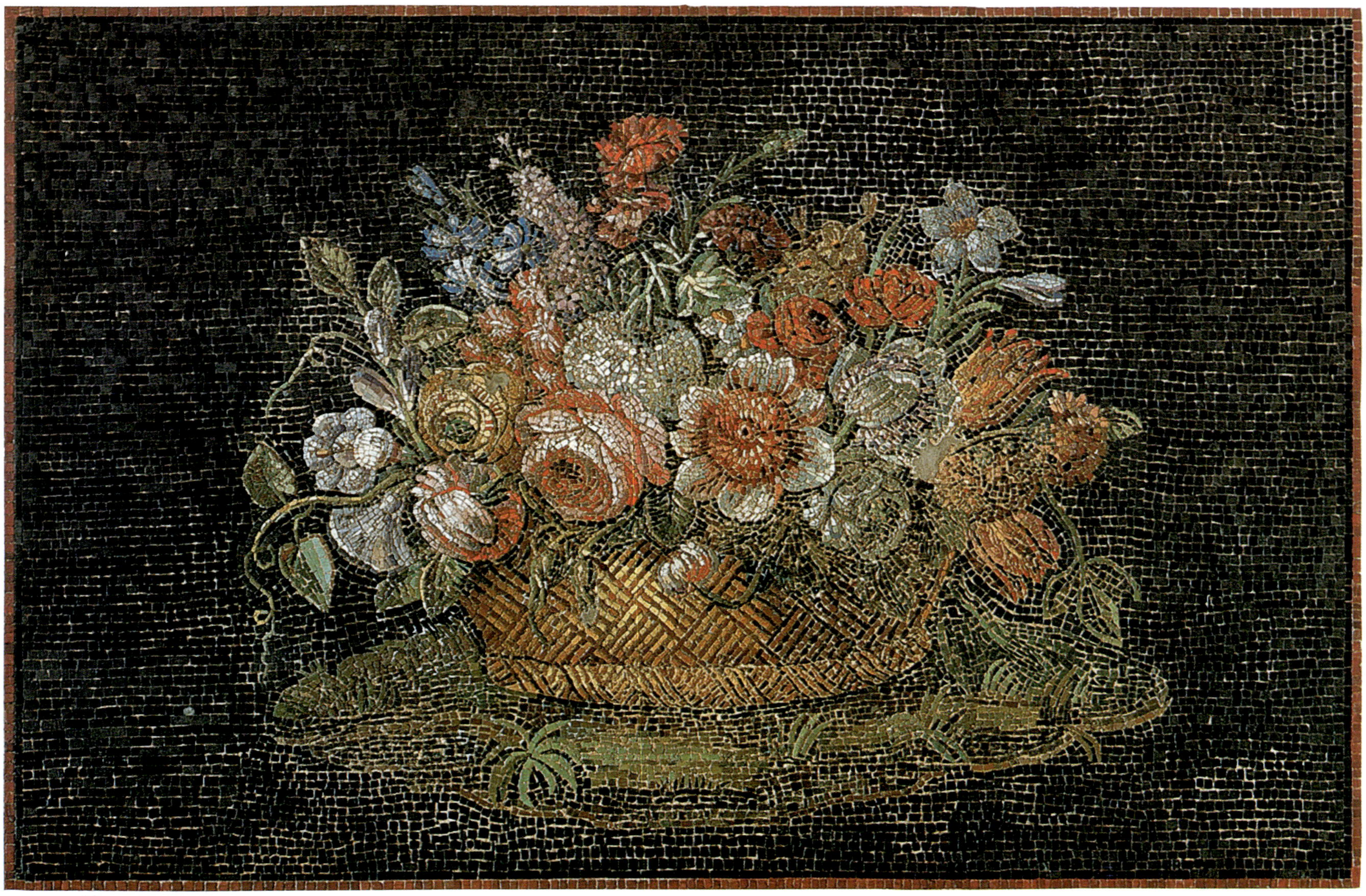

2. Römisches Mosaik (Kopie aus dem 18. Jahrhundert)
Blumenkorb, 67 x 104 cm
Rom, Musei Vaticani

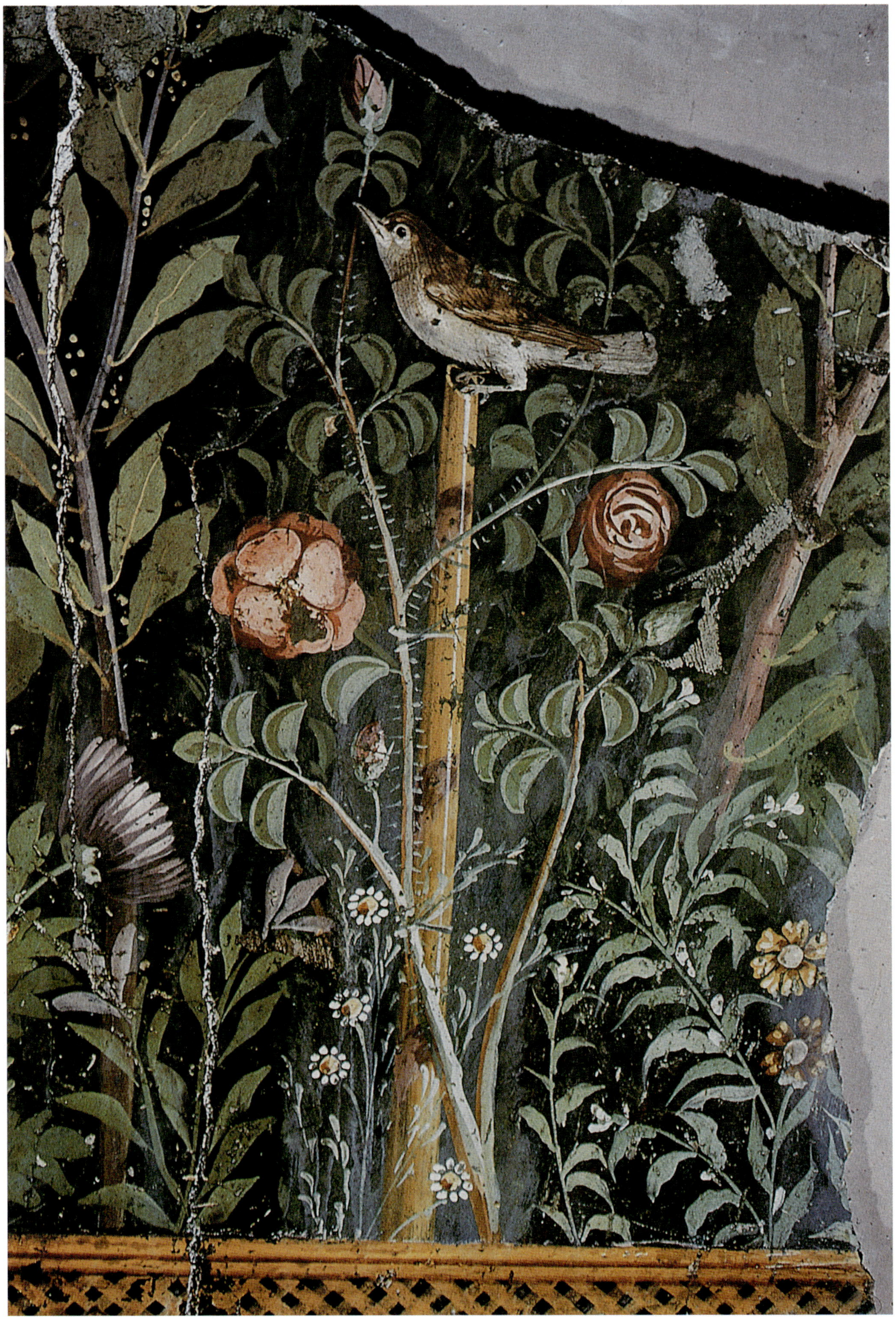

3. Pompeji, Fresko im Haus der Alexanderhochzeit
35–45 n. Chr.

Bosschaert verbinden, hat Charles Sterling, der große Kunsthistoriker des Stillebens, aus dem in helles Sonnenlicht getauchten Mosaikbild bereits den Keim einer impressionistischen Sehweise herausgelesen.[2]

Nicht nur im stillebenhaften Abbild des gemalten Xenions, auch im größeren Kontext des architektonischen Dekors wird die Blumenmalerei rasch zu einem bevorzugten Thema. Wegbereiter dieser malerischen Praxis ist wiederum Pausias, dem Plinius die Erfindung zuschreibt, die hölzernen Kassettendecken mit Blumen und Putten zu bemalen. In Pompeji und Herculaneum bezeugen zahlreiche Häuser – etwa das Haus des Fauns, das Haus des Obstzüchters oder auch das Haus der Alexanderhochzeit (Abb. 3) – die Begeisterung für florale Motive, die in Form von Girlanden, Büschen oder Bäumen die Wände überziehen. Es waren insbesondere die den Garten umgebenden und ins Freie ausgerichteten Wandflächen, die auf diese Weise bemalt wurden, in der Absicht, eine illusionistische Erweiterung des Raums zu bewirken. Das schönste Beispiel für das frappierende Wechselspiel von echter und mit malerischen Mitteln vorgetäuschter Natur ist die sogenannte Villa der Poppäa, die vor einigen Jahren in Oplontis unweit von Pompeji entdeckt wurde und deren Dekor dem zweiten und dritten pompejanischen Stil zugeordnet wird. Umgeben von Grünanlagen und einem großen, von Bäumen und Statuen gesäumten »Schwimmbad«, besteht die komplexe Architektur der Villa aus einer Abfolge von Räumlichkeiten und Höfen, deren Wände mit einem phantasievollen Dekor aus sprudelnden Springbrunnen, Arkaden und Loggien bemalt sind. Eine raffinierte perspektivische Disposition von realen und fiktiven Ausblicken lenkt das Auge von einem Raum zum anderen, von der Malerei zur Natur, von dem kunstvoll gemalten Blattwerk und illusionistischen Welten mit blühenden, von Vögeln und Schmetterlingen belebten Sträuchern zu dem von einer leichten Brise bewegten Laub der Bäume des Gartens.

Unter Kaiser Nero (54-68 n. Chr.) erfährt die Wanddekoration eine tiefgreifende Veränderung durch das Aufkommen der sogenannten *Grotesken*: grazilen Kompositionen aus Fabelwesen, Tieren, Pflanzen und allerlei ornamentalem Beiwerk in dünnem Geranke, die nach einer höchst bizarren künstlerischen Logik und in einem durchaus irrationalen Maßstab in ebenso willkürlicher wie phantastischer Manier gestaltet werden. Mit anderen mannigfaltigen Objekten finden auch die Blumen, zuweilen durch zarte Stuckreliefs hervorgehoben, Aufnahme in diese malerischen Arrangements. Im letzten Viertel des 15. Jahrhunderts führt die Entdeckung der *Domus Aurea*, des Goldenen Hauses Kaiser Neros in Rom, das schönste Beispiele dieser Art antiker Wandmalerei barg, zu einer geradezu manischen Begeisterung der Renaissancemaler für die Grotesken, die später auch in der Blumenmalerei des 17. Jahrhunderts eine große Rolle spielen sollten.

Mit dem Zusammenbruch des Römischen Imperiums verschwindet die raffinierte Kunst der Blumenmalerei für viele Jahrhunderte. Die frühen Christen betrachteten sowohl Bilder als auch Blumen mit einem argwöhnischen Mißtrauen, hatten doch beide eine wichtige Rolle in der dekadenten und verhaßten heidnischen Kultur gespielt. Die neuen Werte, wie sie die christliche Religion predigte, standen in krassem Gegensatz zu dem von gewissen Schichten der antiken Gesellschaft praktizierten Luxus. Das Beispiel jenes Freundes von Kaiser Nero, der anläßlich eines einzigen Banketts vier Millionen Sesterzen für Rosen ausgegeben hatte, war geeignet, solchen feindseligen Urteilen Vorschub zu leisten. Als unverzichtbare Beigabe zum Opfer der Römer an die Götter wurden Girlanden und Kränze nun zu einem sinnfälligen Symbol des Heidentums. Ihre Verwendung bei Zeremonien wie Hochzeiten und Begräbnisse war deshalb von seiten der Kirche verboten. Diese radikale Haltung des frühen Christentums hatte nicht nur das Verschwinden jeglicher Art von Blumendarstellung zur Folge, sondern bewirkte auch, daß die Blumenzucht im Abendland gänzlich zum Erliegen kam.

Ein langer Winter

Vom Wiederaufleben der Blumenmalerei nach langem Winterschlaf bis zu ihrer neuerlichen Entfaltung und glanzvollen Blüte im 17. Jahrhundert bedurfte es eines Entwicklungsprozesses, der viele Jahrhunderte in Anspruch nahm. Die Voraussetzung dafür war ein tiefgreifender Bewußtseins- und Mentalitätswandel. Bevor die Blumen unter dem Pinsel und dem Meißel der Maler und Bildhauer der gotischen Epoche neu erblühen konnten, mußten sie ihren Platz in den Gärten zurückerobern, wo sie zumindest in ihrer Funktion als Zierpflanzen in Vergessenheit geraten waren. Dann galt es, das Mißtrauen und die Nichtachtung gegenüber diesen einstigen heidnischen Opfergaben zu überwinden und sie in ihrer Schönheit ganz einfach zu betrachten.

Das durch die barbarischen Invasoren bewirkte Klima der Unsicherheit und Instabilität, das während des gesamten Mittelalters vorherrschte, hatte die Wissenschaften brachliegen lassen und den Fortbestand der von der römischen Antike ererbten naturalistischen und durch einen rein ornamentalen Stil ersetzten Tradition der bildenden Künste unterbrochen. Doch ab dem 10. Jahrhundert macht sich im Zuge der benediktinischen Reform in den Klöstern und insbesondere im Umkreis der Abtei von Cluny ein wiederauflebendes Interesse an der Naturbeobachtung bemerkbar. Dabei setzt sich die Auffassung durch, daß »die immaterielle Wirklichkeit nur durch die Vermittlung materieller Dinge«[3] erfaßt werden könne. Der geringste Grashalm, ein Stück Holz oder ein Kieselstein gelten nun als Teil der göttlichen Schöpfung, und durch Kontemplation der irdischen Schönheiten darf der Mensch hoffen, sich der göttlichen Harmonie geistig anzunähern, und sei es auch nur um ein winziges Stück.

Dieses neuerliche Interesse für die Natur wird im 13. Jahrhundert abgelöst von einer philosophischen Strömung, die unter Berufung auf Aristoteles die Beobachtung der Natur als Zugang zu einer empirischen Erkenntnis der Realität fordert. Im frühen Christentum vernachlässigt, hatte sich die Botanik im Laufe der frühmittelalterlichen Jahrhunderte immer weiter zurückentwickelt. Waren in der Antike an die 600 Pflanzen in den illustrierten Handschriften verzeichnet und dargestellt, reicht die Anzahl der bekannten

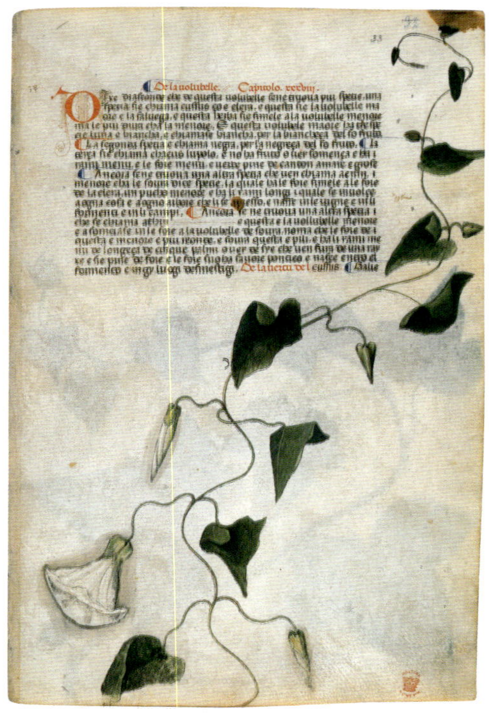

4. Anonymer Miniaturist aus Padua (Ende 14. Jahrhundert)
Herbarium des Francesco Carrara: Zaunwinde (Calystegia silvatica), um 1400
Velinpapier, 35 x 23,5 cm
London, The British Library

Arten im 12. Jahrhundert nicht über 77 hinaus. Die *Materia Medica*, ein illustrierter Traktat des in Rom lebenden griechischen Arztes Dioskurides (1. Jahrhundert n. Chr.), war in Europa bis ins 16. Jahrhundert das einzige Nachschlagewerk der Botanik – ein sprechender Beweis für den Tiefstand der abendländischen Wissenschaft auf diesem Gebiet.

Die botanischen Schriften des Mittelalters, sogenannte *Herbarien* oder Kräuterbücher, waren zunächst auf Sammlungen antiker, mit schematischen Pflanzenbildern illustrierter Texte beschränkt, die immer wieder von einem Manuskript zum anderen kopiert wurden. Doch das sollte sich im Verlauf des 13. Jahrhunderts ändern, als an der Hohen Schule von Salerno, bald auch an der Universität Bologna Pionierarbeit auf dem Gebiet des Pflanzenstudiums geleistet wurde. Italien übernimmt nun in der Arzneimittelkunde und Pflanzenforschung eine Führungsrolle und verbreitet europaweit Traktate, deren Illustrationen die unmittelbare Beobachtung der verschiedenen Gattungen belegen. Das von dem Machthaber von Padua, Francesco Carrara, einem anonymen Künstler seiner Stadt Ende des 14. Jahrhunderts in Auftrag gegebene Herbarium (Abb. 4) verbindet die Übersetzung eines arabischen Textes der Heilkunde mit entsprechenden floralen Illustrationen – etwa der Ranke einer Winde oder eines Rebstocks, einem Büschel Veilchen –, die unzweifelhaft nach Vorlagen in Form von getrockneten Pflanzen gezeichnet wurden. Dabei erweist der paduanische Maler nicht nur ein sicheres Gespür für das Dekorative, insbesondere was die Verteilung und die harmonische Entsprechung von Text und Bild betrifft, sondern ist auch darauf bedacht, die Struktur der Pflanzen in ihrem natürlichen Wachstum präzise zu beschreiben.

Das drängende und immer weitere Kreise ziehende Bestreben, die zahllosen Pflanzen der Schöpfung zu identifizieren und zu registrieren, findet seinen Niederschlag in einem wachsenden Interesse an bildlichen Darstellungen. Könige und aristokratische Dilettanten nehmen die besten Spezialisten zum Aufbau von prächtigen naturwissenschaftlichen Sammlungen in ihre Dienste. Der aus Verona stammende Jacopo Ligozzi wird 1577 vom Großherzog der Toskana, Francesco I. de' Medici, damit beauftragt, die in den Gärten des Fürsten gezüchteten seltenen exotischen Pflanzen malerisch zu dokumentieren. Zu der Serie von 80 Blumendarstellungen von bemerkenswerter künstlerischer Finesse gehört auch das Blatt mit einer Pfingstrose, die sich leuchtend von dem blassen Grund abhebt, wobei ihre plastische Wirkung durch den *Trompe-l'œil*-Effekt des Schattens, den eines der Blätter rechts auf das Papier wirft, noch gesteigert wird (Abb. 6). Ligozzi treibt den Realismus seiner Schilderung so weit, mit einem abgebrochenen Stengel und roten Flecken auf dem Blattwerk auf erste Anzeichen des Welkens hinzuweisen. Von der gleichen Wißbegier beseelt wie der Großherzog der Toskana, läßt sich Kaiser Rudolf II. auf dem Prager Hradschin einen botanischen Garten anlegen, in dem Spezialisten wie Georg Hoefnagel (1542-1600) und Roelandt Savery (1576-1639) die Motive für ihre miniaturhaften Darstellungen finden. In einem ähnlichen Geist begründet Gaston d'Orléans in den 1630er Jahren eine der schönsten Sammlungen botanischer Pflanzenbilder, die dann von den Königen von Frankreich übernommen und kontinuierlich fortgesetzt wird. Zahlreiche hochtalentierte Maler von Nicolas Robert (Abb. 5) bis Joseph Redouté (1759-1840) haben sich an diesem einzigartigen Korpus beteiligt, das heute vom französischen Museum für Naturgeschichte betreut wird.

Die delikaten, häufig auf kostbares Pergament gemalten Blumenporträts waren zunächst lediglich zum privaten Gebrauch hochgestellter Persönlichkeiten und ihrer engsten Umgebung bestimmt. Erst die in der zweiten Hälfte des 14. Jahrhunderts gleichzeitig mit der Einführung des Papiers aufkommende Holzschneidekunst eröffnet größeren Kreisen von Pflanzenforschern und wißbegierigen Dilettanten Zugang zu Werken, deren

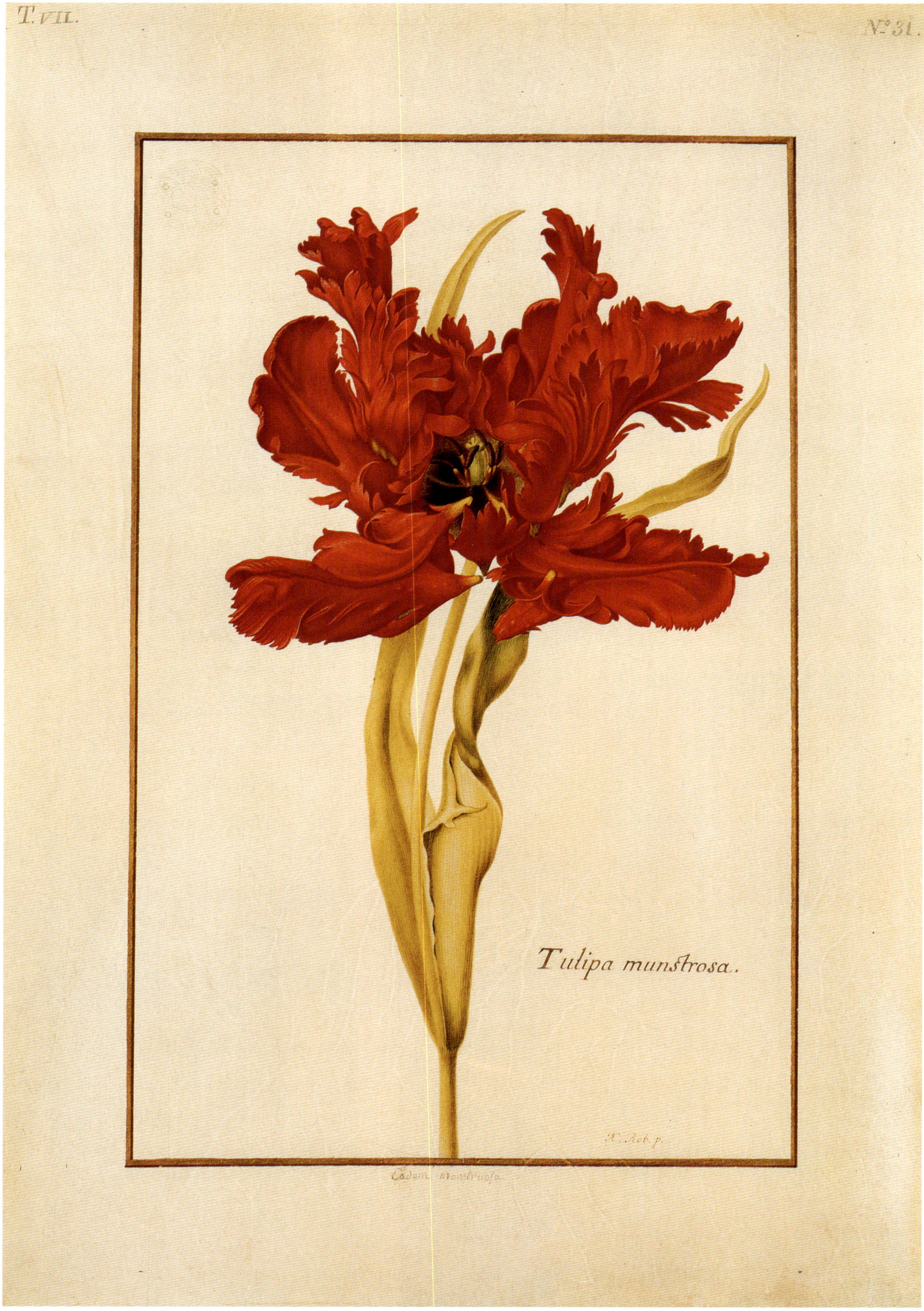

5. Nicolas Robert (1614-1685)
Tulipa munstrosa, ohne Datum
Aquarell auf Velinpapier, 46 x 33 cm
Paris, Bibliothèque Centrale du Muséum National d'Histoire Naturelle

6. Jacopo Ligozzi (1547-1626)
Peonia officinalis, 1577-1591
Schwarze Kreide, Aquarell und Tempera auf weißem Papier, 54 x 35 cm
Florenz, Gabinetto Disegni e Stampe degli Uffizi

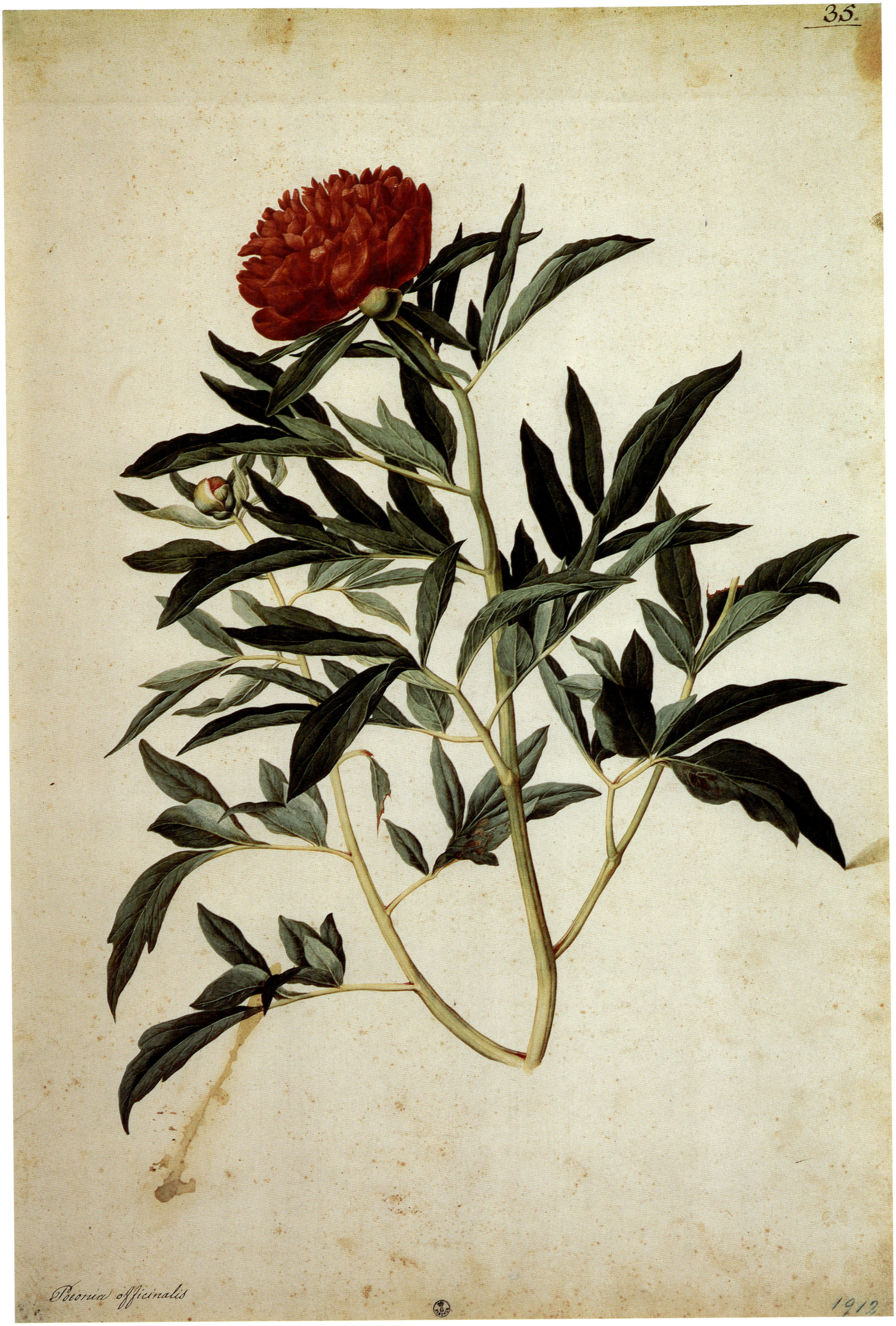
35.
Paeonia officinalis
1912

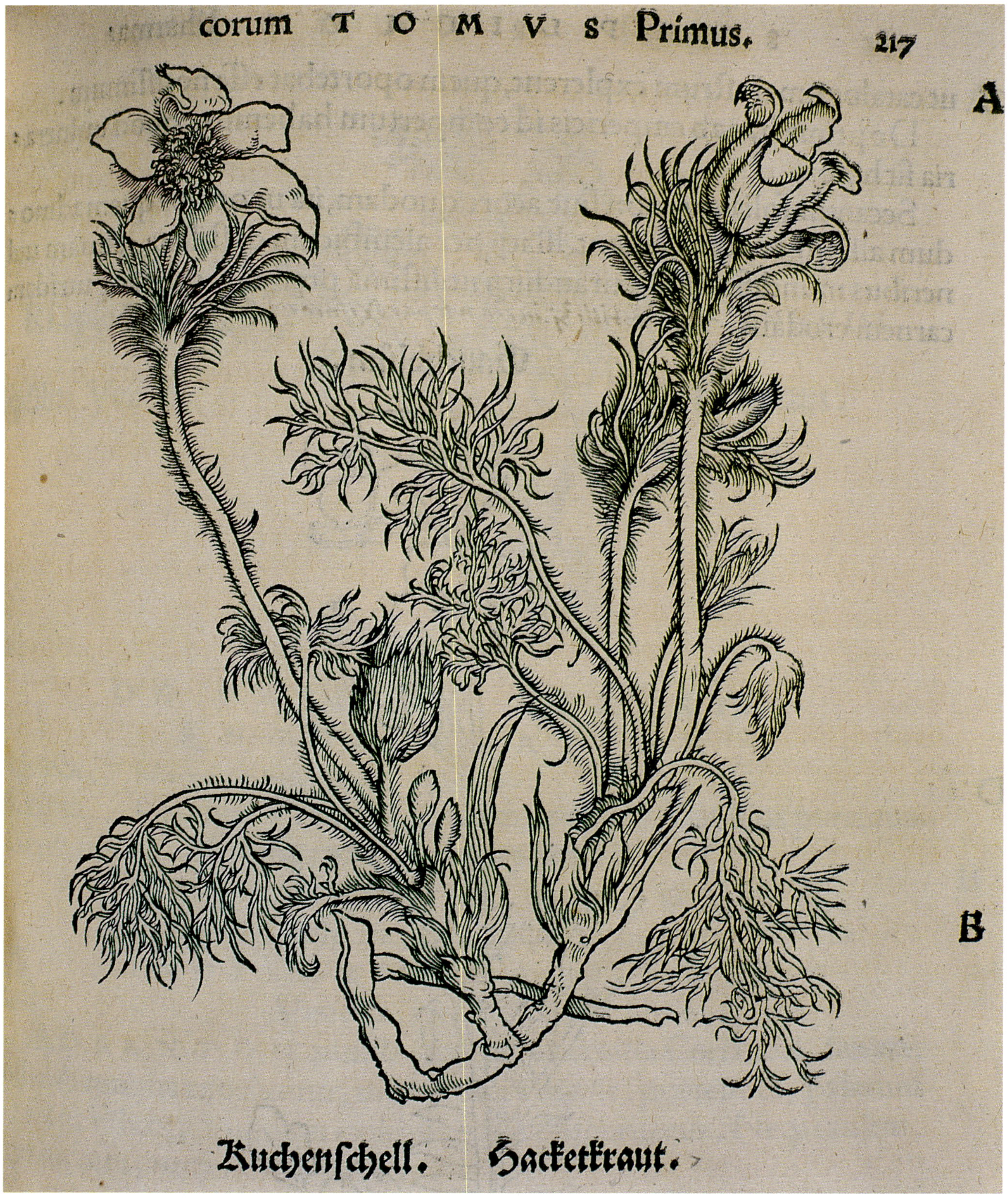

7. Otto Brunfels (1488-1534)
Herbarium Vivae Eicones: Küchenschelle (Anemone Pulsatilla oder Pulsatilla Vulgaris), 1530
Holzschnitt, 15 x 11 cm
Straßburg, Bibliothèque Nationale et Universitaire

Illustrationen – anfangs in Form von Einblattdrucken, später im Buchdruck – ästhetischen Reiz und wissenschaftliche Genauigkeit verbinden. Die deutschen Künstler, die die Techniken des Holzschnitts und Holzstichs vollendet beherrschen, bringen die besten Herbarien der Epoche hervor. Peter Schöffers deutschsprachige Heilmittelkunde *Herbarius in*

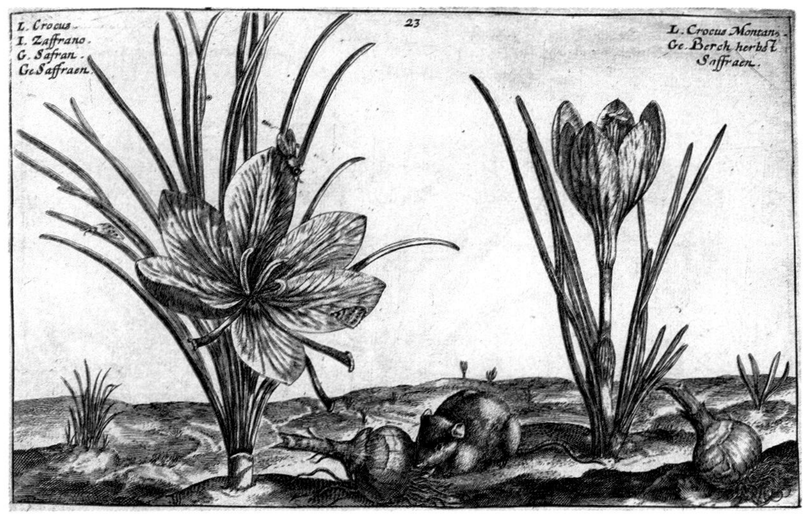

8. Crispin de Passe d. J. (1597/98 (?) -1670)
Hortus Floridus: Crocus Sativus und Crocus Montanus, 1614
12,6 x 20,3 cm
Valenciennes, Bibliothèque municipale

dietsche (1485) vereint die Zeichnungen verschiedener Illustratoren, die eigens bis in den Balkan oder nach Palästina entsandt wurden, um Pflanzenbilder nach der Natur anzufertigen. Solche anspruchsvollen und aufwendigen Unternehmungen lassen ermessen, welch große Bedeutung diesen Darstellungen fortan zukommen sollte. Im folgenden Jahrhundert gewinnt das 1530 in Straßburg von Otto Brunfels herausgegebene *Herbarium Vivae Eicones* ungeachtet der Mittelmäßigkeit seines Textes beträchtlichen Einfluß. Dieser Traktat verdankt seinen Erfolg vor allem der neuartigen graphischen Technik und hohen Qualität der gestochenen Abbildungen, in denen die Charakteristika jeder Pflanze genau erfaßt sind, wie etwa die leicht gewundenen und flaumig behaarten Stengel der Küchenschelle (Abb. 7). In Antwerpen veröffentlicht der Verleger und Drucker Christoph Plantin die Werke der beiden berühmtesten Theoretiker jener Zeit: Charles de l'Ecluse (Eclusius, 1526-1609), Schöpfer des botanischen Gartens von Leiden, der dort die Tulpenzucht mittels Brutzwiebeln entwickelte, und Mathias de l'Obel (Lobelius, 1538-1616), flämischer Botaniker im Dienst des englischen Königs Jakob I.

Ende des 16. Jahrhunderts macht sich bei den Pflanzenbüchern unter dem Einfluß eines allgemein aufblühenden Interesses für Gartenkultur und Blumenzucht eine neue Strömung bemerkbar. Die nun aufkommenden sogenannten *Florilegien* verzichten auf den wissenschaftlichen Ansatz. Es entstehen vielmehr wahre Porträtgalerien von Blumen, die mittels geheimer Veredelungsverfahren in den berühmten Gärten sorgfältig kultiviert werden. Der *Hortus Floridus* von Crispin de Passe d. J. veranschaulicht die phantasievolle Auffassung dieser Bildgattung. Seine Blumen-Stiche sind von Kleingetier belebt: etwa von einer neugierigen Maus zwischen zwei Krokuspflanzen (Abb. 8) oder einer Hummel auf einer Sammetblume. Mittels der Technik des Kupferstichs, die eine noch größere Präzision und Linienschärfe ermöglicht als der Holzschnitt, geben die Illustratoren die Texturen mit großer Subtilität wieder; es gelingt ihnen sogar zuweilen, Farbtonwerte

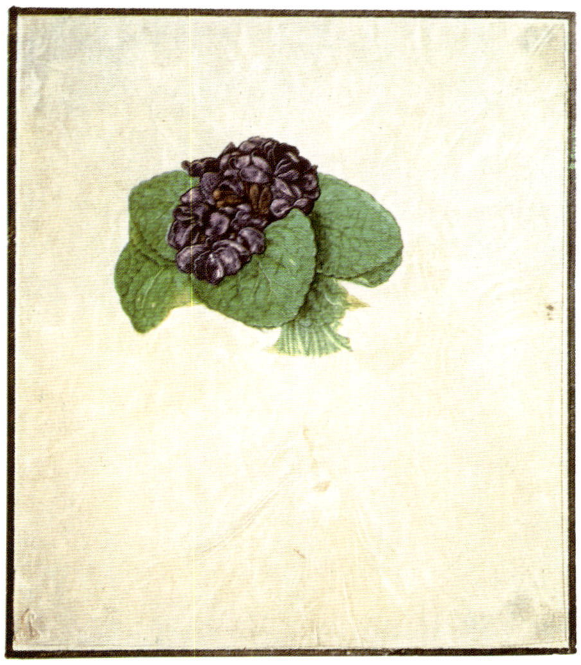

9. Albrecht Dürer (1471-1528)
Veilchenstrauß, 1502
Aquarell- und Deckfarben auf Pergament,
11,7 x 10,4 cm
Wien, Graphische Sammlung Albertina

abzustufen und aufeinander abzustimmen. Wegen ihrer sehr feinlinigen Bilder werden die Florilegien mit Vorliebe als Vorlagenbücher von den Stickern, Teppich- und Gobelinwebern benutzt, die aus dieser Quelle Anregungen für ihre Motive schöpfen. Die unter dem Titel *Le jardin du roy tres chrestien Henry IV* (1608) von Pierre Vallet geschaffene, aus 100 Radierungen bestehende Sammlung von Blumenbildern entsteht sogar ausdrücklich in Hinblick auf eine solche Nutzung. Auch die Maler von Blumenstücken, die nun groß in Mode kommen, bedienen sich mit Vorliebe des reichen illustrativen Repertoires der Florilegien zur Abbildung von seltenen und schwer zugänglichen Blumen.

Im Zeitalter der Renaissance werden auch die Maler, dem Beispiel der Botaniker und Fürsten folgend, von Wissensdrang und Entdeckerlust erfaßt. Ihre Zeichenblöcke füllen sich mit nach der Natur aufgenommenen Skizzen, die bei der nächsten sich bietenden

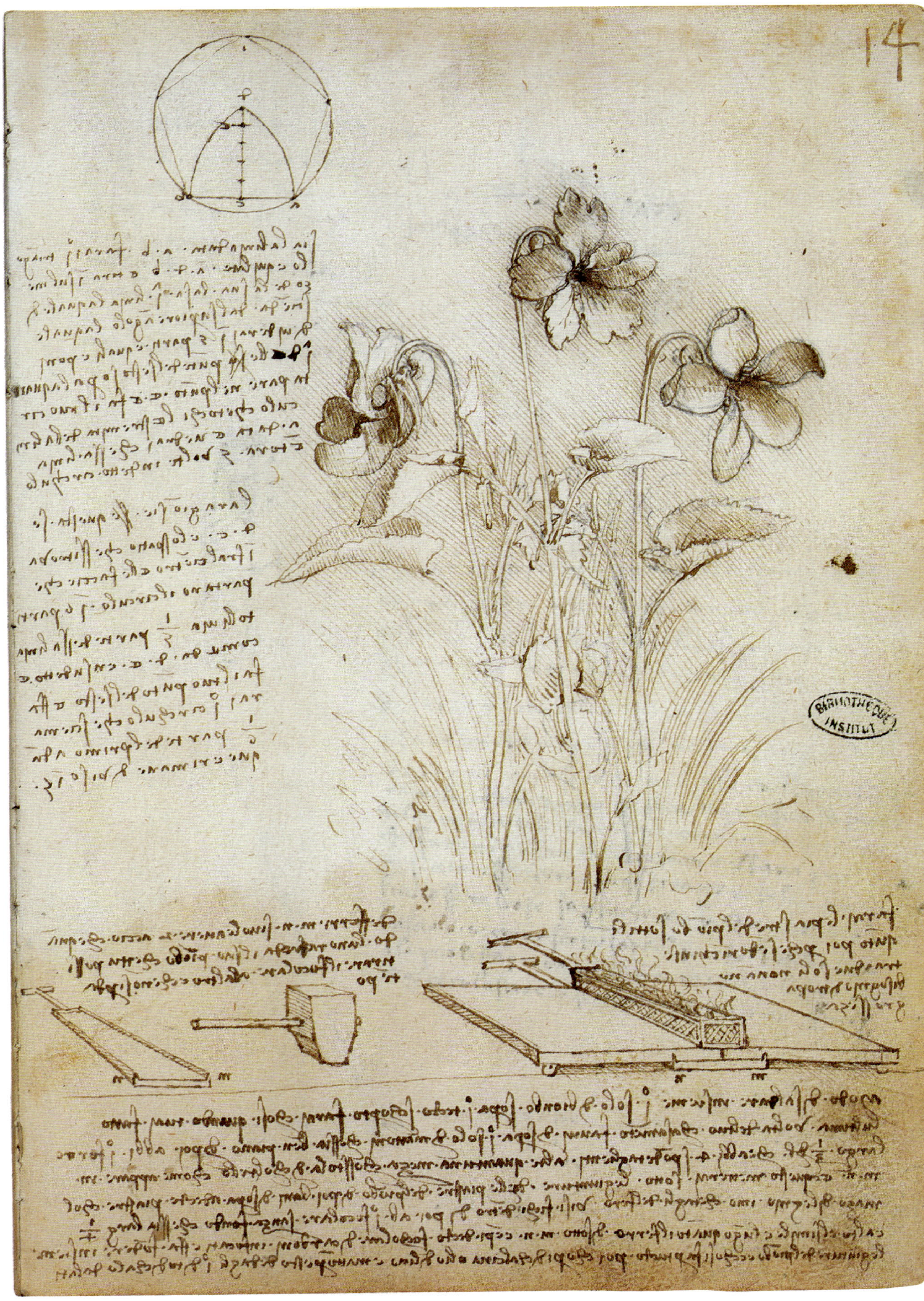

10. Leonardo da Vinci (1452–1519)
Veilchen (Manuscrit B, fol. 14r.), 1487–1489
23 x 16 cm
Paris, Bibliothèque de l'Institut de France

Gelegenheit in den Gemälden verarbeitet werden. Mitten auf einem Blatt, das er eng mit seiner schönen Spiegelschrift und winzigen Skizzen aus der Geometrie und Mechanik angefüllt hat, läßt Leonardo da Vinci ein Büschel Veilchen sprießen (Abb. 10). Von Albrecht Dürer besitzen wir die berühmte Serie von kleinen Aquarellen auf Papier, die einige schlichte Blumen in akribischer Ausführung zeigen: Pfingstrose, Iris (Schwertlilie), Akelei, Schöllkraut, Schlüsselblume und ein Rasenstück, das in seiner Frische die Natur zu übertreffen scheint – Motive, wie sie vor den Toren der Stadt oder in den Gärten Nürnbergs zu finden waren. Gleichsam in einem historischen Vorgriff auf die künftige Entwicklung der Blumenmalerei hat Dürer mit seinem Veilchensträußchen eines der ersten Bukettbilder seit der Antike geschaffen (Abb. 9). So wie sich Dürer für alles interessiert, was sein Auge erfaßt – von Details der Tracht einer windischen Bäuerin bis zu dem Durcheinander auf einem Schreibpult –, hat er für diesen Veilchenstrauß wohl einfach eines jener kleinen Angebinde als Modell genommen, wie sie die Blumenverkäufer alltäglich auf dem Markt feilboten. Dieses Bild ist jedenfalls von einem ganz anderen Geist beseelt als die späteren prächtigen und mit malerischem Kalkül aus seltenen Blumenarten komponierten Sträuße eines Brueghel. Die Spontaneität, mit der Dürer diese wenigen schlichten Blumen erfaßt, ist eher dem kleinen Gemälde von Manet vergleichbar, das einen Fächer aus rotem Lack und ein Veilchensträußchen darstellt – Accessoires seiner Malerkollegin Berthe Morizot (1872, Privatsammlung). Doch wo Manet mit zärtlicher Aufmerksamkeit einer verehrten Frau huldigt, erforscht Dürer das Reale mit echter visueller Wißbegier, ohne irgendwelche Anspielungen und Bedeutungen damit zu verbinden.

Es erscheint wie eine seltsame Ironie des Schicksals, daß die Blumen ausgerechnet im Schoß jener Kirche, die sie ursprünglich so verdammt hatte, eine neue Daseinsberechtigung finden und eine Auferstehung erleben. In den Klostergärten hegte man gewisse blühende Pflanzen wie die Pfingstrose oder die Lupine, um ihre medizinische Heilwirkung zu nutzen, andere wurden wegen des Nahrungsmittelbedarfs der Gemeinschaft angebaut. Während des Mittelalters kultivierten Mönche und Nonnen auch die Rose, die Lilie und das Veilchen aus reinen Nützlichkeitserwägungen: Sie dienten an kirchlichen Feiertagen zum Schmuck der Altäre, hatten also lediglich eine dekorative Funktion, im Gegensatz zu den heidnischen Kulten, wo sie als Opfer dargebracht wurden. Aber selbst in dieser Zeit ihres Schattendaseins bleibt der natürliche Zauber blühender Pflanzen dem poetischen Gemüt des Dichters nicht verborgen. Als Alkuin von York (735 - 804), der Begründer der Palastschule Karls des Großen, sich mit elegischem Tonfall seine in Aix-la-Chapelle verbrachte Jugend ins Gedächtnis zurückruft, schwelgt er in Erinnerungen an Blumen und Bäume:

»Der Duft der Apfelbäume schwängerte die Luft eurer umfriedeten Gärten
Wo weiße Lilien sich mit roten Rosen mischten.«[4]

Diese Verse muten wie eine Zukunftsvision der im 12. und 13. Jahrhundert in Erscheinung tretenden Gärten an, deren Blumenflor einzig dem Zweck dient, den Sinnen zu schmeicheln. Die Kultur des Islam, dessen Einfluß vor allem über Spanien und Sizilien nach ganz Europa ausstrahlt, ist zu einem nicht geringen Teil an dieser Metamorphose vom strengen Klostergarten zu einem sinnenfreudigen Ort höfischer Kultur beteiligt, der zunächst ein den Fürsten und dem hohen Adel vorbehaltenes Privileg ist. So widmet sich etwa der Herzog René d' Anjou (1409-1480) mit Leidenschaft der Gartenkultur und macht die Nelke und die provenzalische Rose im nördlicheren Klima des Anjou heimisch. König Karl VI. von Frankreich (1368-1422) läßt in dem von seinem Vater in Paris erbauten Hôtel de Saint-Pol dreihundert weiße und rote Rosensträucher setzen, ebensoviele Lilien- und Iriszwiebeln, dazu mehrere Hundert Birnen- und Pflaumenbäume, tausend Kirschbäume, zwölf Paradiesäpfel-Bäume und acht immergrüne Lorbeersträucher.[5] In diesen Gärten, die einst einen großen Teil des Marais-Viertels einnahmen, hielt man auch exotische Tiere; neben Wildschweinen und Löwen gab es Volieren mit den verschiedensten Vogelarten, darunter sogar ein Papagei, sowie ein Aquarium für allerlei Fische.

In der Epoche der Renaissance erfüllt der Garten, dieser Lustort *par excellence* zur Erbauung und Erholung, auch eine wissenschaftliche Aufgabe: Er wird gleichsam zum Freilicht-Pendant jener fürstlichen Kuriositätenkabinette, in denen von Menschenhand hergestellte Kostbarkeiten und in der Natur gefundene Raritäten wie in einem Museum versammelt sind. Gleich den in der Naturalienkammer sorgsam gehorteten und ausgestellten Hörnern des Einhornwals, exotischen Muscheln oder Korallen werden botanische Errungenschaften wie die neuen, aus dem Orient eingeführten Blumen, etwa die Tulpe oder die Kaiserkrone, als Preziosen im Garten gehegt. Nach den Worten des Philosophen Francis Bacon (1561-1626) sollte jeder Edelmann neben einer Bibliothek auch ein Kuriositätenkabinett und einen Raum zum Studium der Alchimie sowie einen Garten mit wildwachsenden und Zuchtpflanzen sein eigen nennen.[6]

Die Wiederentdeckung der in Vergessenheit geratenen Reize der Gärten weckt eine solche Begeisterung, daß alsbald auch im Inneren der Schlösser von Künstlerhand geschaffene Blumen zu erblühen beginnen. Wandmalereien und gewebte oder gestickte Tapisserien verkleiden die großräumigen Hallen und verleihen ihnen wohnlichen Komfort und Wärme. Im bereits erwähnten Hôtel de Saint-Pol wird die Kapelle des Appartements der Königin Jeanne, Gemahlin Karls V. (1338-1380), mit Freskomalereien auf grünem Grund ausgestattet: eine naturhafte Kulisse aus Sträuchern und Obstbäumen, belebt von blumenpflückenden Kindern. In Florenz kehrt der im 14. Jahrhundert errichtete Palazzo Davanzati wieder zum illusionistischen Gestaltungsprinzip der antiken Wandmalerei zurück. In einigen Räumen sind die Wände bis zu zwei Dritteln ihrer Höhe mit gemalten Wandbehängen dekoriert, während sich die Wand über dem Gesims, an dem sie befestigt sind, loggienartig in das mit Blüten durchsetzte Laubwerk eines Gartens öffnet – alles gemalte Fiktion, einschließlich der zur Steigerung der illusionistischen Wirkung auf der Brüstung postierten Vasen mit Lilien. Die Lust am dekorativen *Trompe-l'œil* kennt schier keine Grenzen, sogar die Innenseite der Fensterläden ist mit Vasenmotiven dekoriert. Die mittelalterlichen Tapisserien mit dem sogenannten Tausendblumenmuster sind von den vielfarbigen Gartenparterres inspiriert, die im Auftrag der Herzöge von Burgund angelegt werden.

Die Gartenbegeisterung wird auch in den Tafelbildern anschaulich, in denen die Jungfrau Maria ihren Sohn unter einem Rosenstrauch oder im Schatten eines blühenden *Hortus conclusus* in den Armen hält. Diese eleganten und höfischen Bilder sind typisch für den Internationalen Stil der Gotik, der von Avignon bis Prag und von Verona bis Köln verbreitet war. In dem um 1415 entstandenen *Paradiesgärtlein* (Abb. 11) hat der anonyme Künstler seine göttlichen Protagonisten auf einen mit Maßliebchen, Maiglöckchen, Erdbeeren und Schlüsselblumen übersäten Rasen gesetzt – eine unmittelbare motivische Parallele zu den zeitgenössischen Tapisserien.

Die Wiedergeburt der Blumen in den Künsten

Im Laufe des 15. Jahrhunderts etablieren sich neue dekorative Formen der Raumausstattung, die für die künftige Entwicklung des Blumenstücks als autonomes Tafelbild von maßgebender Bedeutung sein sollten. Die im vorhergehenden Jahrhundert in Italien aufgekommenen Wandverkleidungen aus intarsierten polychromen Hölzern (*Marketerien*) lassen den schon in der Antike bekannten *Trompe-l'œil*-Effekt zur illusionistischen Augentäuschung wiederaufleben, indem sie sich der als Errungenschaft der Renaissance neu definierten Gesetze der Zentralperspektive bedienen. Zwischen Mosaik und Malerei angesiedelt, dient diese kunstvolle und aufwendige Einlegetechnik vornehmlich als Dekor von kirchlichem Chorgestühl und zur Ausstattung von kleinen Räumen wie Sakristeien oder die Studierzimmer humanistisch gebildeter Renaissancefürsten. Der Herzog von Urbino, Federigo da Montefeltro (1422-1482), läßt sich nicht nur im Palazzo Ducale von Urbino, sondern auch in seiner zweiten Residenz in Gubbio ein solches *Studiolo* mit exquisitem Intarsiendekor nach Entwürfen von Franceso di Giorgio einrichten (heute New York, The Metropolitan Museum). Dabei macht es grundsätzlich keinen Unterschied, ob es sich um einen sakralen oder um einen profanen Raum handelt. Bei der Intarsienkunst geht es immer in erster Linie um die illusionistische Bildwirkung, insbesondere von alltäglichen Gegenständen, die in Regalfächern, Nischen oder in raffinierten Wandschränken angeordnet sind. Zwar hatten Maler wie Giotto (1266-1337) oder Jan van Eyck

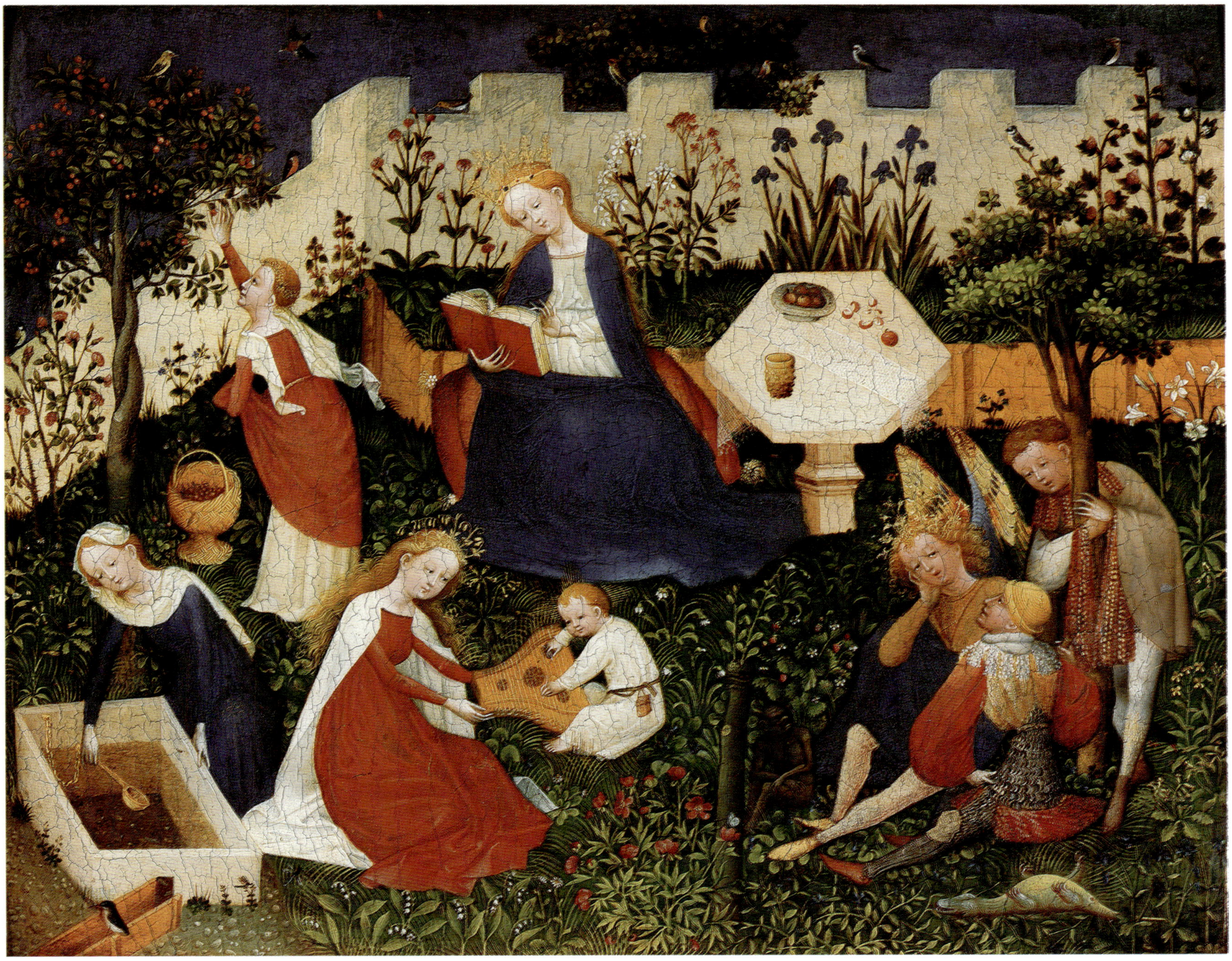

11. Anonymer oberrheinischer Meister
Paradiesgärtlein, 1415
Öl auf Holz, 26,3 x 33,4 cm
Frankfurt a. M., Städelsches Kunstinstitut

(1390/1400-1441) längst damit begonnen, die alltägliche Dingwelt in ihre von religiöser Thematik bestimmten Bilder einzubeziehen, doch nie zuvor waren diese banalen Details als selbständiges stillebenhaftes Motiv behandelt worden. Dies geschieht nun erstmals in den Marketerien, wobei die Intarsien mit ihrer subtilen Farbskala der Naturhölzer eine höchst malerische Wirkung entfalten. Inmitten des hier gezeigten Inventars von Utensilien aller Art – Säbel, Uhren, Musikinstrumente, Tintenfässer, Bücher, Kelche, Kerzenleuchter, in das sich auch Tiere wie etwa ein Eichhörnchen, eine Eule, eine getigerte Katze verirren – erscheint zuweilen eine Vase oder ein Blumenkorb. Im Dom von Perugia alternieren bei den intarsierten Darstellungen des Chorgestühls Lilien- und Nelkensträuße mit Büscheln pflanzlicher Phantasieornamente. Ungeachtet der ästhetischen Qualitäten und des ausgesprochen dekorativen Charakters der Marketerien sind die hier abgebildeten Gegenstände weder um ihrer selbst willen noch rein zufällig gewählt worden, sondern aufgrund ihres symbolischen Wertes. In ihrer Anordnung stellen sie einen verschlüsselten Diskurs dar. Fra Giovanni da Verona hat in den ersten Jahren des 16. Jahrhunderts für das Chorgestühl der Kirche der Abtei von Monteoliveto Maggiore südlich von Siena ein solches Bildprogramm ausgearbeitet, das auf komplexe Weise verschiedene Themen miteinander verbindet. Zu den Symbolen, die das *Memento mori* vor Augen stellen und zur Meditation über die Letzten Dinge auffordern, darf wohl auch ein auf einem der Chorstühle dargestellter Korb gezählt werden. Er enthält Granatäpfel, Äpfel und kleine Blütenzweige, die bereits zu welken beginnen – eine deutliche Anspielung auf die Vergänglichkeit des menschlichen Lebens.

Die Marketerien der italienischen Renaissance erinnern in mancher Hinsicht an die griechisch-römischen Stilleben. Aus der Malerei seit vielen Jahrhunderten gänzlich verschwunden, erlebt diese antike Tradition nunmehr ihre spektakuläre Auferstehung in der Intarsienkunst, deren Motive aus der Dingwelt ebenso wie früher die Xenien als *Trompe-l'œil* dargestellt werden. Daß die Entwicklung dieser Kunstgattung zeitgleich mit der Wiederentdeckung der antiken Kultur erfolgt, ist ein faszinierendes Phänomen, wenn auch nach heutigem Wissensstand eine direkte gegenseitige Beeinflussung nicht mit Sicherheit nachgewiesen werden kann. Die Lektüre alter Texte, aber auch das neue Interesse für die in Italien zahlreich vor Augen stehenden Ruinen sowie die ersten Ausgrabungen befördern die fruchtbare Auseinandersetzung mit dem römischen Erbe. Nach nahezu fünfzehn Jahrhunderten, in denen diese Kultur in Vergessenheit geraten und mit Mißtrauen betrachtet worden war, werden die Hinterlassenschaften jener Epoche nun nicht mehr als die abscheulichen Symbole des Heidentums angesehen. Um den Preis, bestimmte Aspekte der Antike zu »christianisieren«, machen es sich die humanistisch gebildeten Menschen der Renaissance zur Aufgabe, den vergangenen Glanz jener vorchristlichen Epoche wiederaufleben zu lassen.

Eines der Hauptereignisse in dieser Kette der Wiederherstellung eines verlorengegangenen kulturellen Erbes ist zweifellos die bereits erwähnte Entdeckung der Ruinen von Neros Goldenem Haus auf dem Esquilin in Rom. Die Bezeichnung des dort gefundenen Typus von Wanddekor als *Groteske* rührt daher, daß die verschütteten Räume der *Domus Aurea* an Grotten erinnern. Auch im benachbarten Flavischen Amphitheater, besser bekannt als Kolosseum, und in der Villa des Kaisers Hadrian bei Tivoli (*Villa Adriana*) fin-

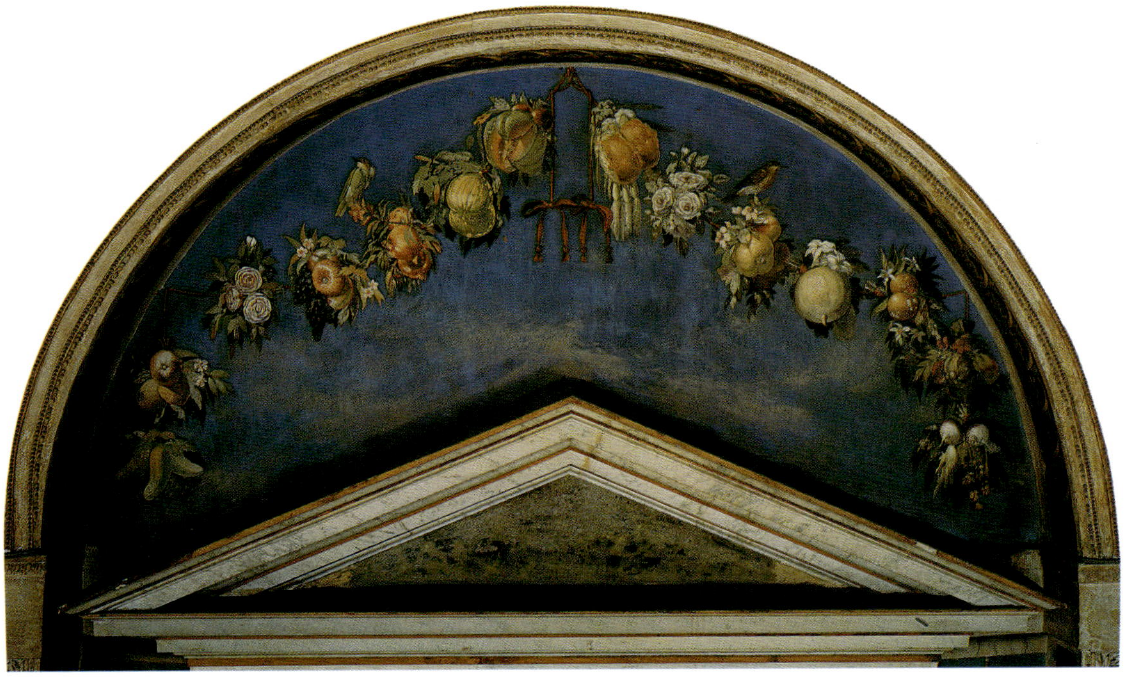

12. Giovanni da Udine (1487-1561/64)
Detail des Groteskenschmucks
in den Loggien des Vatikanischen Palastes, 1519

det sich Groteskendekor, der von den Malern der Renaissance sogleich begeistert aufgenommen und verarbeitet wird. In der Vorliebe für diesen kapriziösen und gekünstelten Stil kündigt sich bereits der manieristische Geschmack des folgenden Jahrhunderts an. Als Mitarbeiter der Raffael-Werkstatt bereichert Giovanni da Udine das aus Kartuschen und Medaillons, architektonischem, figürlichem und vegetabilem Dekor komponierte phantastische Repertoire der Grotesken in den Loggien des Vatikanischen Palastes mit neuen Motiven (Abb. 12). Neben dem zierlichen, in Mauve und Grün gehaltenen und von Kleingetier bewohnten Rankenornament, das die Pilaster überzieht, kommt das florale Element vor allem in den blaugrundigen Wandfeldern zur Geltung, und zwar in Gestalt von üppigen Girlanden aus verschiedenen Gemüsesorten, Früchten, Blumen, kleinen Broten, Bändern und Vögeln. In ihrer eigenwilligen Kombination mit den Grotesken offenbaren diese Girlanden ein Kunstwollen, das die Seele des antiken Dekors wiederzuerwecken sucht, während der malerische Stil des Giovanni da Udine in seinem kraftvollen Realismus von den klassischen Vorbildern abweicht. Dies ist zweifellos auf den Einfluß der flämischen Malerei zurückzuführen, die damals wegen ihrer realistischen Beschreibung der Dingwelt in Italien hochgeschätzt war. Giovanni da Udine begnügte sich im übrigen nicht damit, das Vermächtnis des Pausias wiederzubeleben; er gehört vielmehr zu den ersten Malern der neuzeitlichen Stillebenmalerei. Zwei von ihm signierte, heute leider verlorene Gemälde dieser Kategorie sind belegt: der blühende Zweig eines Zitronenbaums in einer Vase und ein mit einem Obstbäumchen voller Früchte, Blüten und Laubwerk bepflanzter Topf. Wie in seinen Grotesken hatte der Maler dem Blumenbild auch hier Tiere hinzugefügt: im ersten Tafelbild eine Eidechse und im zweiten eine Biene.

Um die Mitte des 16. Jahrhunderts, als diese beiden Stilleben entstehen, haben sich florale Motive bereits einen gewissen Raum in der Malerei erobert. Anfänglich ist ihr Stellenwert freilich nur als marginal zu bezeichnen, denn sie beschränken sich auf die Titelbordüren und Randleisten von Buchmalereien oder erscheinen in Form von anekdotischem Beiwerk in Gemälden. Um 1480 führen die Buchmaler der Schulen von Brügge und Gent eine neue Mode ein, indem sie die oft ganzseitigen Bilder illuminierter Handschriften mit einem lockeren Blumenflor umgeben. Auch in dieser ornamentalen Form manifestiert sich ein durch die Weiterentwicklung der Botanik gewecktes Interesse. Die detailfreudige Naturtreue dieser Schmuckleisten steht in radikalem Gegensatz zu dem imaginären und dekorativen Charakter der früheren Streublumenmuster. Der Meister der Maria von Burgund (tätig zwischen 1470 bis 1500) brilliert in den Miniaturen des Stundenbuchs des Engelbert von Nassau (Oxford, Bodleian Library) mit einer *Trompe-l'œil*-Darstellung in Form von um das zentrale Bild angeordneten Nischen, in denen leere Vasen, Schalen mit Früchten sowie ein Becher mit winzigen Blumen stehen.

Diese von den holländischen Malern erfundene dekorative Manier findet im Laufe der folgenden Jahrzehnte weite Verbreitung. Vielleicht beeinflußt durch ein anderes Manuskript des Meisters der Maria von Burgund, erhebt der aus Tours stammende Maler Jean Bourdichon (1457-1521) seine Blumenfriese gleichsam in den Rang eines botanischen Lehrbuchs. In dem um 1503-1508 illuminierten *Großen Stundenbuch der Anne de Bretagne* (Paris, Bibliothèque Nationale de France), sind die Ränder der 337 Textseiten mit einer goldenen Bordüre überzogen, von der sich jeweils eine Pflanze mit Blättern, Blüten, Knospen und einigen Insekten abhebt. Jede Pflanze ist mit ihrem Namen in lateinischer und französischer Sprache bezeichnet.

Der als Nachfolger von Bourdichon angesehene Meister der Claude de France zeigt in seinem kleinen *Stundenbuch nach römischem Gebrauch* (Abb. 13) kaum botanische Ambitionen. Ohne innovative künstlerische Lösungen anzubieten, entfalten sich fleischige Nelken, zierlicher Ehrenpreis und zweifarbige Stiefmütterchen auf den jeweils vier um die

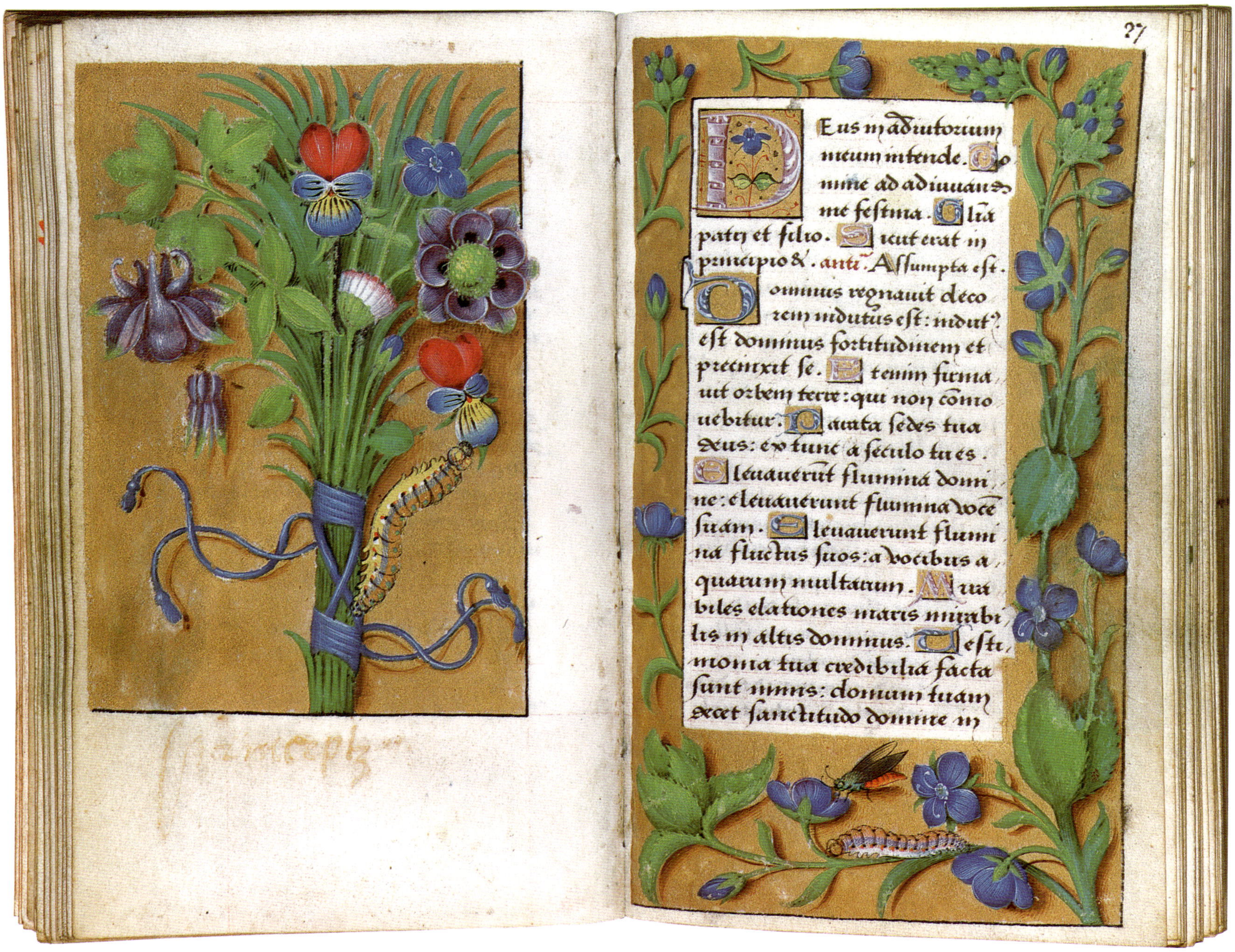

13. Meister der Claude de France (tätig Anfang des 16. Jahrhunderts)
Stundenbuch nach römischem Gebrauch, fol. 26 v und 27, um 1510–1515
Paris, Bibliothèque de l'Arsenal

Textseiten verlaufenden Rändern, nicht ohne hie und da auch eine Libelle, eine Raupe, einen Skarabäus anzulocken. Für eine Überraschung sorgt dieser anonyme Maler freilich dann, wenn er auf einer ganzen Seite einen über den Rahmen hinausdrängenden, mit einem blauem Band umwundenen Wiesenstrauß präsentiert. Wie bei Dürers *Veilchenstrauß* handelt es sich hierbei um ein isoliertes Unterfangen, das wissenschaftliche und ästhetische Neugierde verrät, aber kaum als Vorwegnahme der neuen Gattung autonomer Stillebenmalerei zu werten ist.

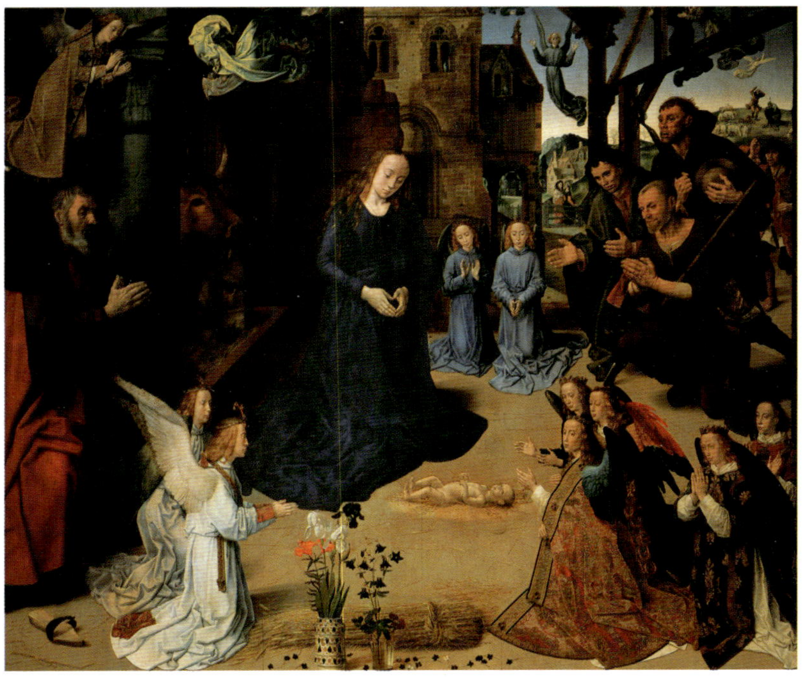

oben und gegenüber:
14. Hugo van der Goes (1435/45-1482)
Portinari-Altar, Mitteltafel des Triptychons: Anbetung der Hirten, 1475/76
Öl auf Holz, 253 x 304 cm
Florenz, Galleria degli Uffizi

Die getreue Naturbeobachtung der niederländischen oder französischen Buch- und Tafelmaler erstreckt sich noch auf die geringsten Details der bildlichen Darstellung. Die Figuren des Meisters von Flémalle (tätig zwischen 1410 und 1440) oder Jan van Eycks halten sich in Innenräumen auf, in denen jeder Gegenstand eine liebevolle und genaue Beschreibung erfährt. Vor allem bestimmte Sujets, etwa der Heilige in seiner Zelle oder Episoden des Marienlebens, erlauben es dem Künstler, gleichsam als Nebensache ein Stilleben in sein Bild einzubeziehen. So findet sich die Lilie beziehungsweise die Iris (Schwertlilie) als Symbol der Reinheit und der Würde Mariens als Himmelskönigin häufig in den Darstellungen der Verkündigung. Im Vordergrund der Anbetung der Hirten auf der Mitteltafel des Portinari-Altars von Hugo van der Goes (Abb. 14) stehen zwei Vasen:

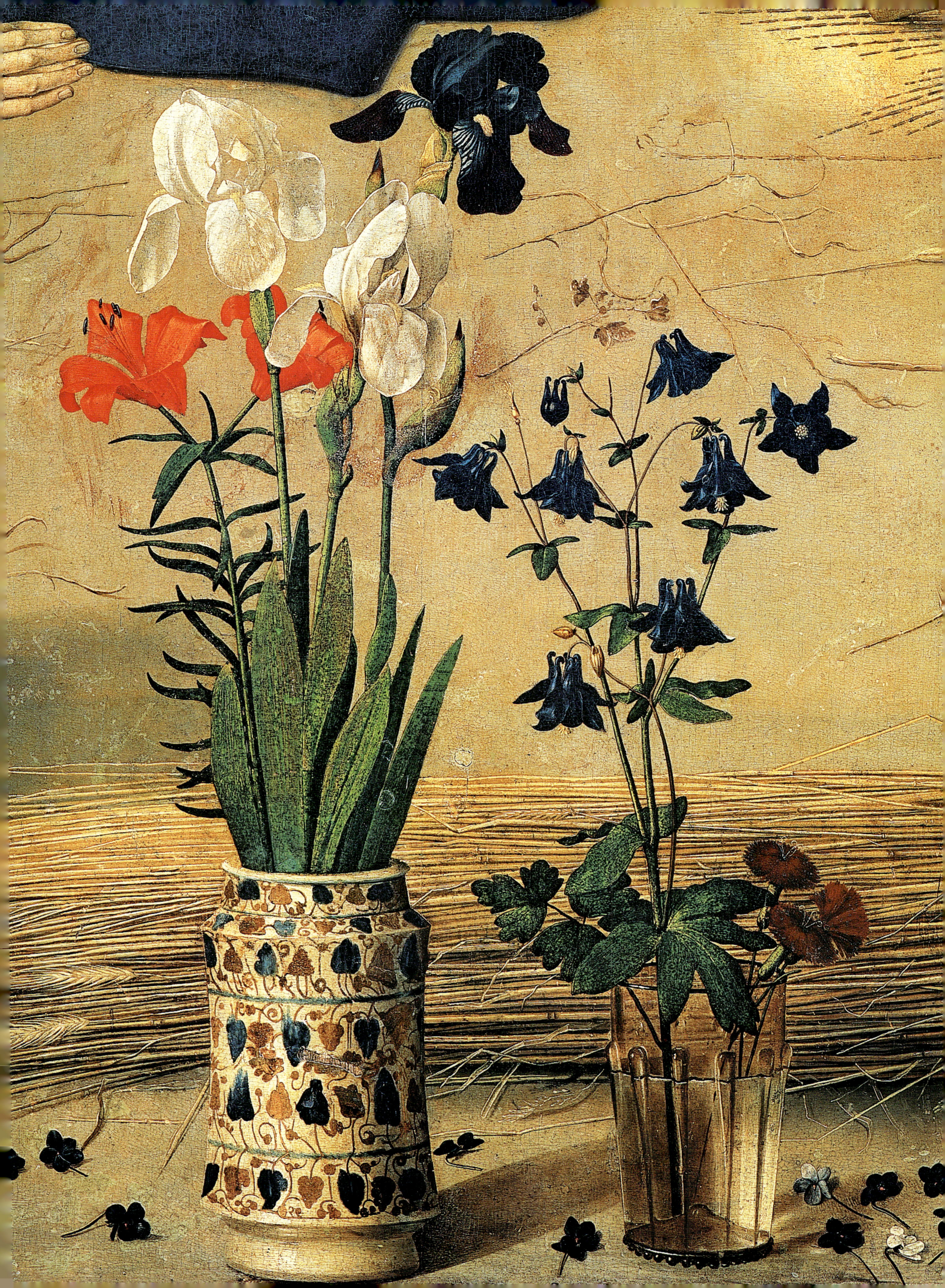

ein kunstvoll bemaltes keramisches Gefäß Florentiner Produktion (sog. *Albarello*), das blaue und weiße Iris sowie eine orangefarbene Lilie enthält, und ein einfaches Wasserglas mit einer langstieligen blühenden Akelei und drei purpurroten Nelken. Hinter den beiden Blumenvasen liegt auf dem mit Veilchen bestreuten Boden eine Getreidegarbe. Dieses kleine Stilleben unterhalb der das Kind anbetenden Marienfigur zieht den Blick nicht ohne tiefere Absicht auf sich. Wer den symbolischen Gehalt dieser Figuration zu entschlüsseln sucht, wird zu einer theologischen Meditation über die Mission Christi inspiriert. Sogar das dekorative Traubenmotiv auf der Keramikvase findet seine Rechtfertigung: zusammen mit den Ähren geben die Trauben einen deutlichen Hinweis auf die Eucharistie und das Opfer Christi am Kreuz.[7]

In dieser Epoche ist ein Blumenstrauß in einem Bild religiösen Inhalts kein zufälliges Beiwerk. Bei allem vordergründigen ästhetischen Reiz vermitteln die Lilien und Akeleien in erster Linie theologische Konzepte in visueller Form, »verkörperte Metaphern spiritueller Dinge«, um den heiligen Thomas von Aquin (1225-1274) zu zitieren.[8] Bereichert um diese versteckte Symbolik, die für die Menschen des 15. Jahrhunderts jedoch deutlich erkennbar war, wird das Motiv des Blumenstraußes nunmehr aus seinem Kontext genommen, um sich vom marginalen Detail zum autonomen Bild zu emanzipieren. Allerdings muß einschränkend gesagt werden, daß in dieser Phase, also um 1480, das Motiv der mit Blumen gefüllten Vase nur auf eine sehr genau definierte Kategorie von Bildträgern beschränkt ist, nämlich auf die Rückseite kleinformatiger Flügelaltäre. Zusammen mit den *Vanitas*-Requisiten – wie dem Totenkopf – und den Attributen der Heiligen gehört diese Art Blumenstilleben zum exklusiven Bildrepertoire von der privaten Andacht dienenden Altärchen. Eines der schönsten uns bekannten Beispiele wird Hans Memling zugeschrieben und erscheint auf der Rückseite eines Männerporträts (Abb. 15), das ursprünglich wohl zusammen mit einer Marientafel ein Diptychon oder, ergänzt um ein weibliches Bildnis, ein Triptychon bildete. Das Stilleben zeigt in streng symmetrischer Komposition ein Blumenarrangement aus Lilie, Iris und Akelei in einem Majolikakrug, dessen blau-weißer Dekor das Christusmonogramm und die Strahlensonne des hl. Bernhardin von Siena aufweist. Das räumliche Ambiente besteht aus einer das ganze Bildformat einnehmenden schmucklosen Nische, in der ein von rechts einfallendes reales Licht eine mystische Atmosphäre erzeugt, während der kostbare farbenprächtige Orientteppich, der den Boden der Nische bedeckt, die materielle Dingwelt *par excellence* verkörpert. Waren die Altarflügel geschlossen, sah der andächtige Betrachter weit mehr als nur das natürliche Erscheinungsbild der Blumen in einer Vase. In ihrer symbolischen Bedeutung verweisen sie vielmehr auf das theologische Thema, das auf der Innenseite des Altars dargestellt ist. In diesem Sinn ist das Motiv der Rückseite unlösbar mit dem der Vorderseite verbunden und versteht sich nur in diesem Kontext, im Sinne eines ergänzenden Kommentars.

15. Hans Memling (1430/40-1494)
Blumenstilleben, um 1485
Öl auf Holz, 29 x 12 cm
Madrid, Thyssen-Bornemisza Museum

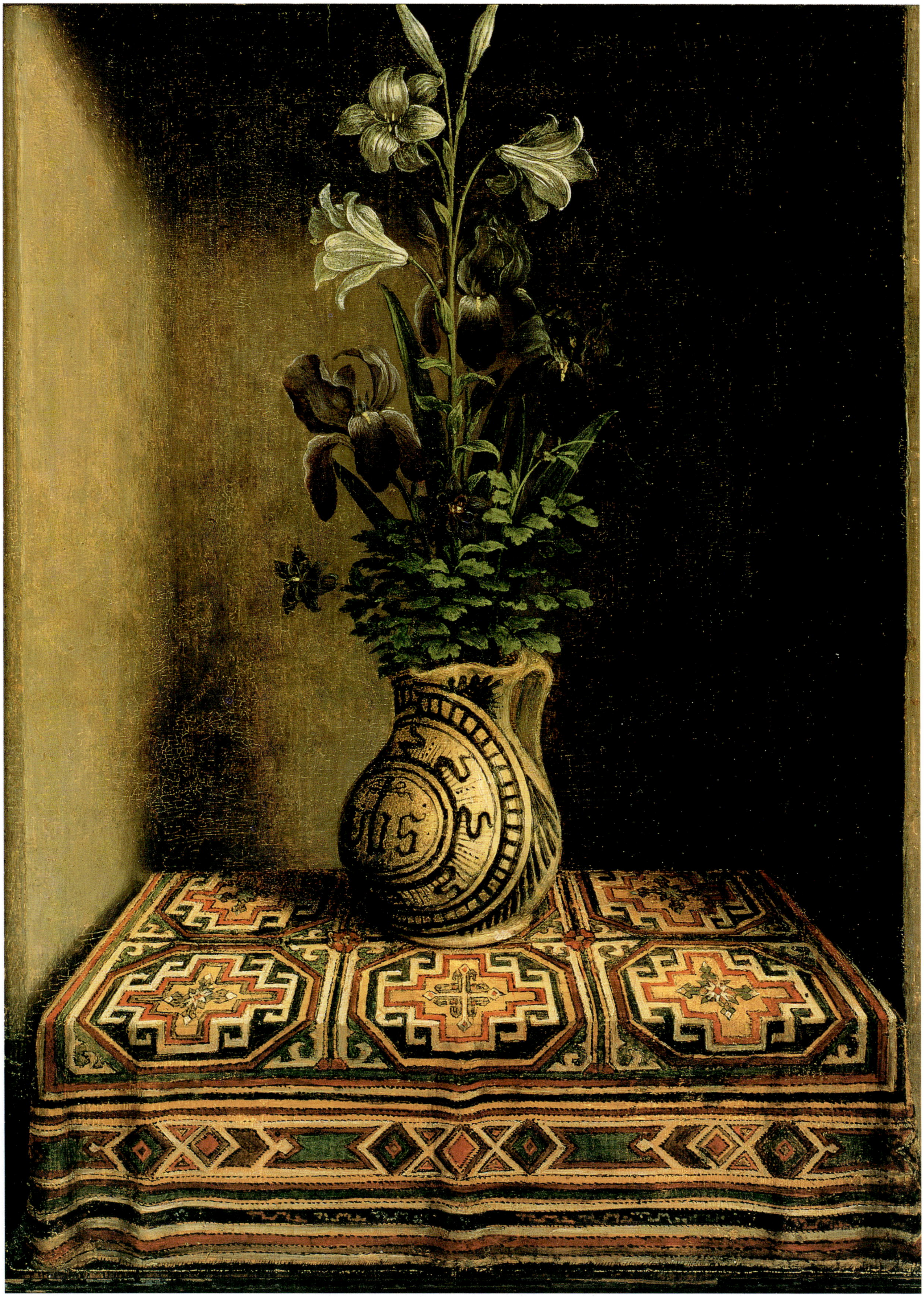

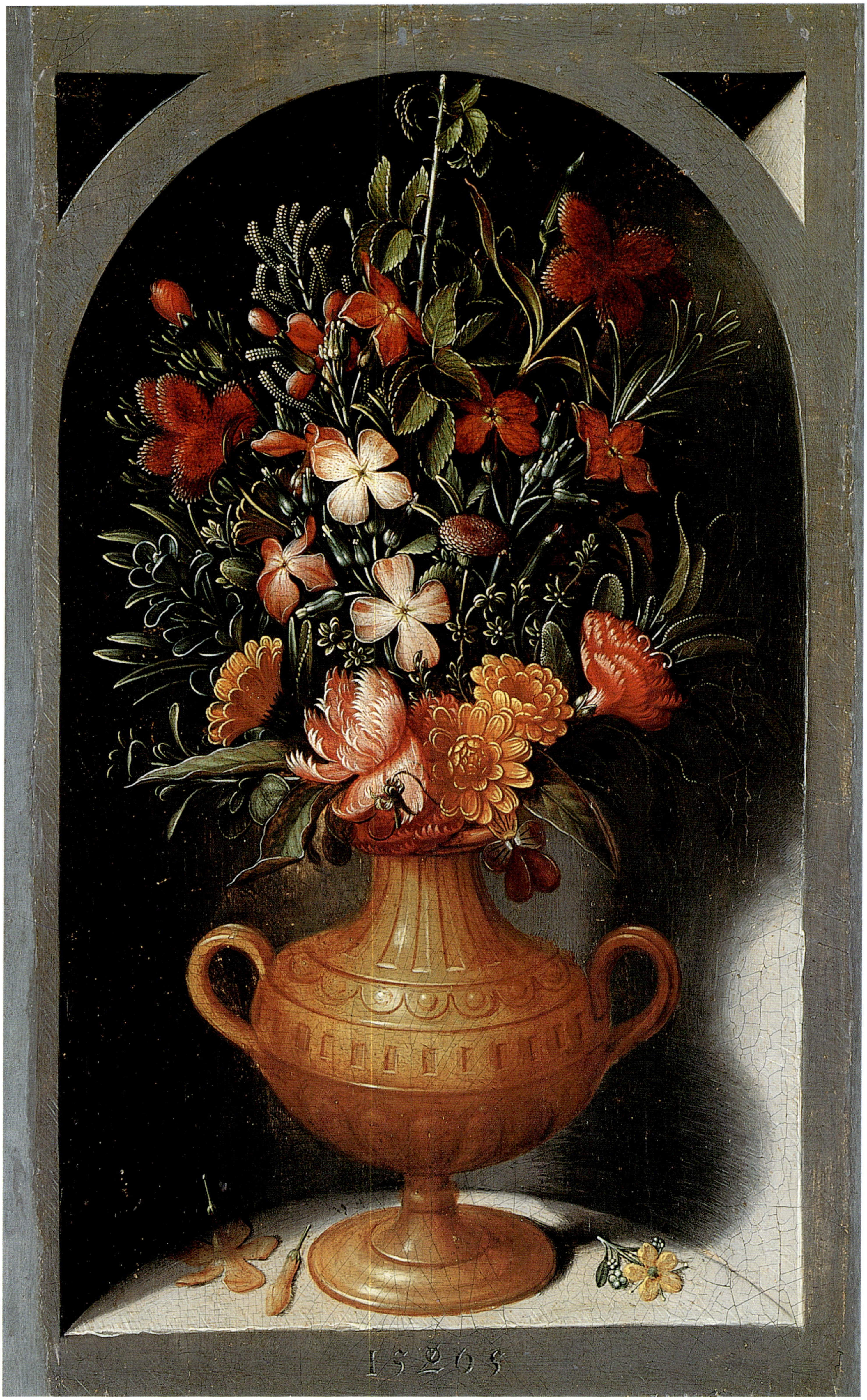
15265

Die miniaturhaften Blumen der Schule von Gent und Brügge und die Buketts auf den Altarflügeln verbindet nicht nur ihre Herkunft aus dem flämischen Kulturraum, wo sie gleichzeitig um 1480 in Erscheinung treten; auch das *Trompe-l'œil*, das bescheidene Format sowie ihre Andachtsbestimmung sind Ausdruck derselben geistigen Haltung und künstlerischen Bestrebungen, die Buch- und Tafelmalerei hier miteinander verknüpfen.

Blütezeit

Unter dem Einfluß der italienischen Malerei, die im Laufe der ersten Hälfte des 16. Jahrhunderts auch die Länder nördlich der Alpen erobert, schwindet die Praxis, die Rückseiten von Flügelaltären zu bemalen, schon nach wenigen Jahrzehnten. So kurzlebig sie auch waren, hatten die dort als Andachtsbilder dienenden Blumensträuße immerhin einer neuen Kunstgattung den Weg bereitet: dem Bukettbild. Die ersten Beispiele sind von dieser Herkunft noch deutlich geprägt, da sie an dem kompositorischen Element der Nische festhalten. Mag auch der üppige Blumenstrauß von Ludger Tom Ring d. J. nichts mehr gemein haben mit den schlichten, der Jungfrau gewidmeten Buketts, so bewahrt doch die Nische, die ihn rahmt, eine schwache Erinnerung an jene Vorläufer (Abb. 16). In der zweiten Jahrhunderthälfte tauchen sporadisch die ersten selbständigen Blumenbilder auf, und zwar gleichzeitig in den Niederlanden und in Italien, ohne daß sich verbindlich sagen ließe, von welchem der beiden Kulturkreise die treibende Kraft ausging. Man muß sich die Entwicklung wohl so vorstellen, daß die Künstler auf jeweils eigenen Wegen zu ähnlichen Resultaten gelangten. In den Niederlanden widmete man sich schon sehr früh der Entwicklung eines Stils und einer Technik – nämlich der Ölmalerei –, die es erlaubten, die Welt in ihren greifbaren Aspekten möglichst wirklichkeitsgetreu wiederzugeben. Mit Hilfe dieser Errungenschaften hatten sich die Maler zunächst darin versucht, einzelne Gegenstände aus ihrem Kontext herauszulösen, um sie gleichsam im Verborgenen, im kleinen Rahmen der illuminierten Manuskripte und der Hausaltärchen, als isoliertes Motiv darzustellen.

Wir wissen, daß die Ölmalerei schon seit längerem bekannt war, aber äußerst selten angewendet wurde. Van Eyck ebenso wie Antonello da Messina (1430-1479) und Giovanni Bellini (1430-1516) haben entscheidend dazu beigetragen, dieser Technik zum Durchbruch zu verhelfen und ihre Möglichkeiten wahrhaft glänzend zu nutzen. Zugleich mit der Verbreitung ihrer Rezeptur, erweckt und befördert die Ölmalerei die Leidenschaft der nordischen Maler für eine realistische Schilderung der Umwelt. Diese Tendenzen verlaufen parallel mit der Entwicklung in Italien, wo die griechisch-römische Kunst mit ihren illusionistischen Effekten von den Malern der Renaissance wiederentdeckt und zum abso-

16. Ludger Tom Ring d. J. (1522-1584)
Blumenvase in einer Nische, 1565
Öl auf Holz, 36,5 x 23,8 cm
Münster, Westfälisches Landesmuseum für Kunst und Kulturgeschichte

luten Maßstab erhoben wird. Die an den antiken Vorbildern orientierten Grotesken profitieren von diesem doppelten Einfluß. Italien knüpft nun wieder an seine große Tradition an, die während langer Jahrhunderte verdrängt worden war, und ist darum bemüht, deren künstlerisches Potential aufzuspüren und zu erneuern. Die antiken Malereien, die die Zeiten überdauert haben, geben ihre vergessenen Themen preis, während der Geist der Xenien durch die Intarsienkunst zu neuem Leben erwacht.

So kommt es, daß die Bildgattung des Stillebens gleichzeitig nördlich und südlich der Alpen unter recht unterschiedlichen Vorzeichen geboren wird: einerseits die Monumentalität des von der klassischen Antike ererbten illusionistischen Dekors, andererseits die Intimität der vertrauten Objekte des Andachtsbildes, in denen die Faszination von der Welt der Erscheinungen zum Ausdruck kommt. Beide Wege führen, so seltsam das erscheinen mag, zu einem ähnlichen Resultat. Nur zehn Jahre liegen zwischen dem verschollenen Zitronenbaumzweig des Giovanni da Udine und dem Bukett Ludger Tom Rings d. J., wie aus ihren Datierungen von 1555 beziehungsweise 1565 hervorgeht. Die Blumenmalerei erwächst aus der Begegnung und Kreuzung dieser beiden Typen unterschiedlicher Herkunft und Auffassung, die hier miteinander verschmelzen. Ebenso wie sich Giovanni da Udine von dem »flämischen Naturalismus« beeinflussen läßt, spiegelt das Werk des deutschen Malers, das wohl Bestandteil einer Täfelung oder eines Möbelstücks war, die ausgeprägte Vorliebe des Nordens für die Intarsienkunst. Der religiöse Symbolismus der nordischen Blumenbilder überträgt sich auf die profane Tafelmalerei, wobei jedoch die Schlichtheit ihres Stils von einem dekorativen Schwung im Geist der italienischen Grotesken abgelöst wird. Die farbenfrohe Üppigkeit des Buketts von Ludger Tom Ring d. J. scheint freilich die Werte der Bescheidenheit und Treue überspielen zu wollen, die im allgemeinen den Veilchen und kleinen Blumen zugeschrieben werden, aus denen er besteht. Im Vergleich zu der deutlichen Metapher, die Lilien in einer Vase dem Betrachter vermitteln, bleibt die Botschaft dieses Straußes ungewiß.

Aus der zweiten Hälfte des 16. Jahrhunderts sind zahlreiche Maler von Blumenbildern durch ihre Erwähnung in den Traktaten dokumentiert. Doch während die Namen überliefert sind, bleibt die überwältigende Mehrzahl ihrer Werke im dunkeln. Nichts ist geblieben von der Kunst des Niederländers Lodewijck Jansz. van den Bosch (1520 – nach 1568), des Flamen Pauwels van Aelst (1525-1581) oder des Lombarden Carlo Antonio Procaccini (um 1555 – um 1605). Immerhin scheint es nach den vereinzelt erhaltenen Exemplaren und den knappen Hinweisen in den Schriften festzustehen, daß ihre Blumenstillleben weitgehend dem gängigen Typus entsprachen. Karel van Mander gibt in seinem *Het Schilder-Boeck* (Das Buch der Maler), das 1604 in Haarlem gedruckt wird, eine anschauliche Beschreibung von den minutiös gemalten Blumen Lodewijcks und verweist ausdrücklich auf die Tautropfen und Insekten, mit denen der Künstler sie ausstaffierte.

Wie im Falle von Giovanni da Udine sind die Schöpfer dieser Prototypen der neuzeitlichen Blumenstilleben häufig Grotesken-Maler, wie etwa Giulio de Aquiles und Alessandro Mayner, zwei Italiener, deren zwischen 1535 und 1537 in der Alhambra von Granada geschaffene Wandbilder Anlaß und Ansporn zur Schaffung der spanischen *Floreros* geben. Die feinsinnigen Miniaturen von Georg Hoefnagel reflektieren die Begegnung dieser italianisierenden Strömung mit einem wissenschaftlichen Naturalismus, der sich auf die botanischen Traktate beruft. Bei der Komposition zweier signierter und mit dem Datum 1591 versehener aquarellierter Zeichnungen auf Pergament (Abb. 17) setzt dieser Maler bei

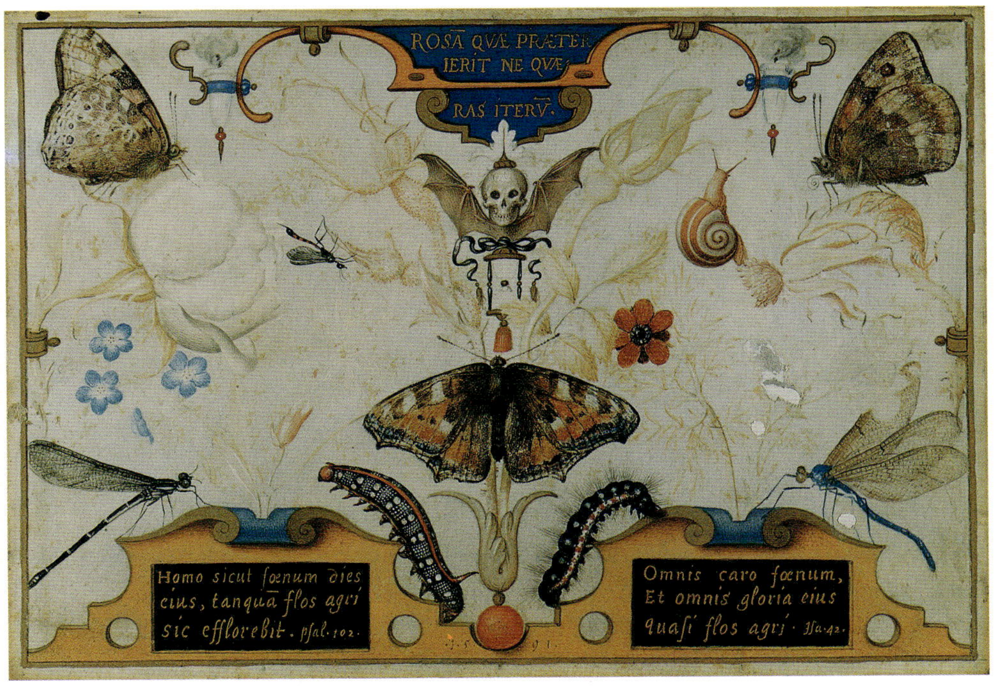
ROSĀ QVÆ PRÆTER
IERIT NE QVÆ
RAS ITERV̄.
Homo sicut fœnum dies
eius, tanquā flos agri
sic efflorebit. psal. 102.
Omnis caro fœnum,
Et omnis gloria eius
quasi flos agri. Isa. 42.

17. Georg Hoefnagel (1542-1600)
Allegorie auf die Kürze des Lebens, 1591
Aquarell auf Pergament, geleimt auf Holz, 12,3 x 18 cm
Lille, Musée des Beaux-Arts

der Gestaltung der Grotesken wieder die Phantasie in ihre Rechte ein, die in dieser spiegelbildlich angelegten Komposition in den Dienst eines allegorischen Diskurses über die Kürze des Lebens tritt. Die seltenen auf uns gekommenen Buketts von der Hand dieses Miniaturmalers zeigen die gleiche Ambivalenz zwischen symbolischem Sinngehalt, Drang zum Naturalismus und dekorativem Kunstwollen.

Die merkwürdige Vorliebe der Blumenmaler für die Grotesken ist nur ein Zeichen von vielen, das einen Wandel innerhalb der sich in dieser Epoche vollziehenden künstlerischen Praxis anzeigt. Mit dem Hervortreten neuer Themen – Stilleben, Landschaften, Genreszenen – differenziert sich die Malkunst. Jede Gattung verlangt nun ihre eigenen Spezialisten, die nur selten ihre Domäne verlassen. Die Darstellung von unbelebten Gegenständen erfordert von Natur aus unterschiedliche Talente: Die Maler, die bei der

Beschreibung des Kleides von Haar- und Federwild glänzen, sind nicht dieselben, die die feuchten Schuppen der Fische oder die funkelnden Ziselierungen der Goldschmiedekunst detailgetreu wiedergeben. Es kommt vor, daß bestimmte Künstler ihre Fähigkeiten koordinieren und ihr Gemälde gemeinsam malen und signieren. Das Motiv der Girlande, das während des gesamten 17. Jahrhunderts hoch im Kurs steht, ist Zeugnis für diese Art der Zusammenarbeit, insbesondere der fruchtbaren Verbindung von Rubens und Brueghel

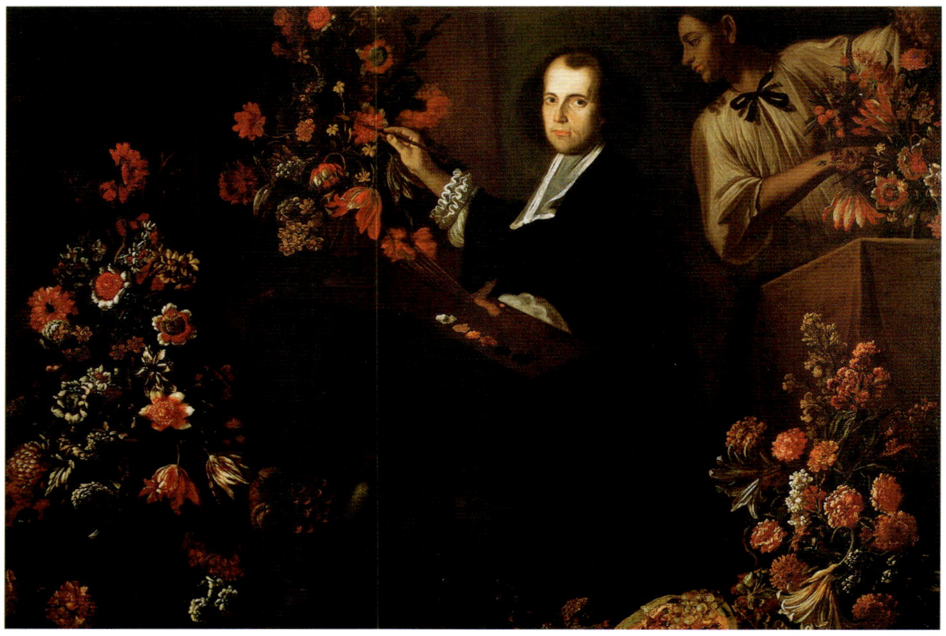

18. Mario Nuzzi, genannt Mario de'Fiori (1603-1673)
Selbstportrait, gegen 1650
Öl auf Leinwand, 136 x 218 cm
Florenz, Galleria degli Uffizi

(Abb. 74). Die Künstler ein und desselben Genres finden sich in einem Viertel zusammen, ganze Städte sind auf das eine oder andere Thema spezialisiert: Haarlem ist für seine Blumengemälde und die monochromen »Gedeckten Tische« berühmt, Leiden für *Vanitas*-Darstellungen und das am Meer gelegene Den Haag für Marktszenen mit Fischständen. In Paris treffen sich die Maler von Stilleben in den Vierteln von Saint-Germain-des-Prés und Saint Hippolyte, und in Rom beherbergt der Palazzo Crescenzi eine große Gemeinschaftswerkstatt, in der sich Schüler Caravaggios zusammenfinden.

Als Folge ihrer Spezialisierung ist die Mehrzahl der Blumenmaler der Nachwelt namentlich kaum bekannt – mit Ausnahme einiger weniger wie Jan Brueghel d. Ä. mit dem Beinamen Blumen- oder Sammet-Brueghel, Chardin oder Redouté. Die Anonymität der Künstler erklärt sich zum Teil durch die äußerst geringe Wertschätzung, die ihrem Fach von den Vertretern der klassischen Kunsttheorie entgegengebracht wurde. Ganz im Sinne des antiken Vorbilds wird die Malerei entsprechend der im 17. Jahrhundert festge-

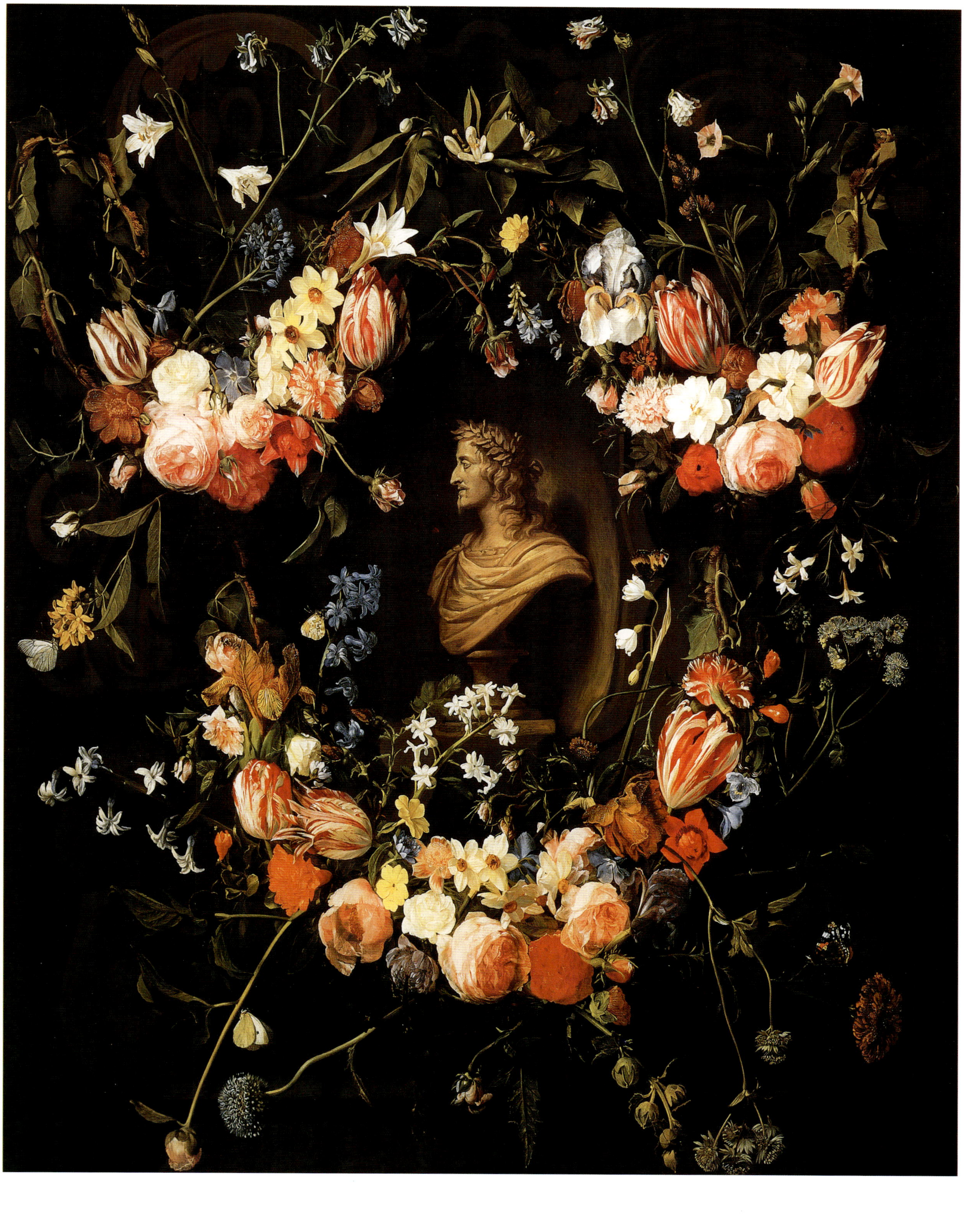

19. Daniel Seghers (1589/90-1661) und Jan van den Hoecke (1611-1651)
Blumengirlanden mit dem Portrait des Erzherzogs Leopold Wilhelm, 1647
Öl auf Kupfer, 117 x 96 cm
Florenz, Galleria degli Uffizi

schriebenen Gattungshierarchie nach der Funktion ihrer Sujets klassifiziert: der (religiösen, mythologischen, profanen) Historienmalerei kommt der höchste Rang zu, während die Stilleben, die sich mit den unbelebten Dingen befassen, den untersten Platz in der Rangfolge einnehmen. Wenn auch die Kritiker manchmal angesichts der Virtuosität bestimmter Stilleben nicht umhin können, ihrer Bewunderung Ausdruck zu geben, so werden deren Schöpfer dennoch stets weniger geachtet als die Historienmaler. Der abschätzige Beigeschmack, der dem Begriff *nature morte* beziehungsweise *natura morta* anhaftet – beweist jedenfalls, daß das Urteil von André Félibien (1619-1695) Schule gemacht hat: »Wer lebende Tiere malt, ist höher einzuschätzen als derjenige, der nur leblose und unbewegte Dinge malt.«[9]

Der Malerei der geringeren Gattungen mag es zwar an akademischer Anerkennung fehlen, doch um so höher steht sie in der Gunst des Publikums. Merkwürdig nur, daß ausgerechnet Samuel van Hoogstraten (1627-1678), selbst Maler von Interieurs und Stilleben, in seinem 1678 veröffentlichten Traktat beklagt, die schönsten Sammlungen bestünden in ihrer Hauptsache nicht aus Gemälden mit heroischen und erhabenen Themen, sondern aus Darstellungen etwa »einer Weintraube, eines Herings in Essig, einer Eidechse, eines Rebhuhns, einer Jagdtasche oder eines noch unbedeutenderen Gegenstands«.[10] Die Preise für qualitativ hochstehende Stilleben sind beträchtlich, und ihre Schöpfer werden von ihren fürstlichen Auftraggebern mit Ehren überhäuft. Sammler und Mäzene wie Erzherzog Leopold Wilhelm von Österreich (Abb. 19) und König Karl II. von England gehen – mit prächtigen Geschenken beladen – im Antwerpener Atelier von Daniel Seghers ein und aus. Prinz Wilhelm II. von Oranien (der spätere König Wilhelm III. von England) bietet dem Maler im Tausch für ein Bild eine Palette und etliche Pinselstiele aus massivem Gold. Auch die Poeten huldigen den virtuosen Künstlern, die mit dem göttlichen Schöpfer rivalisieren und dem Tod trotzen, und flechten ihnen Ruhmeskränze. Mit einer typisch spanischen Barock-Metapher erklärt der madrileñische Dichter Lope de Vega dem Maler Juan van der Hamen y León (1596–1631) die Ent-Täuschung (*desengaño*) der Natur: »Euer erstaunliches Talent entwendete ihr die Pinsel, um Früchte zu schaffen; denn Ihr malt nicht etwa Nelken, Ihr schafft sie; sie läßt sie aus der Erde erblühen und Ihr aus der weißen Leinwand.«[11] Die Gesichtszüge der berühmtesten Blumenmaler werden in ehrenden Gedächtnisbildern unsterblich gemacht. So porträtiert Constantin Netscher die Künstlerin Rachel Ruysch (1710, Raleigh, North Carolina Museum). Die Selbstbildnisse von Mario Nuzzi, der sinnigerweise den Beinamen Mario de'Fiori führt, bringen den arroganten Stolz ihres Schöpfers zum Ausdruck, dessen gemalte Buketts die schönsten Paläste Roms zieren (Abb. 18) und dessen Name in der Bezeichnung eines der Hauptplätze der römischen Altstadt verewigt ist. All diese Bewunderung kann aber nicht darüber hinwegtäuschen, daß die Kluft zwischen dem Geschmack der breiten Öffentlichkeit und dem

Urteil der Kunstkritik weiterhin besteht. Denn obwohl sich die Blumenmalerei nach wie vor allgemeiner Beliebtheit erfreut, führen diese Bilder in der theoretischen Kunstgeschichte und in den Beständen der Museen noch immer ein Schattendasein.

Während die Rangordnung der Bildgattungen in Frankreich, in den Niederlanden und in Spanien fest verwurzelt ist, macht Italien mit der revolutionären Auffassung eines Caravaggio hier eine Ausnahme. Dieser Maler denkt »gegen den Strich« der vorherrschenden Ideen, kennt keinen Unterschied zwischen einem religiösen Bild und einem Stilleben und bringt der Mythologie, dem Porträt wie den Genreszenen gleiches Interesse entgegen. Wie sein treuester Auftraggeber Vincenzo Giustiniani in einem Brief an Teodoro Annideni berichtet, behauptete Caravaggio, »daß er ebensoviel Sorgfalt aufwenden müsse, ein gutes Gemälde mit Blumen zu malen wie eines mit menschlichen Figuren.«[12] Eine zeitgenössische Beurteilung seiner Kunst, die für sich spricht, wird von den Kritiken später auf Manets *Olympia* umgemünzt: »Sein eklatanter Fehler ist eine Art Pantheismus ... der manchmal einem Blumenstrauß mehr Gewicht zubilligt als dem Gesicht einer Frau.«[13] Als ein monumentales, synthetisch komponiertes und inszeniertes Motiv steht der um 1600 von Caravaggio gemalte Früchtekorb (Abb. 21) in scharfem Gegensatz zu allem, was man zuvor unter diesem Thema verstanden haben mochte. Die welkenden oder von Insekten angenagten Blätter, die Zeichen von Fäulnis auf der Haut der wurmstichigen Früchte erfordern hier keine allegorische Auslegung, sondern erklären sich ganz prosaisch als Folgen einer langen Beobachtung des Motivs im Atelier des Malers. Ohne jeden religiösen Symbolismus, bar jeder intellektuellen Absicht, bietet sich der Korb dem Auge des Betrachters um seiner selbst willen dar. Was er zeigt, ist nichts anderes als die Macht der Malerei, das Unbedeutende in ein Kunstwerk zu verwandeln.[14] In diesem Sinne steht Caravaggio Manet näher als seinen nordischen Zeitgenossen, deren gewissenhafte Objektivität bei der Wiedergabe ihrer Blumenbuketts der Italiener als typisch nordische Pedanterie verspottet.[15]

Ein Blumenkorb von der Hand Caravaggios, der 1618 im Inventar der Sammlung von Federico Borromeo, dem Auftraggeber des Gemäldes in der Biblioteca Ambrosiana, erwähnt wird, ist leider verschollen.[16] Anhand von bestimmten Details seiner Genreszenen, die einige Blumen in einer Kristallvase zeigen, wie in den Gemälden *Der Eidechsenbiß* (1595/96, London, National Gallery) oder *Der Lautenspieler* (um 1595, St. Petersburg, Ermitage), läßt sich immerhin eine gewisse Vorstellung von Caravaggios Blumenmotiven gewinnen. Das Guido Cagnacci oder einem anonymen caravaggesken Maler zugeschriebene Blumenstilleben in einer Korbflasche (Abb. 20) kommt jedenfalls dem Geist des Früchtekorbs in der Ambrosiana sehr nahe. Die Regeln des antiken *Trompe-l'œil* werden von dem Maler hier in dem radikalen Bestreben ausgespielt, die Blumen und Früchte in ihrer natürlichen, sinnlich erfahrbaren Beschaffenheit wiederzugeben.

Die nonkonformistische Haltung Caravaggios, die Poussin zu dem Ausspruch veranlaßte, jener sei »gekommen, um die Malerei zu zerstören«, hat zwar seine Zeitgenossen vor den Kopf gestoßen, aber für die Blumenmalerei Italiens sollte sein Vermächtnis durchaus Früchte tragen. Mit der daraus erwachsenden gefühlsbetonten, malerischen Darstellungsweise erteilen die italienischen Barockmaler allerdings der peinlich genauen Beschreibung der Schönheiten der natürlichen Welt und der handgreiflichen Wirklichkeit, wie sie in den Ländern des Nordens gepflegt wird, eine deutliche Absage. Doch erst Delacroix, Courbet und Manet werden Caravaggio in seiner Auffassung folgen, ein Blumenbukett ebenso hoch einzuschätzen wie ein Porträt oder eine Kreuzigung.

Auf die letzten Jahre des 16. Jahrhunderts datiert, eröffnet Caravaggios Früchtekorb glanzvoll das Goldene Zeitalter des Stillebens. Der Durchbruch erfolgt schlagartig und abgesehen von vereinzelten Vorläufern unvermittelt. Ab 1600 steht diese Malerei überall

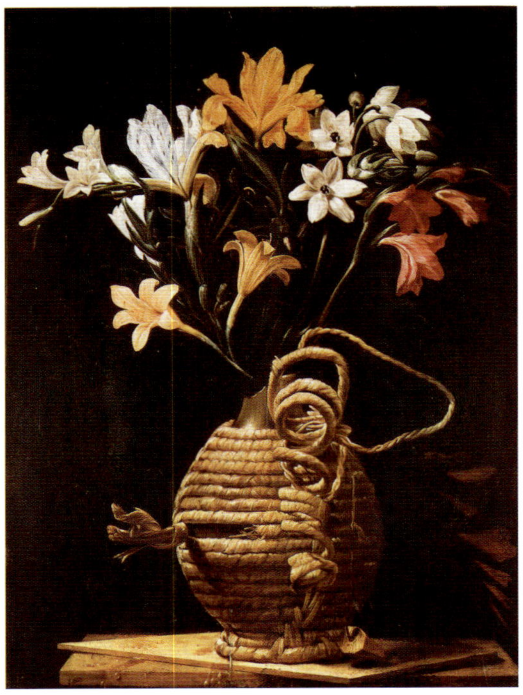

20. Guido Cagnacci (1601-1663)
oder ein anonymer caravaggesker Maler
Blumen in einer Korbflasche, ohne Datum
Öl auf Leinwand, 86,5 x 51,2 cm
Forlì, Pinacoteca Civica

in Europa in vollster Blüte, und ganze Familien, wie etwa die Bosschaert oder die van der Ast, verschreiben sich dem Malen von Blumenstücken. Obschon die ersten gezeichneten Exemplare dieser Gattung kaum ein halbes Jahrhundert zuvor entstanden sind, vermittelt die autonome Blumenmalerei von Anfang an den Eindruck, die reife Frucht einer langen Entwicklung zu sein.

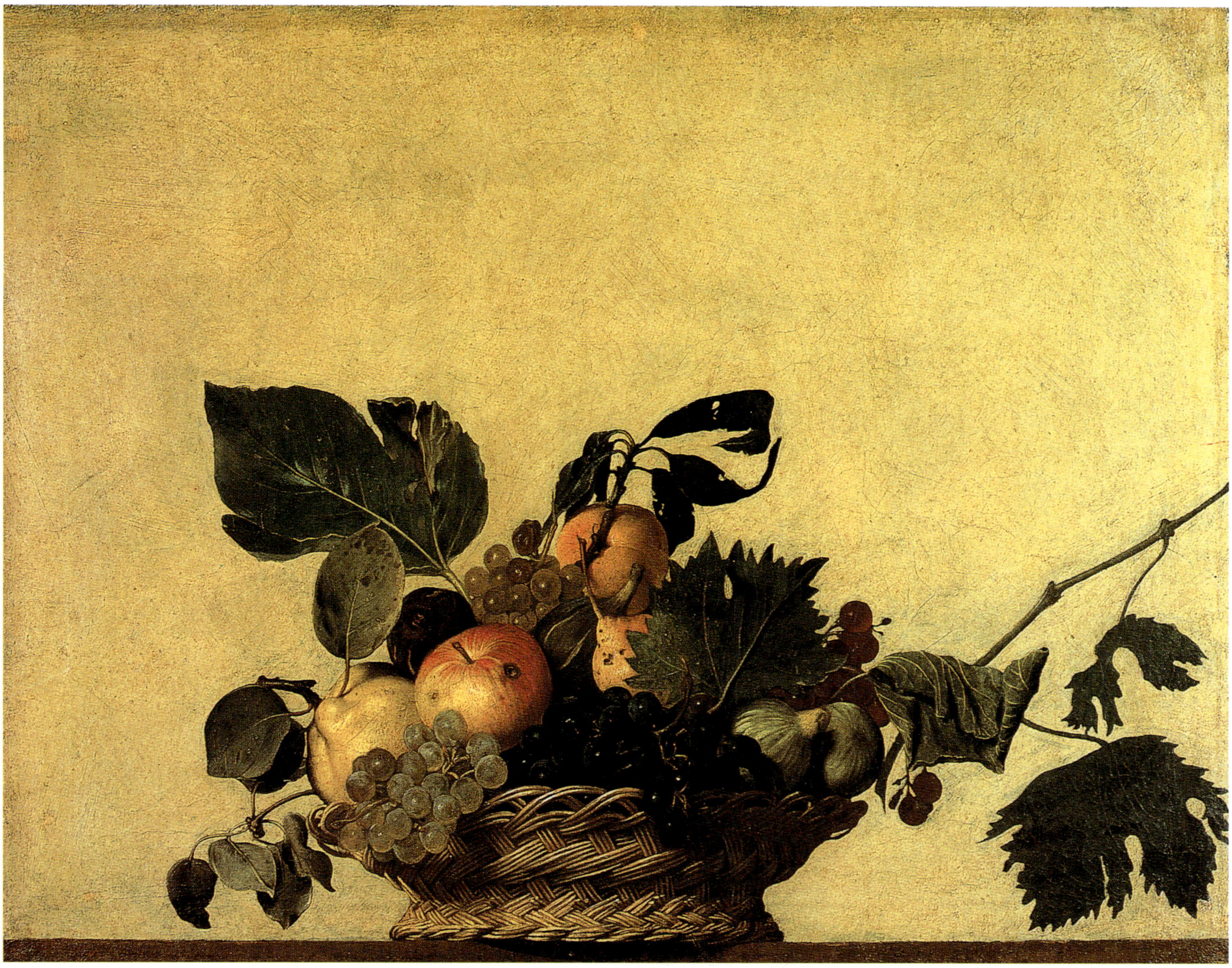

21. Caravaggio (1570/71-1610)
Früchtekorb, um 1600
Öl auf Leinwand, 46 x 64,5 cm
Mailand, Pinacoteca Ambrosiana

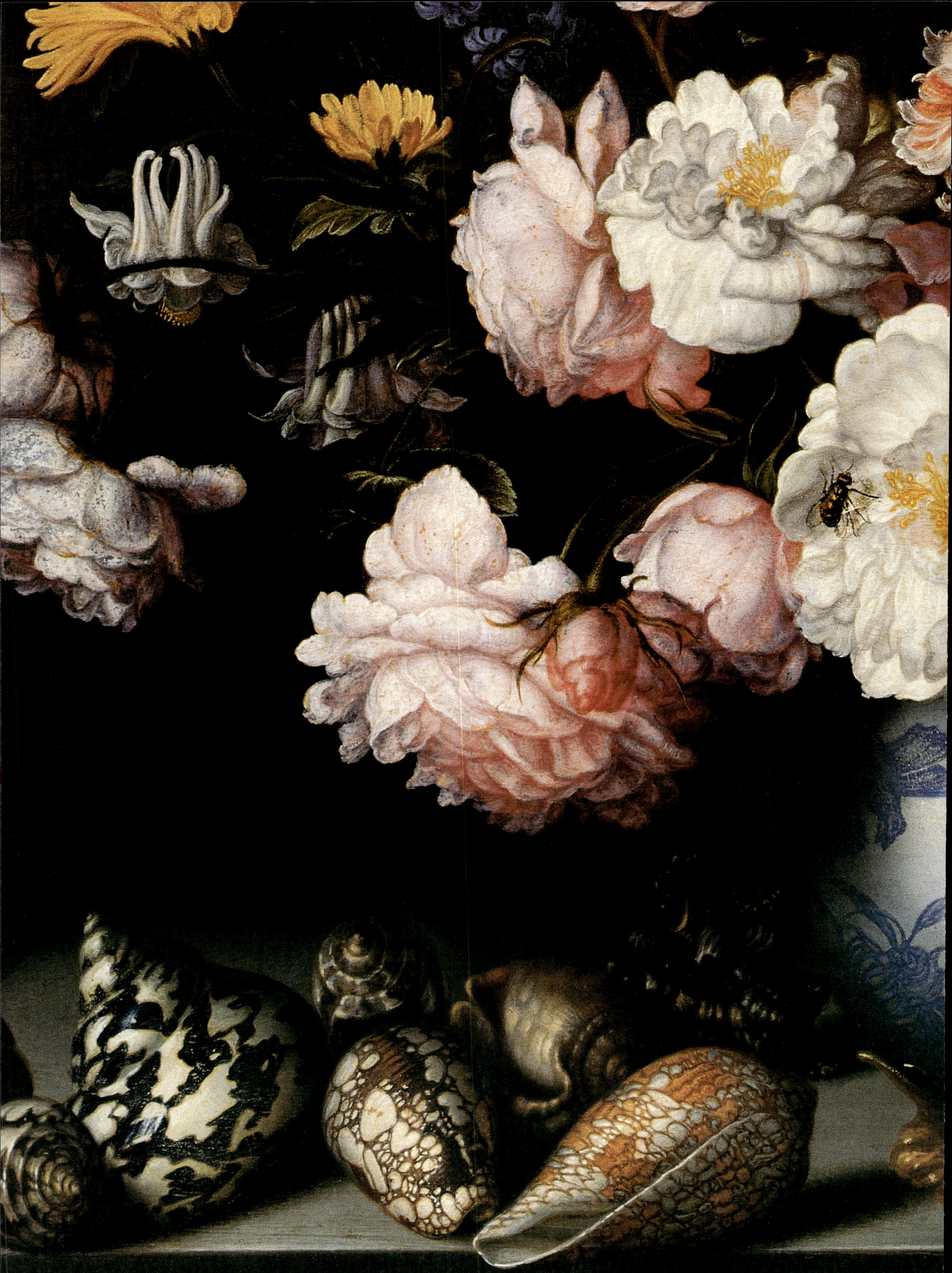

Blumenbilder auf Leinwand: Künstlerische Ansätze

Die Konventionen der Gattung

Ungeachtet der Verschiedenheit der Stilausprägungen und Temperamente, der Vielfalt von Kunstgeschmack und Kunstmode, stehen die Blumenstücke von Madrid bis Antwerpen und von Paris bis Neapel untereinander in einem engen Zusammenhang. Ihre Kompositionen gehorchen zumeist denselben etablierten Prinzipien, die noch im 20. Jahrhundert sowohl von den akademischen Malern als auch von den Vertretern der Avantgarde akzeptiert werden. So malt etwa Picasso die durch einen blauen Schatten solide mit dem Tisch verbundene *Blumenvase* und läßt ihren Strauß aus smaragdgrünem Blattwerk, in dem Akzente von Goldgelb, Rot, Weiß und ein wenig Rosa aufscheinen, gegen einen hellen Bildgrund hervortreten (Abb. 22). In der Nüchternheit seiner Inszenierung zeigt sich dieses Gemälde den Werken der Pioniere der Gattung nahe verwandt. Picassos Bukett übernimmt hier die gleichen konventionellen Elemente, wie sie in dem *Blumenstrauß* von Jan Brueghel, genannt Blumen- oder Sammet-Brueghel, zu sehen sind, nämlich eine neutrale Standfläche und einen Hintergrund, von dem sich die Grün- und Blühpflanzen des Straußes abheben (Abb. 23). Das strenge Bildgerüst hat jedoch das künstlerische Temperament des katalanischen Meisters nicht zu zügeln vermocht: Picasso hat offensichtlich im Gegensatz zu den nordischen Malern des 17. Jahrhunderts kein Interesse daran, die natürliche Beschaffenheit der Blumen gewissenhaft zu beschreiben; er nimmt sie vielmehr zum Vorwand, pastose farbige Pinselstriche wie Blütenblätter um einen Blütenstand miteinander zu verbinden.

Die Beständigkeit, mit der das erwähnte Kompositionsschema fast vier Jahrhunderte lang beibehalten wird, bringt natürlich auch gewisse Irritationen mit sich. Doch obschon Delacroix seine einengende Wirkung anprangert – »Ich habe auch ein wenig aus dieser Art von Schablone herauszutreten versucht, die alle Blumenmaler dazu zu verdammen scheint, ein und dieselbe Vase mit denselben Säulen und denselben Draperien zu schaffen«[17] –, entzieht er sich in seinen eigenen Blumenbildern nicht immer den Konventionen (Abb. 25). Gleichzeitig läßt er sich nicht davon abhalten, neue Darbietungsformen für seine Buketts zu erfinden. Wenn aber sogar Maler vom Range eines Brueghel oder van Gogh ebenso wie

Balthasar van der Ast
Stilleben mit Blumen und Früchten (Detail aus Abb. 24)

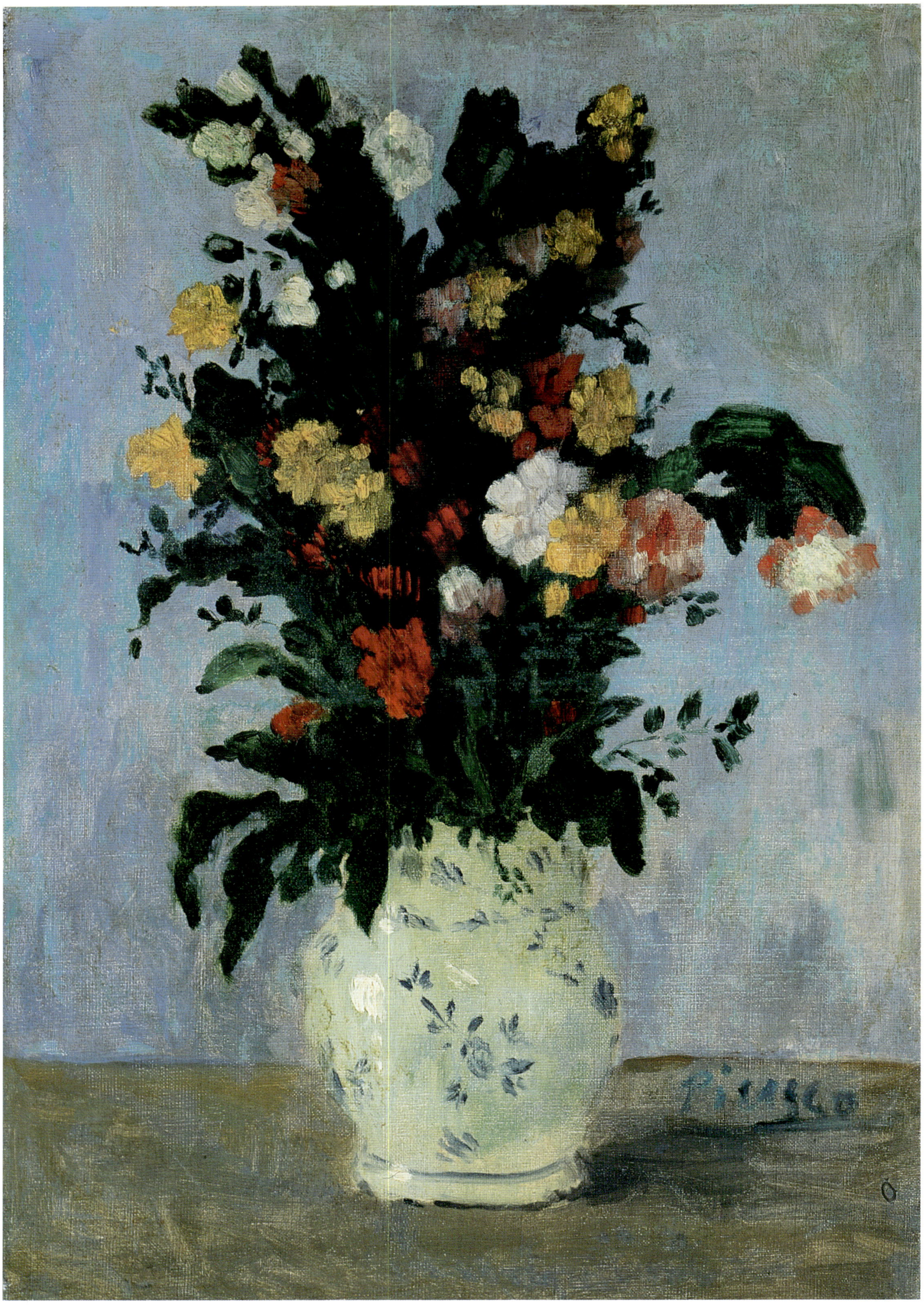

22. Pablo Picasso (1881-1973)
Blumenvase, ohne Datum
Öl auf Leinwand, 26 x 18 cm
Privatsammlung

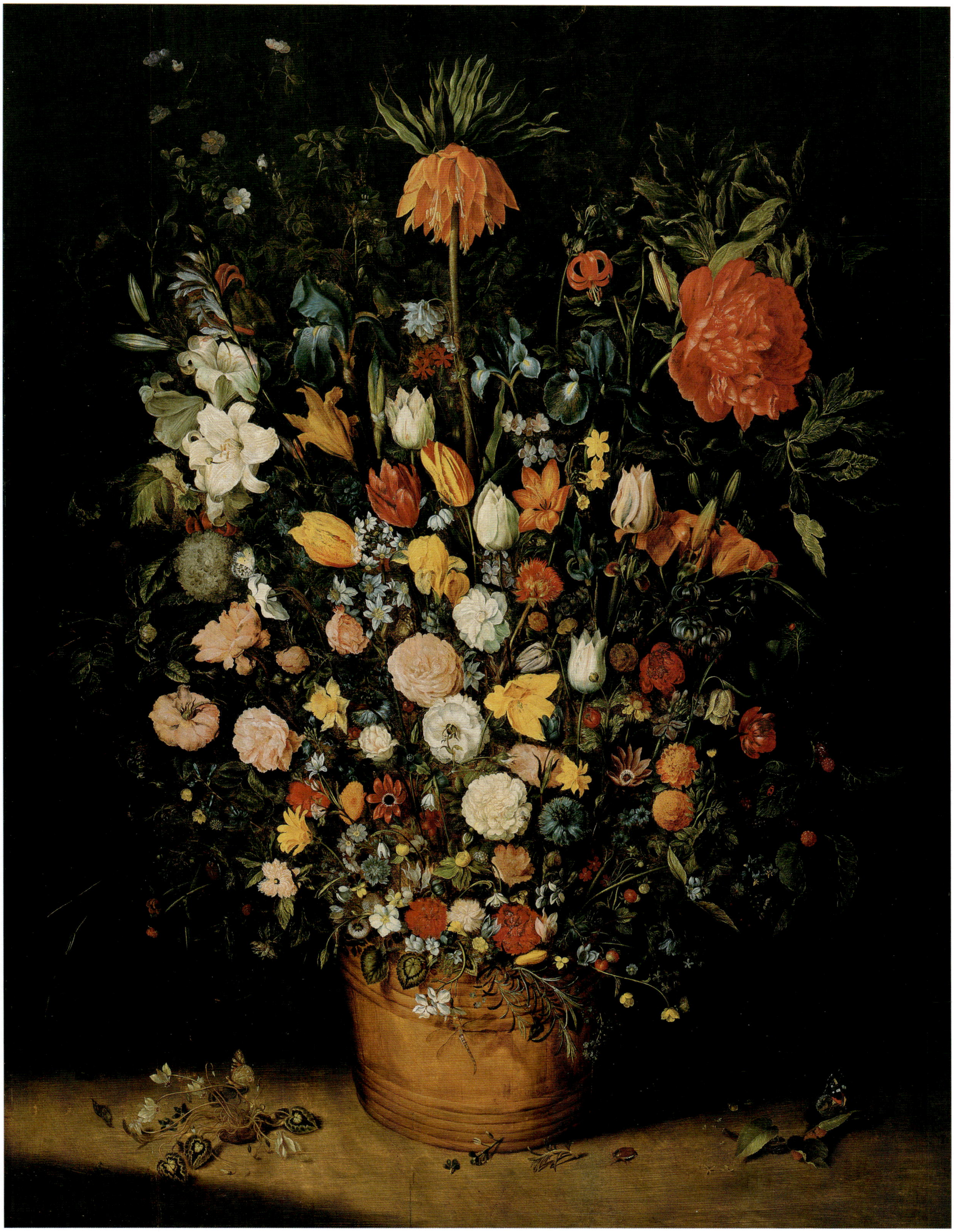

23. Jan Brueghel (1568-1625)
Blumenstrauß, um 1608
Öl auf Eichenholz, 125,5 x 96 cm
München, Alte Pinakothek

Chardin und Cézanne dies nicht getan haben, dann zweifellos deshalb, weil das traditionelle Schema gewichtige Vorteile bot.

Ebenso wie Brueghel oder Picasso verwendet die überwältigende Mehrzahl der Maler nur zwei wesentliche Elemente zur Komposition ihrer Gemälde: eine Standfläche (Tisch, Konsole, Sockel) und einen Hintergrund (Wand, Nische). Auffallend dabei ist die Neutralität des Umfelds und die Seltenheit beziehungsweise das Fehlen jeglicher deskriptiver Details, als hätten die Maler absichtlich alles getilgt, was zur Klärung der räumlichen Situation beitragen könnte. Die Bilder geben höchst selten preis, ob die Vase auf einem Tisch, einem Sims oder einfach auf dem Boden steht, ob sie sich von einer Wand abhebt oder von leerem Raum umgeben ist, ob sie sich im Freien oder in einer Zimmerecke befindet. Das offenkundige Bestreben der Maler, alles im Unbestimmten zu belassen, erfährt seine Bestätigung durch die Einzigartigkeit einer Darstellung, die als Ausnahme zur Regel gelten kann: das *Stilleben mit Blumen und Früchten* (Abb. 24) von Balthasar van der Ast: Statt sein Motiv nach herkömmlichem Brauch so nahe wie möglich an das Auge des Betrachters heranzurücken, erweitert der Künstler den Bildausschnitt, so daß die Ecke eines Zimmers in das Blickfeld einbezogen wird, deren eine Wand von einem Fenster mit Blick auf die Dächer einer Stadt durchbrochen ist. Das Licht, das durch dieses Fenster in den Raum fällt, erhellt die lange und schmale tischähnliche Fläche, auf der eine von Früchten und Muscheln flankierte Vase mit Blumen steht. Der Raum selbst ruft mit seinem verglasten Erker zur Linken die holländischen Genrebilder von Vermeer oder Pieter de Hooch in Erinnerung. Gleichwohl gibt das Gemälde von Balthasar van der Ast kein alltägliches Bild wieder, denn was es zeigt, ist für die damalige Zeit absolut unglaubwürdig: Nicht einfache Schnittblumen hat er gemalt, die sich zum Aufstellen in einer Vase eigneten und in einer solchen bürgerlichen Umgebung denkbar wären, sondern kostbare Zuchtformen, die in den Gärten als Sammlerobjekte kultiviert wurden. Derart seltene Arten wie die hier gezeigten Tulpen oder mehrfarbigen Nelken zu pflücken würde bedeuten, ihre sowieso schon kurze Lebensdauer noch zu verkürzen. Zumindest anfänglich haben die in den Gemälden auftauchenden Buketts in der dargestellten Weise nicht existiert. Es sind imaginäre Zusammenstellungen von in der Natur beobachteten oder nach den Illustrationen in den *Florilegien* kopierten Pflanzenarten. Und das erklärt auch, warum das Umfeld gemeinhin neutral, vage oder abstrakt bleibt: Der Ort, der diese Sträuße aufnimmt, ist genauso irreal wie das Motiv selbst. Das gilt gleichermaßen für alles übrige, was in dem ungewöhnlichen Bild van der Asts dargestellt ist und auf den ersten Blick so wirklichkeitsgetreu erscheint: Unvorstellbar, daß in einem der typischen und vor Sauberkeit blitzenden holländischen Innenräume Eidechsen ungestraft herumvagabundieren können oder der Stein der Fensterlaibung unaufhaltsam zerbröckeln darf!

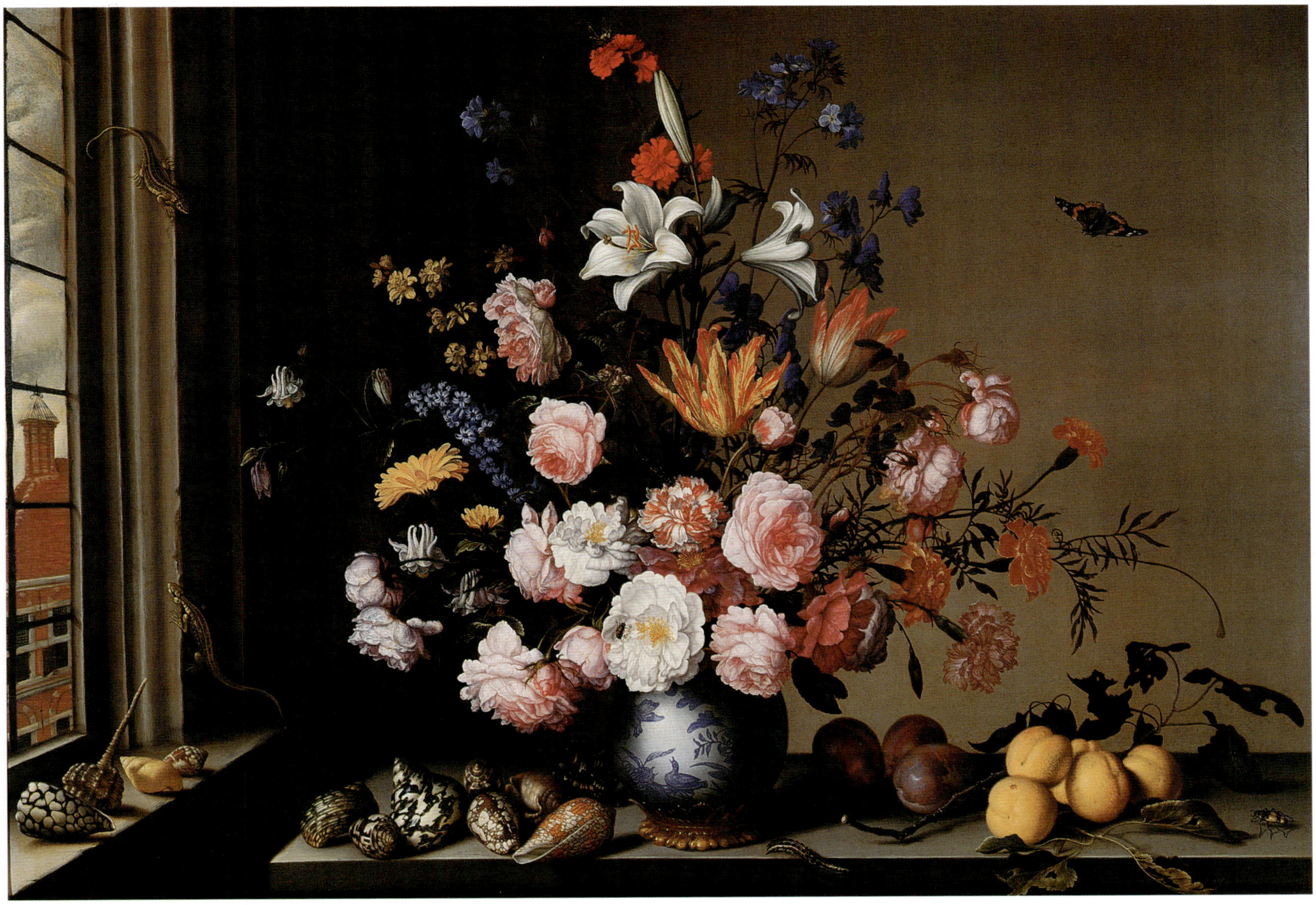

24. Balthasar van der Ast (1593–1657)
Stilleben mit Blumen und Früchten, ohne Datum
Öl auf Holz, 67 x 98 cm
Dessau, Anhaltische Gemäldegalerie, Schloß Georgium

Rein sachlich betrachtet, besteht der Bildgrund, von dem sich die Buketts abheben, zumeist aus einer mehr oder weniger gleichmäßig mit Farbe bedeckten Fläche. In dem bereits erwähnten Gemälde von Delacroix ist der Korb in eine rote Atmosphäre getaucht, die mit Ausnahme der Blumen alles vereinnahmt, vom Sockel bis zum fleckig aufgetragenen Bildgrund, aus dem sie hervortreten (Abb. 25). In der Mehrzahl der Fälle erscheint es jedoch kaum gerechtfertigt, diesen neutralen Malgrund als konkrete Wand aufzufassen, es sei denn der Maler selbst hätte durch einen verborgenen Riß oder die Spur eines Schattens eine solche Suggestion befördert (Abb. 60).

Der unbestimmte Bildgrund kann auch in einer massiven Dunkelheit aufgehen, im Sinne eines unergründlichen, imaginären Raumes, der die Buketts hinterfängt. Diese Vorstellung wurde insbesondere von den ersten Bukettmalern des 17. Jahrhunderts angestrebt, wie die Bilder von Brueghel (Abb. 23), Picart (Abb. 53) oder Dolci (Abb. 70) bezeugen. Die Umgebung, in der sich der *Blumenstrauß in einer Korbflasche* von Cagnacci befindet (Abb. 20), entzieht sich der Wahrnehmung, ganz im Gegensatz zu der eindringlichen Gegenwärtigkeit der von Stroh umhüllten Flasche, die gerade in diesem Augenblick vor unseren Augen zerbrochen zu sein scheint, und trotz der auf dem Holzbrett herumkullernden Wassertropfen. Auch wenn das virtuose *Trompe-l'œil* der Illusion einer Tiefendimension Vorschub leistet, so dient der unergründliche schwarze Hintergrund hier in erster Linie als Folie, vor der die blassen wie die leuchtenden Farben der Blüten optimal zur Geltung kommen.

Doch die allgemeine Entwicklung der Malerei wird zur Abkehr von dieser klassischen Konvention des Farbauftrags von Hell auf Dunkel führen, und die anfängliche Düsternis wird der taghellen Atmosphäre der impressionistischen Bilder weichen. In den *Gladiolen* von Renoir tut der Hintergrund eindeutig seine Beschaffenheit kund: Der kompakte Fond aus geflammten und perlmuttschimmernden Pinselstrichen weist sich als Fläche reiner Farbe aus, die weder eine Wand noch die Leere des Raumes darstellen soll (Abb. 26). Ob als glatte und abstrakte schwarze Felder oder als vage neutrale Flächen gestaltet, verstehen sich all diese undefinierbaren Bildgründe der Buketts letztlich bereits im Sinne der modernen Malerei, das heißt sie wollen nichts anderes sein als eine Schicht Farbe auf der Leinwand.

Gleichwohl gibt es einen besonderen Fall, in dem die Mauer ganz konkret und massiv Gestalt annimmt, nämlich wenn sie als Wandnische in Erscheinung tritt, die eine Blumenvase aufnimmt. Diese Art der Umrahmung eines Blumenstraußes, die auf die Prototypen der Gattung verweist, war zu Anfang des 17. Jahrhunderts sehr gebräuchlich. Das mit ihr einhergehende *Trompe-l'œil* ist eine deutliche Huldigung an die antike Malerei mit ihrer illusionistischen Gestaltungskraft. Wenn die gemalte Wand bildparallel verläuft,

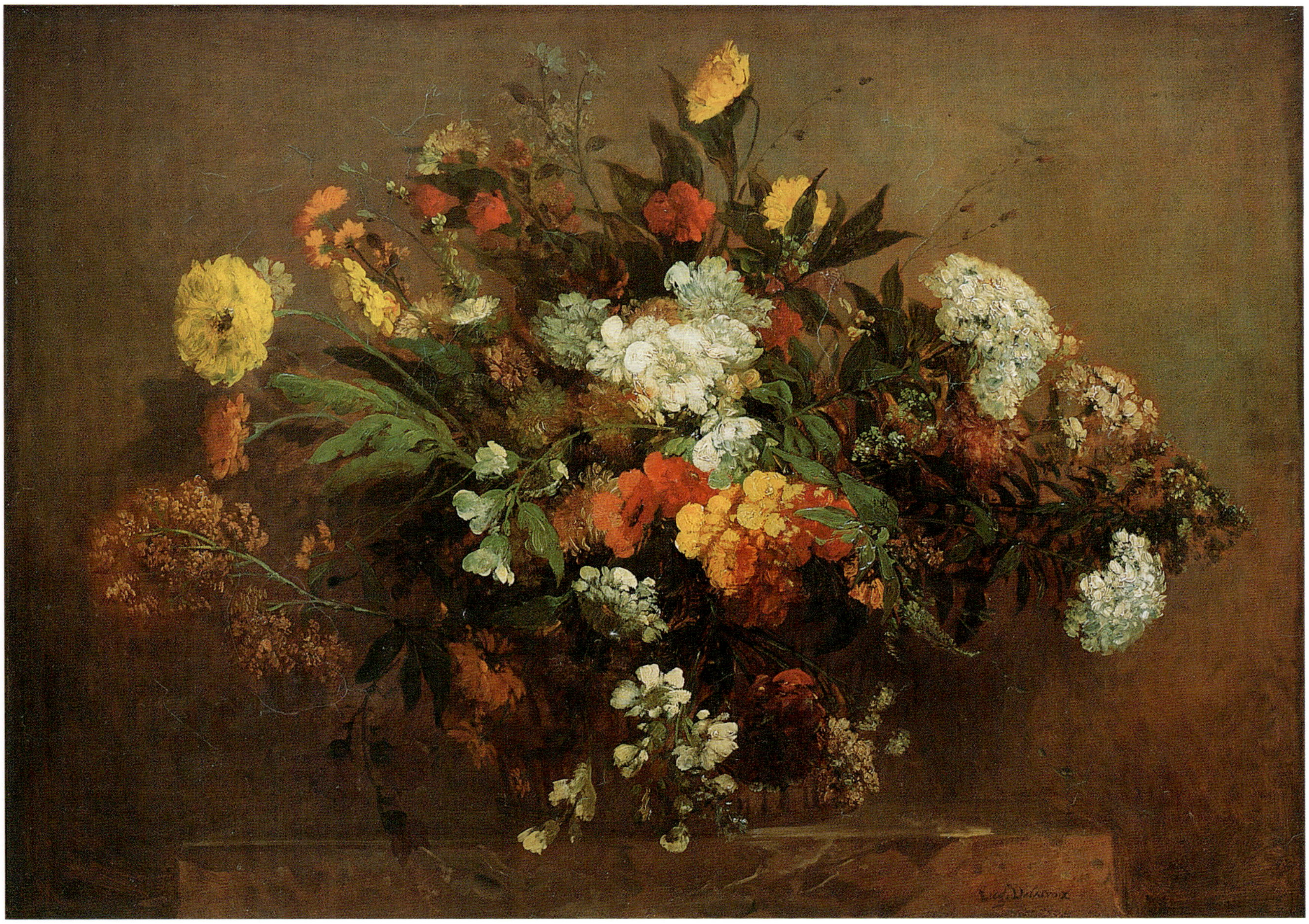

25. Eugène Delacroix (1798-1863)
Blumenbukett, 1848
Öl auf Leinwand, 62 x 87 cm
Lille, Musée des Beaux-Arts

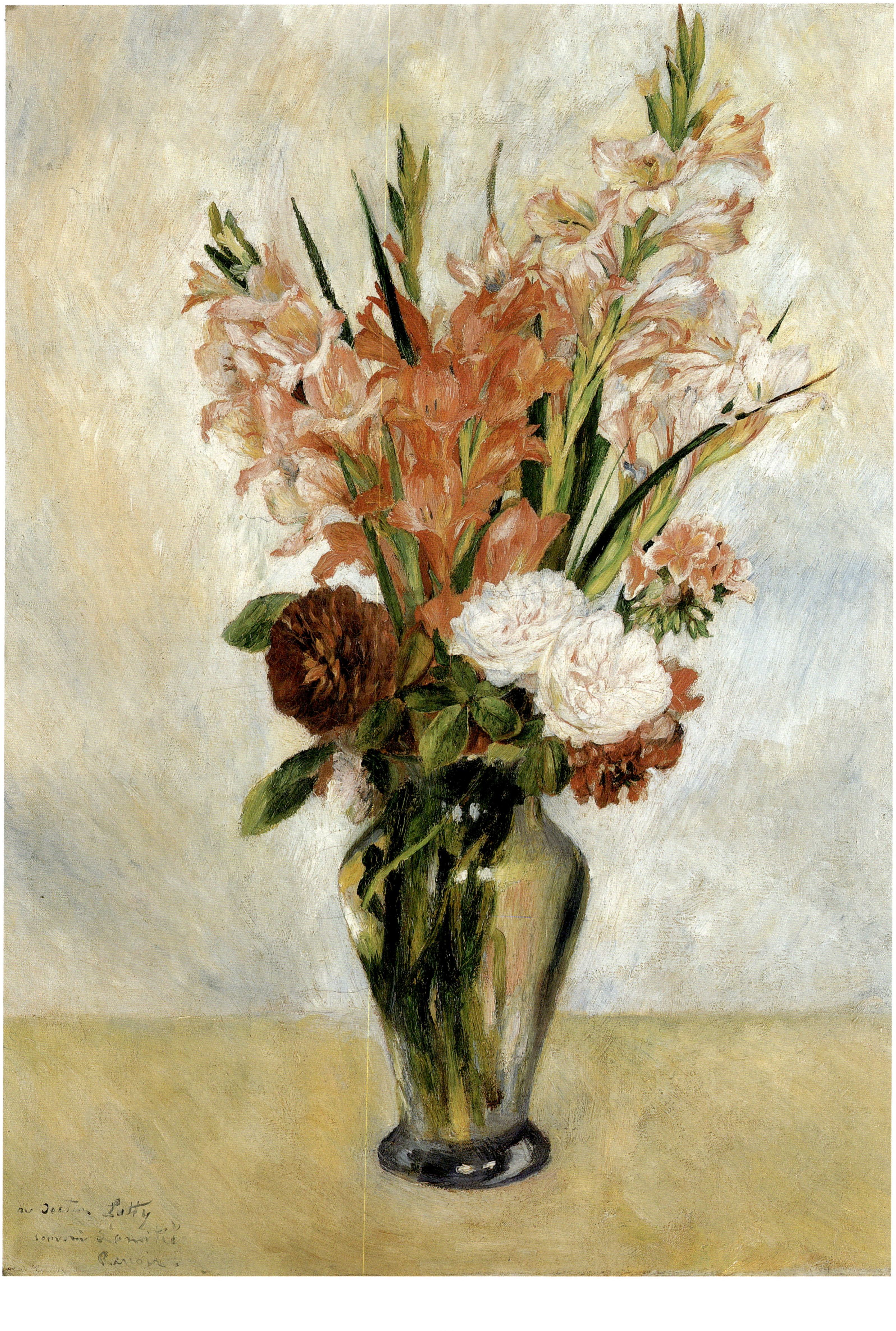

kann die Augentäuschung sogar so weit gehen, die Nische als Bestandteil der realen Wand erscheinen zu lassen, an der das Gemälde hängt. Eine solche Illusion bewirken die *Vier Blumentöpfe in einer Nische* (Abb. 28) von Tomas Hiepes, der hier mit dem Trick des von der Bildkante angeschnittenen Bogens einen visuellen Übergang von der gemalten zur realen Wand geschaffen hat. Um das launige Spiel mit der virtuellen Tiefe noch komplexer zu gestalten, verbinden die Maler im Hintergrund der Nische befindliche Elemente mit Details, die nach vorn in den Raum des Betrachters drängen. Bei Hiepes übernehmen die wie beiläufig auf die Wand gesetzten Schmetterlinge diese suggestive Rolle. Weitaus ambitionierter sind die von Ambrosius Bosschaert in seinem kleinen Gemälde auf Kupfer (Abb. 41) eingesetzten Mittel. Indem er die Vase über den vorderen Rand der Nische hinausragen läßt, erzeugt der Maler die Vorstellung, daß bestimmte Blumen, insbesondere der gelbe Krokus, die Tulpe, die voll entfaltete weiße Rose und die schon im Welken begriffene Blüte zur Rechten, aus dem engen Bildraum herausdrängen und in den realen Raum ausgreifen, in dem sich der Betrachter befindet. Der knappe Bildausschnitt, der einer Nahaufnahme gleichkommt, verstärkt diesen Eindruck. In einem nicht endenwollenden Wechselspiel zwischen Nah und Fern schweift das Auge von der winzigen realen Dinglichkeit der Tautropfen und der Staubgefäße zu der blau verschwimmenden Landschaft des panoramischen Ausblicks, den der Fond der Nische als Bogenfenster einrahmt. Das unendlich Große und das unendlich Kleine sind auf ein und derselben Bildfläche vereint und miteinander verknüpft. So schimmert etwa der Himmel durch die von den Blumen gewährten Durchblicke, und Löcher im Rosenblatt zur Rechten umrahmen ein Stück Himmelsblau. Die sanfte begrünte Hügellandschaft erinnert an den natürlichen Standort der Blumen, die stille Wasserfläche an den Ursprung der Tautropfen, das Segelschiff an das unstete Treiben der Insekten auf dem Bukett. Doch wird das Anfang des 17. Jahrhunderts wegen seiner illusionistischen Möglichkeiten hochgeschätzte Nischenmotiv in der Folge zum kompositorischen Beiwerk, das nur noch dekorative Funktion hat. Im 18. Jahrhundert kurzzeitig wieder von Künstlern wie Nicolas de Largillière (1656-1746) oder Alexandre-François Desportes (1661-1743) in Mode gebracht, ist es längst veraltet, als sich der Maler Dominique Doncre (1748-1820) entschließt, sein Bukett in eine solche Nische zu stellen (1785, Arras, Musée des Beaux-Arts). Als großer Liebhaber der flämischen und holländischen Malerei hat er bei der Komposition seines konventionellen Gemäldes wohl von jenen glorreichen Vorbildern geträumt, wie das *Trompe-l'œil* beweist, das er mittels der Details der Holzmaserung der Nische oder des von der Vase zurückgeworfenen Spiegelbilds des Fensters meisterhaft zu handhaben versteht.

26. Auguste Renoir (1841-1919)
Gladiolen, um 1881
Öl auf Leinwand, 75 x 54,5 cm
Paris, Musée d'Orsay

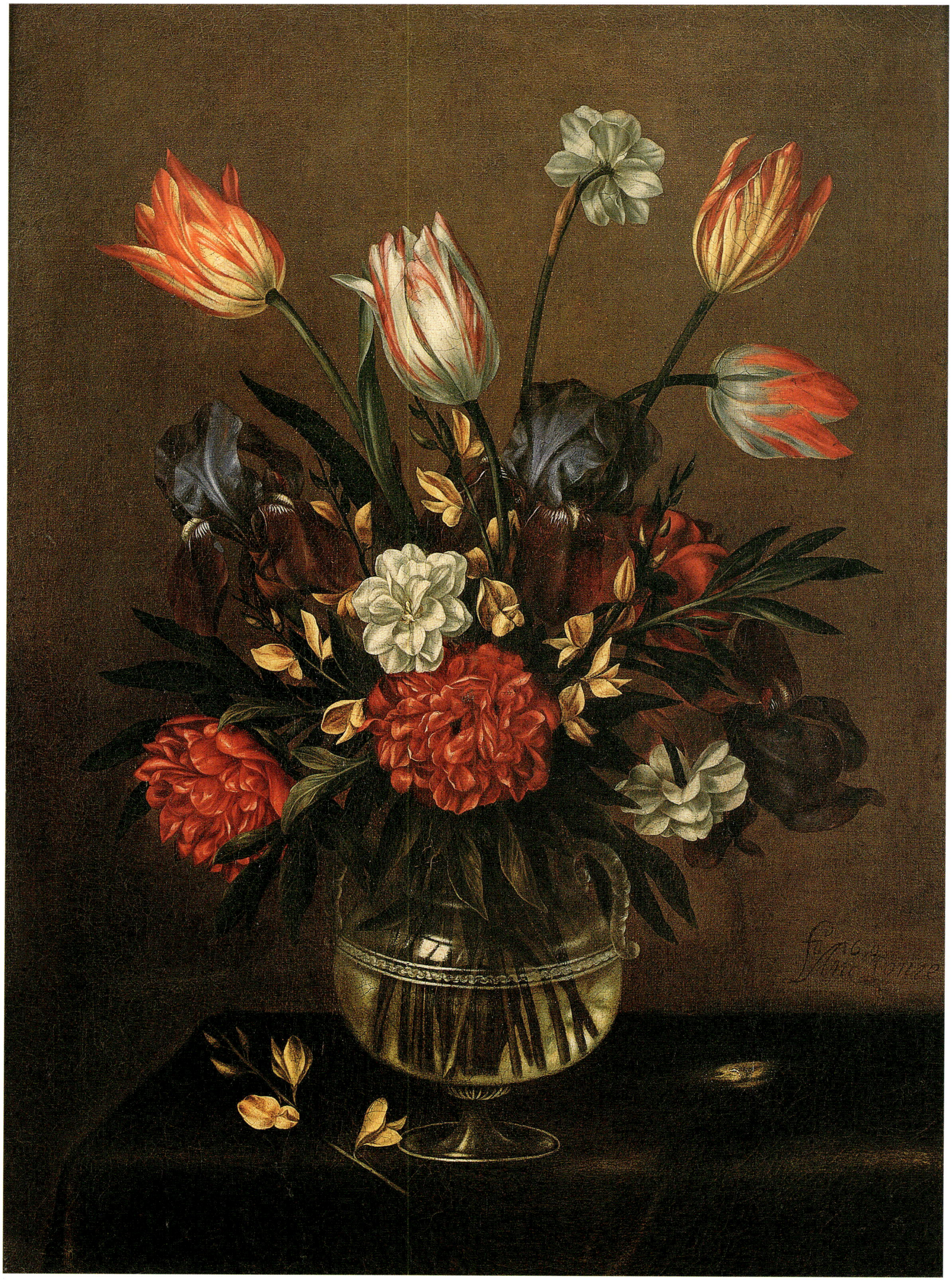

27. Antonio Ponce (1608-1677)
Blumenvase, 1650
Öl auf Leinwand, 78 x 58,5 cm
Straßburg, Musée des Beaux-Arts

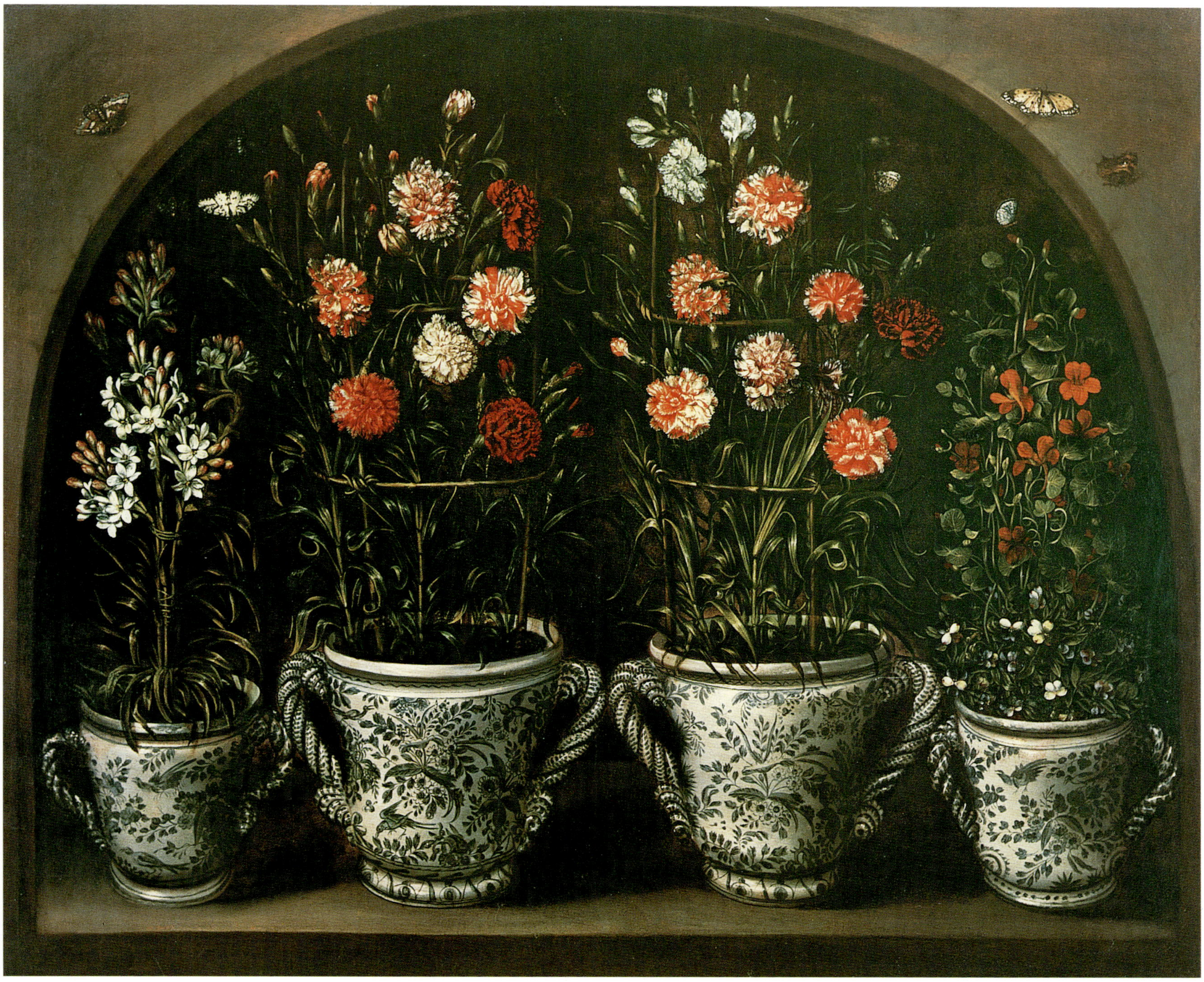

28. Tomas Hiepes (1610-1674)
Vier Blumentöpfe in einer Nische, um 1660
Öl auf Leinwand, 119,5 x 147,4 cm
Houston, The Menil Collection

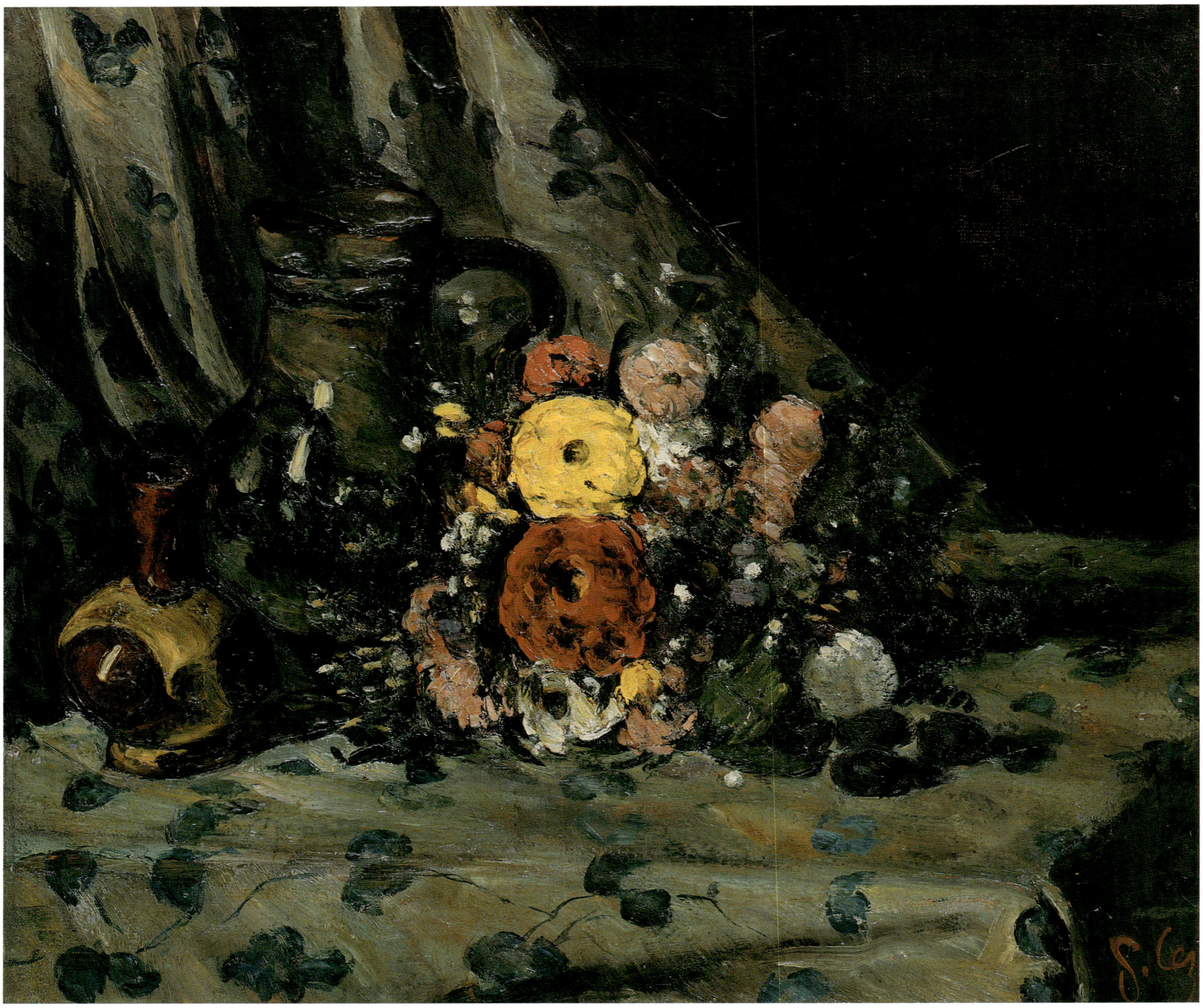

29. Paul Cézanne (1839-1906)
Bukett mit gelber Dahlie, um 1873
Öl auf Leinwand, 54 x 64 cm
Paris, Musée d'Orsay

Die Standfläche, auf der das Bukett plaziert ist, wird meist ebenso vernachlässigt wie der Hintergrund. Maler wie Brueghel, Osias Beert, Bosschaert pflegen ihre Kompositionen in extremen Fällen nur mit einem einzigen horizontalen Streifen zwischen dem Standort der Vase und dem Hintergrund zu versehen (Abb. 23). Diese Abgrenzung erfährt manchmal durch einen parallel im Vordergrund gezogenen Strich eine Verdoppelung, mit der die Dicke der Tischplatte oder der Konsole umrissen wird (Abb. 54). Nachdem sich die Gattung von den starren Normen ihrer Anfangszeit befreit hat, gehen die Künstler dazu über, das Möbel, das als Standfläche dient, ein wenig vom unteren Bildrand abzurücken und drei seiner Kanten sichtbar zu machen, wie bei dem Bild mit der *Blumenvase* von Antonio Ponce, die auf einem mit grünem Samt bedeckten Tisch steht (Abb. 27). Dieser Kunstgriff erlaubt es dem Maler, den das Bukett umgebenden Raum zumindest andeutungsweise in Erscheinung treten zu lassen und der Komposition zugleich eine gewisse Dynamik zu verleihen, indem die Standfläche der Vase nicht mehr rahmenparallel, sondern schräg in die Bildfläche gesetzt wird. Cézanne hat dieses Gestaltungsprinzip später in seinem *Bukett mit gelber Dahlie* (Abb. 29) verwendet, wo der Tisch wie zufällig so aufgestellt ist, daß er mit einer Ecke zum Betrachter weist.

Doch welchen Blickwinkel immer sie wählen – der Beschreibung der Standfläche ihrer Buketts widmen die Maler grundsätzlich nur geringe Aufmerksamkeit. Als farblose Konsole aus Stein (Abb. 24) oder als termitenzerfressenes Holzbrett (Abb. 53) tritt sie in den Hintergrund, um einen Wettbewerb mit den kapriziösen Formen und den zahllosen Farben der Blumen zu vermeiden. Die betonte Kargheit dieses Elements bringt jedoch zuweilen eine geradezu extravagante Note in die opulente Atmosphäre der Werke ein. Der Spanier Juan de Arellano hat die Angewohnheit, seine grazilen blumengefüllten Körbe auf einen grob behauenen Steinblock zu stellen (Abb. 31). Das Gefühl einer gewissen Uneinheitlichkeit, das seine Gemälde hervorrufen, verstärkt sich noch weiter bei der Betrachtung des kleinen Leinwandbildes von Anne Vallayer-Coster (Abb. 30). Wie ist es zu erklären, daß diese hübsche Vase aus blauem Porzellan in ihrer kostbaren Fassung aus vergoldeter Bronze, die zur raffinierten und luxuriösen Ausstattung eines Boudoirs passen würde, auf der rustikalen Steinbrüstung steht? Wahr ist freilich auch, daß gegen das dunkle Grau dieser nur vage definierten Standfläche das frische Inkarnat der Rosen und Skabiosen eine unvergleichliche Leuchtkraft entwickelt.

Die Strenge des Umfelds wird in hohem Maße durch die Üppigkeit der Buketts und die Fülle der Details wettgemacht, die sie häufig bereichern. Manche dieser pittoresken Elemente etablieren sich aufgrund ihrer teilweise schon vor dem 17. Jahrhundert bestehenden Verbindung mit der Blumendarstellung als unerläßliches Beiwerk der Gattung. Hier sind in erster Linie die Insekten zu nennen, die emsig und lautlos Nektar und Blü-

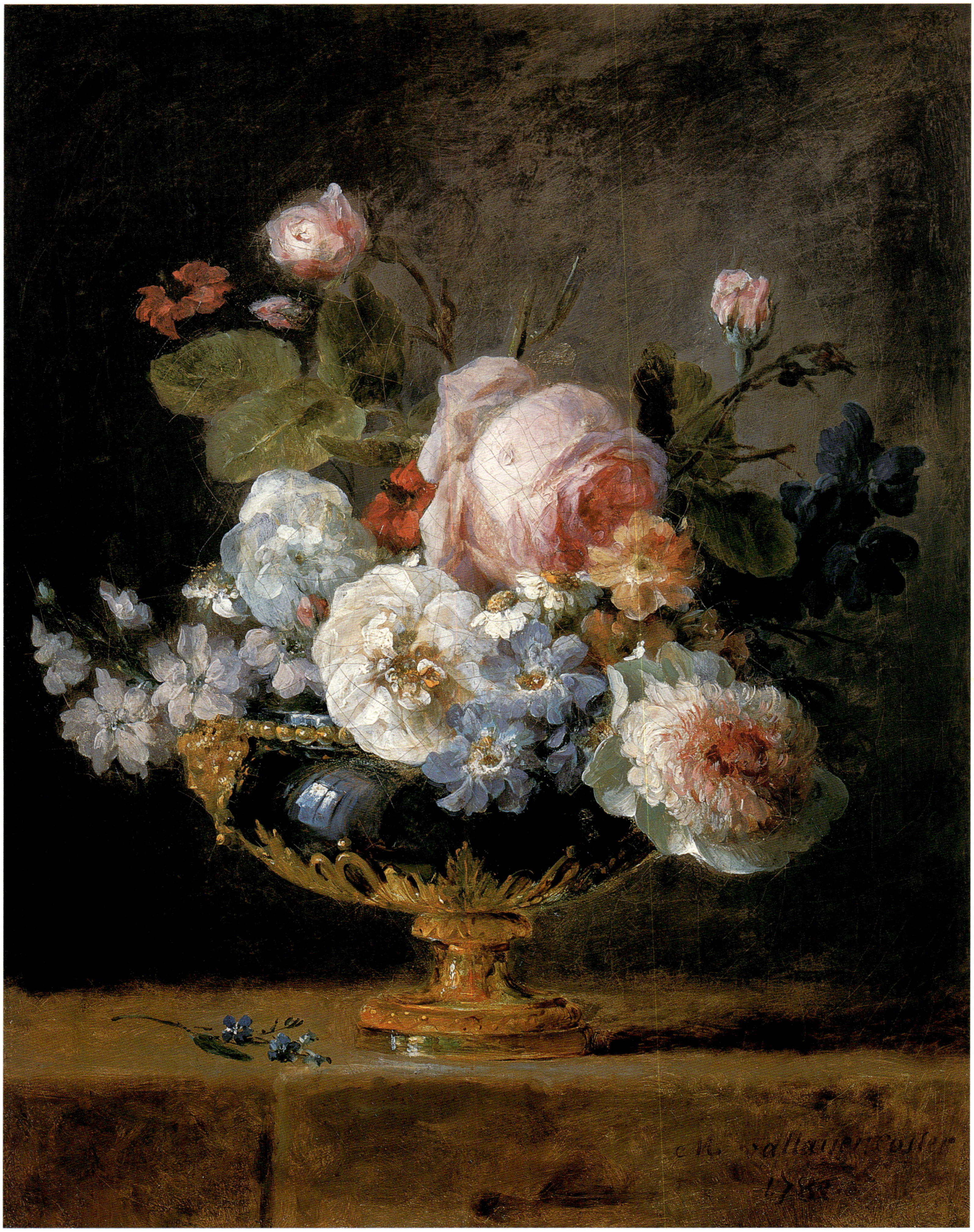

30. Anne Vallayer-Coster (1744-1818)
Blumen in blauer Porzellanvase, 1780
Öl auf Leinwand, 40 x 32 cm
Paris, Collection Cailleux

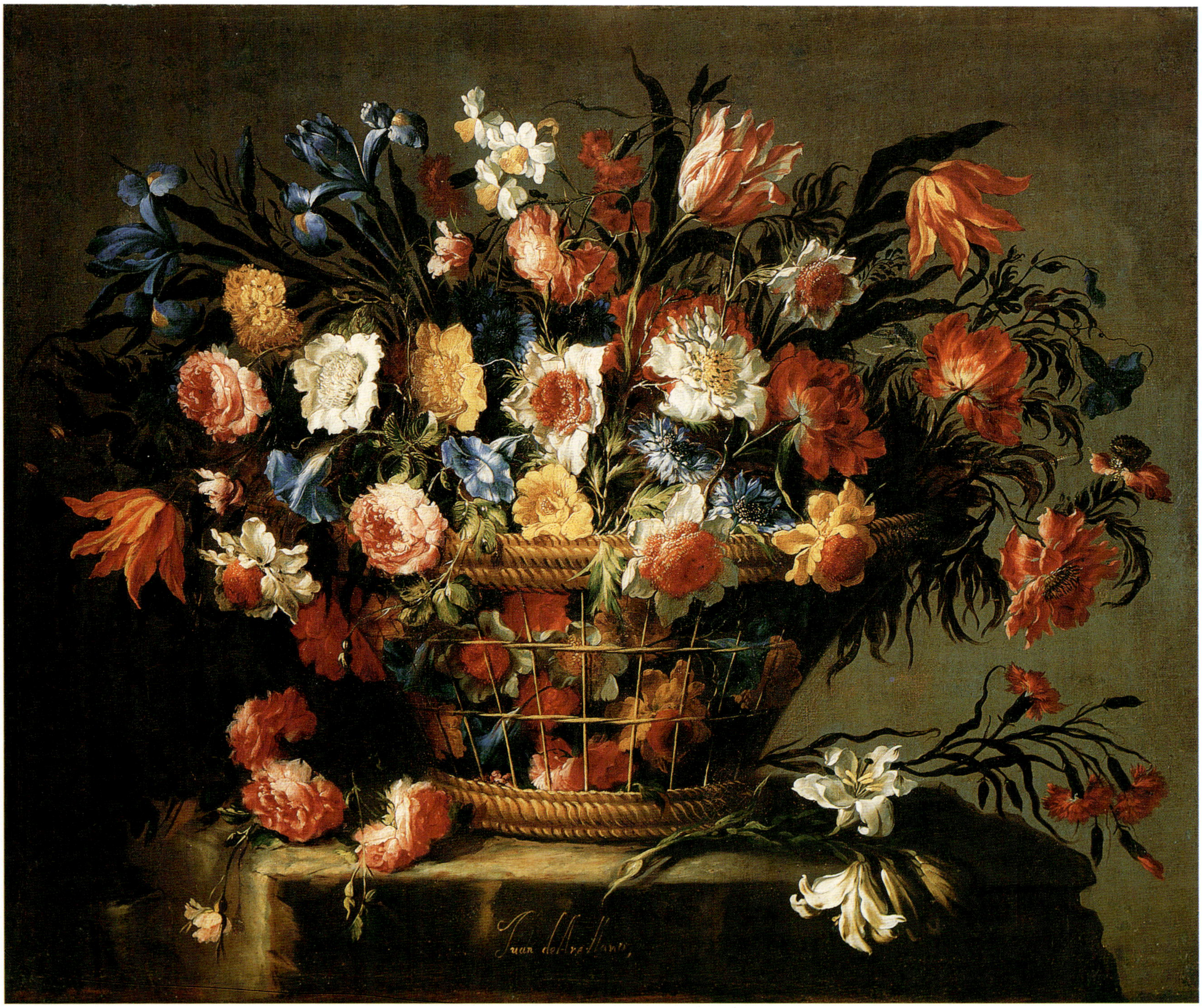

31. Juan de Arellano (1614–1676)
Blumenkorb, um 1671
Öl auf Leinwand, 88,5 x 108 cm
Besançon, Musée des Beaux-Arts

tenstaub sammeln und im Schatten der Blätter und Blüten nagen und saugen. Diese sehr alte, seit der Antike bestehende motivische Verbindung erfährt noch eine Steigerung in den naturwissenschaftlichen Illustrationen der botanischen Traktate und in den Schmuckbordüren der illuminierten Handschriften. Die Anwesenheit der Insekten unterstützt die realistische Beschreibung der Pflanzenarten und ruft den zarten Duft in Erinnerung, den die Blütenkelche verströmen. So sind es nicht weniger als drei Schmetterlinge und eine Mücke, die die Rosen von Jacob Fopsen van Es umschwirren (Abb. 32). Außerdem haben sich eine Raupe und ein großer Maikäfer auf der hölzernen Standfläche des Glases niedergelassen.

Die malerische Symbiose von Insekten und Blumenbuketts bleibt bis in die letzte Phase dieser nordischen Tradition erhalten, die zu Beginn des 19. Jahrhunderts von den van Daels und den Spaendoncks vertreten wird (Abb. 71). Erst Gustave Courbet wird sie als veraltete Konvention im Namen des Realismus mit der Begründung zurückweisen, daß sie mit dessen Zielsetzungen nicht übereinstimme. Von diesem Moment an verlassen die Fliegen und Libellen die Blumengemälde, und wenn Vincent van Gogh in einem Brief schreibt: »Ich habe noch eine Studie von staubigen Disteln in Arbeit, mit einem ungeheuren Schwarm weißer und gelber Schmetterlinge«,[18] dann stellt dies eine Ausnahme dar. Auch bei Odilon Redon, in dessen Werk florale Motive ebenso wie Insekten sonst eine geradezu kultische Rolle spielen, finden sich keine von Schmetterlingen umschwirrten Blumensträuße mehr.

Gleichen Ursprungs ist der als Metapher der Frische dienende Tautropfen, der an den Stengeln herabperlt und auf den Blütenblättern glänzt. Diese prallen Kügelchen, die einen winzigen Funken Licht einfangen, gehören zum klassischen Repertoire der Augentäuschung. Als Veranschaulichung der Virtuosität des Malers in diesem Bereich war dem Motiv des von der Konsole herabfallenden Tropfens ein langanhaltender Erfolg beschieden, wie das Gemälde von Abraham Mignon bezeugt (Abb. 93). Unter seiner Hand und im Werk seiner Nachfolger wird das Verfahren zur Routine und seine Ausarbeitung ein Werkstattrezept, das ebenso verbreitet ist wie die Tautropfen, die in Hülle und Fülle auf den Blättern und Blüten ihrer Buketts liegen und eher wie aus Glyzerin wirken. Gleich den Insekten überlebt auch der Tautropfen das Auftreten des Realismus in der Malerei nicht.

Die häufig als Hauptmotiv von Stilleben auftretenden Muscheln und Früchte finden sich immer wieder gemeinsam als Accessoires von mit Blumen gefüllten Vasen (Abb. 24). Ihre Zusammenstellung in ein und demselben Bild erklärt sich durch die Seltenheit und Kostbarkeit, die beide zu Beginn des 17. Jahrhunderts besitzen. Das Stilleben von Meiffren Conte (Abb. 33) mit seiner goldbefransten Samtdecke, den fein ziselierten Goldschmiede-

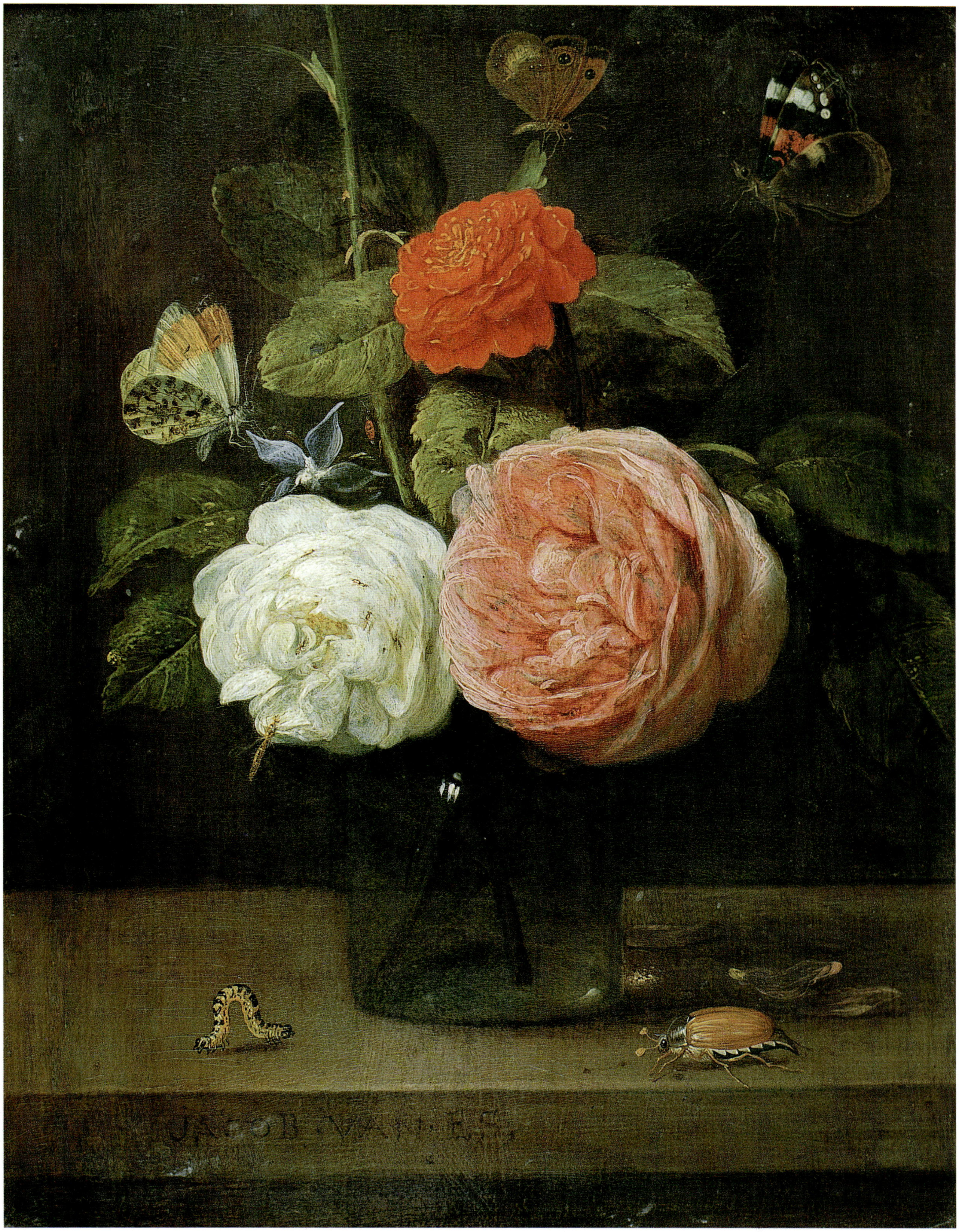

32. Jacob Fopsen van Es (1590?–1666)
Rosenbukett mit Schmetterlingen und Insekten, ohne Datum
Öl auf Holz, 25 x 19 cm
Straßburg, Musée des Beaux-Arts

arbeiten, irisierenden Muscheln und erlesenen Blumen zeigt eine Anhäufung von Elementen, die wie Indizien des Reichtums wirken. Auch noch als Aprikosen und Pfirsiche ebenso wie Tulpen und Hyazinthen längst keine Raritäten mehr sind, haben die Maler offensichtlich Freude daran, die prachtvollsten Produkte der Natur in ihren Werken zu vereinen, wie die zahlreichen Blumensträuße von Fantin-Latour (Abb. 38) ebenso bezeugen wie der Blumenstrauß in einem irdenen Gefäß, der von Monet und Renoir 1869 gleichzeitig gemalt wurde (Malibu, Paul Getty Museum, und Boston, Museum of Fine Arts).

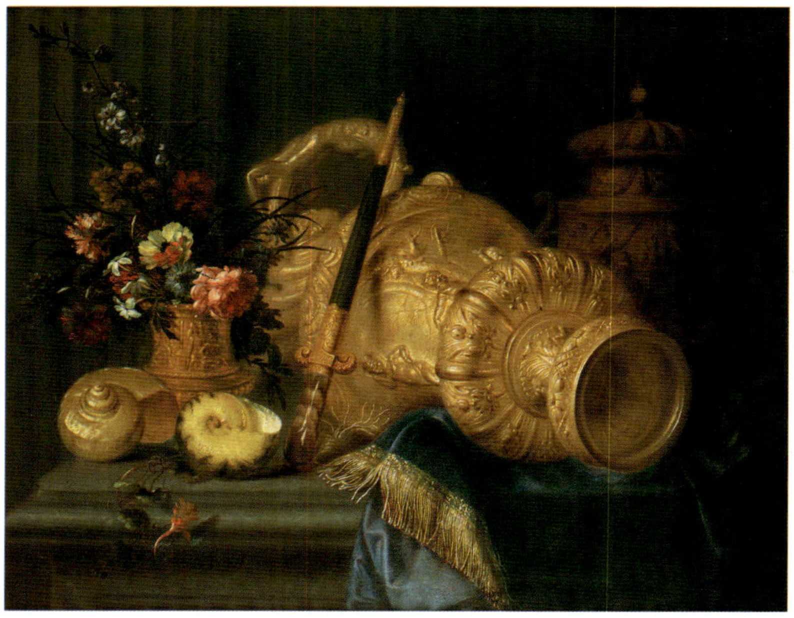

33. Meiffren Conte (1630-1705)
Umgestürzte Kanne, Dolch, Blumen und Muscheln, ohne Datum
Öl auf Leinwand, 60 x 80 cm
Marseille, Musée des Beaux-Arts

Während Blumen und Früchte von den Impressionisten in den Obstgärten ihrer Häuser gemeinsam gepflückt und geerntet werden, so daß es naheliegt, sie auch Seite an Seite zu malen, ist das Festhalten an der Kombination von Blumen und Muscheln rätselhaft. Bilden diese aus zwei unterschiedlichen Elementen, dem Meer und der Erde, hervorgegangenen Schöpfungen der Natur ein poetisches Paar, eine Verdichtung der Schönheiten der Welt, oder liegt der Erfolg dieser Bilderfindung im rein malerischen Effekt? Während Antoine Berjon das Beiwerk der Stilleben des 17. Jahrhunderts in gleichsam erzählerisch geordneten Kompositionen wiederverwendet (Abb. 106), arbeiten am Ende

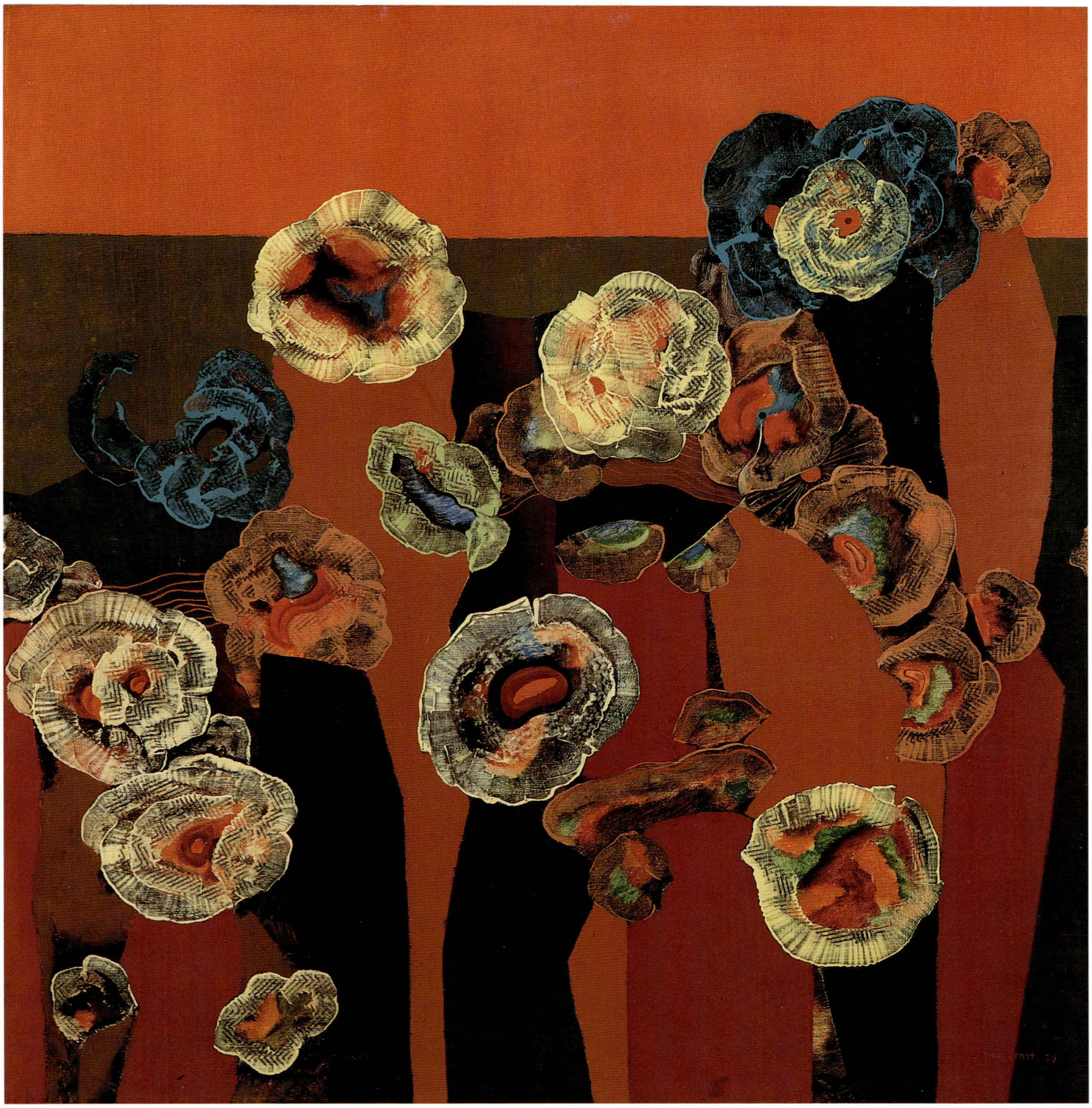

34. Max Ernst (1891-1976)
Muschel-Blumen, 1929
Öl auf Leinwand, 129 x 129 cm
Paris, Musée National d'Art Moderne – Centre Georges Pompidou

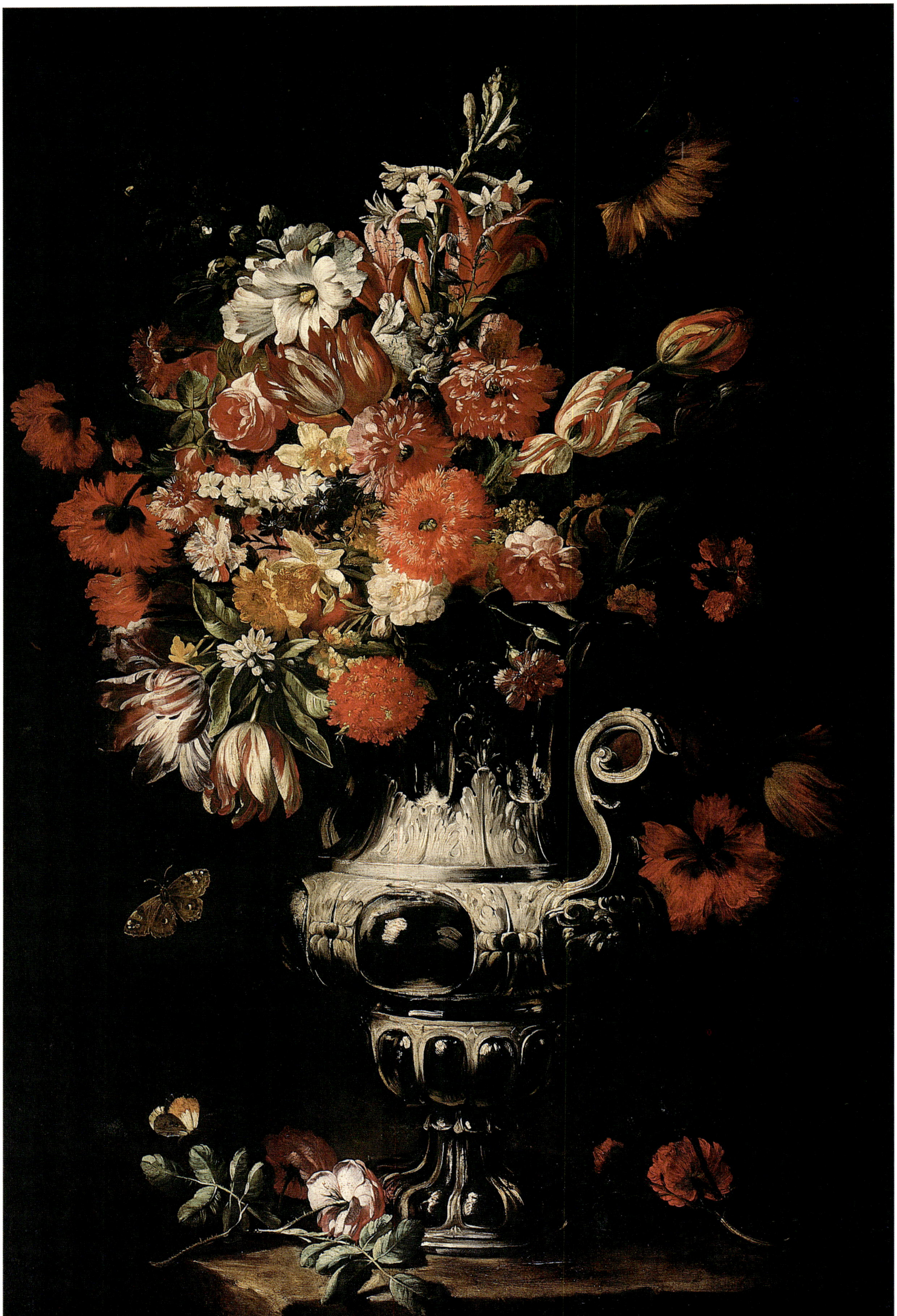

des 19. Jahrhunderts Odilon Redon und James Ensor (1860-1949), später auch Max Ernst diese konventionelle Verbindung zu einer respektlosen Hommage um.[19] Redon läßt die Muscheln und Korallen zwischen Seepferdchen oder Schmetterlingen treiben; Ensor und Ernst verschmelzen Perlmuttglanz und Blütenblätter zu hybriden Mischwesen. Die *Muschel-Blumen* von Max Ernst, die das Thema einer sehr reichhaltigen, zwischen 1927 und 1929 gemalten Serie bilden, werden in der Folge zum selbständigen bildnerischen Motiv, das immer wieder in seinen Gemälden auftaucht (Abb. 34). Henri Matisse (1869-1954) wiederum verhehlt nicht seine Bewunderung für die holländischen Meister des Goldenen Zeitalters, wenn er das im Louvre befindliche Dessert-Stilleben von Jan Davidsz. de Heem kopiert und auf seine Weise interpretiert (1915, Privatsammlung) oder in dem *Stilleben mit Muschel* (1940, Moskau, Puschkin-Museum) oder dem *Stilleben mit Magnolie* (1941, Paris, Musée National d'Art Moderne) den Blumen eine Muschel hinzufügt.[20]

Mit ihrem gleichbleibenden Umfeld und ihrem stets wiederkehrenden Beiwerk scheint sich die Blumenmalerei eigensinnig jeder Weiterentwicklung zu widersetzen, als hätte die Zeit keine Gewalt über sie. Als einziges Detail, das diesem Beharrungsvermögen nicht unterliegt, trägt die Vase den wechselnden Launen des Geschmacks Rechnung. In den Niederlanden verdrängen im 17. Jahrhundert Vasen aus Glas die hölzernen *blompots* und die als Römer bezeichneten großen Trink- und Weingläser über noppenbesetztem Schaft (Abb. 41) sowie die langhalsigen *Gendi* aus chinesischem Porzellan (Abb. 92) der frühen Gemälde. Seltenere Materialien wie Silber und Elfenbein eigneten sich für außergewöhnliche Formen des Dekors, etwa den von dem Amsterdamer Goldschmied Johannes Lutma d. Ä. entwickelten eigenartigen Knorpelstil, der damals eine ebenso bizarre wie flüchtige Begeisterung auslöste. Willem van Aelst hat mehrfach solche phantastischen Kreationen von Lutma als Gefäße für seine wie zerzaust wirkenden Buketts verwendet (Abb. 61). Im Süden Europas weichen die einfachen Behälter, etwa der Tonkrug (Abb. 45) oder die angeschlagene Flasche (Abb. 20), mehr und mehr den prachtvollen, manchmal mit Edelsteinen eingelegten Gefäßen barocker Goldschmiedekunst (Abb. 35). Allmählich verliert das in Form zierlicher Kannen oder wuchtiger Becher auftretende Glas die Gunst, deren sich dieses Material im 17. Jahrhundert erfreute. Im Rokoko tauchen Bronzegefäße und Gartenurnen aus Terrakotta auf, verziert mit einem Reliefdekor von pausbäckigen Putten (Abb. 99), während der Klassizismus Marmorgefäße in vergoldeten Fassungen (Abb. 71) und Alabaster-Amphoren (Abb. 106) in Mode bringt. Die kostbare und opulente Beschaffenheit dieser Vasen dient dem Zweck, die Seltenheit und Schönheit der Blumen angemessen und ihrem Wert entsprechend zur Geltung zu bringen.

35. Anonymer Neapolitaner
Blumen in einer großen getriebenen Vase, 17. Jahrhundert
Öl auf Leinwand, 157 x 105 cm
Dijon, Musée des Beaux-Arts

Diese Tendenz wandelt sich im Verlauf des 19. Jahrhunderts im Zuge der Demokratisierung der Blumenzucht. Die Buketts werden fortan in den schlichtesten Gefäßen präsentiert: Van Gogh stellt seine Sonnenblumen in einen typisch provenzalischen glasierten Tonkrug, wie er ihn in Arles gefunden haben mag (Abb. 37), und Cézanne benutzt gängige Massenware der Zeit, nämlich Becher aus blauem Opalglas, Steinzeug, Fayencen mit Blumenmuster (Abb. 29). Die moirierten Glasuren der Vasen bei Odilon Redon erinnern an die Experimente der berühmten Glaskünstler des Jugendstils, einer Epoche, in der die

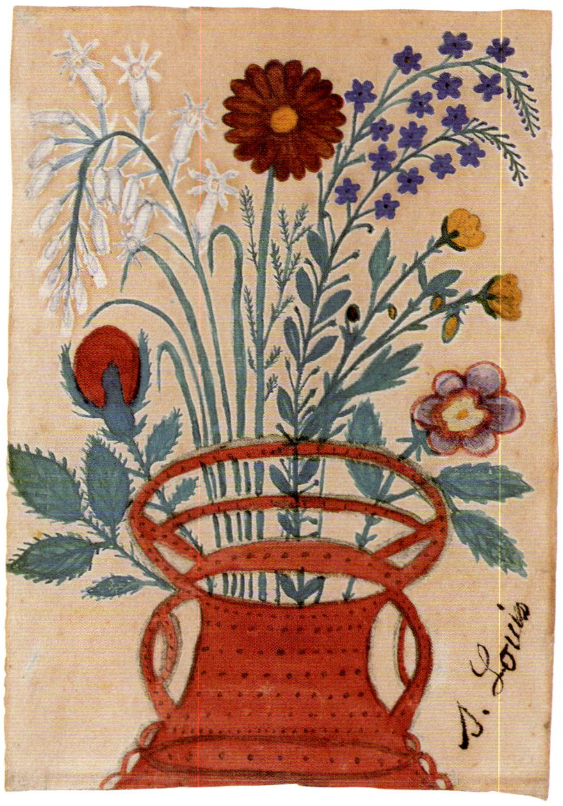

36. Séraphine Louis (1864-1934)
Blumen in einem Korb, um 1910
Gouache auf Papier, 29 x 20 cm
Senlis, Musée d'Art et d'Archéologie

primitiv geformten Gefäße Paul Gauguins (1848-1903) oder ein wenig später Emil Noldes (1867-1956) das Aufkommen eines neuen Interesses für außereuropäische Kulturen offenbaren. Der Weidenkorb, der bereits ein beliebtes Motiv in den römischen Mosaiken war, zieht sich durch die gesamte Geschichte der Kunst, ohne an Popularität zu verlieren. Das kunstvolle Flechtwerk dieses unverzichtbaren Erntebehälters verweist auf den Ursprung des Buketts: den aristokratischen Garten oder die bunte Frühlingswiese, wo die *Blumen in einem Korb* (Abb. 36) von Séraphine Louis herstammen könnten.

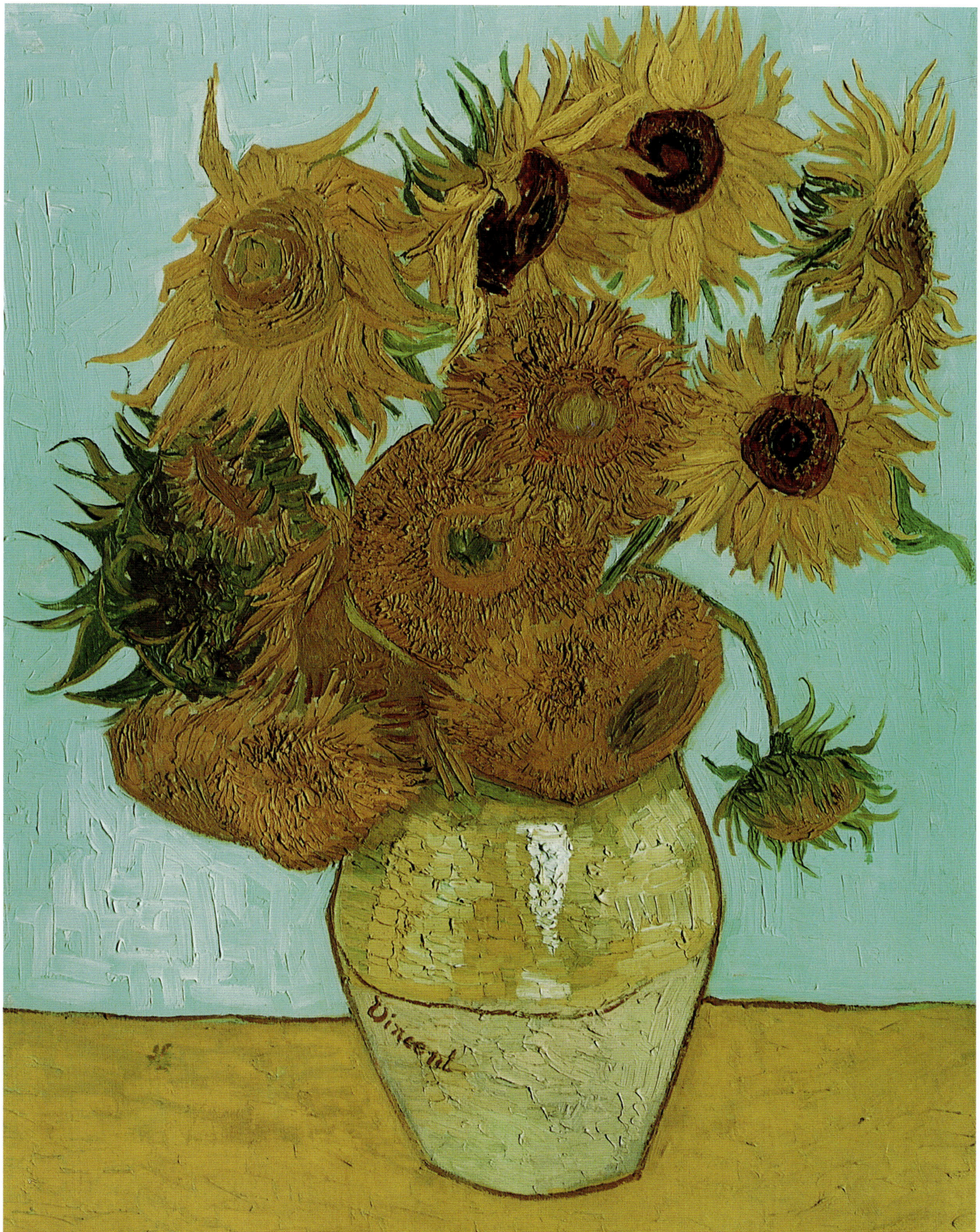

37. Vincent van Gogh (1853-1890)
Vase mit Sonnenblumen, 1888
Öl auf Leinwand, 91 x 72 cm
München, Neue Pinakothek

Bei oberflächlicher Betrachtung mag die Galerie all dieser Sträuße, die ihre buntgemischte Blumenfülle in gleichförmigen reduzierten Bildräumen entfalten, auf die Dauer etwas eintönig erscheinen. Doch eingedenk der Blumenbilder so nonkonformistischer Maler wie Manet, Cézanne, Picasso oder Matisse, die dem gleichen Gestaltungsprinzip folgten, erweist sich der erste Eindruck als korrekturbedürftig. Die Künstler der Moderne müssen gute Gründe dafür gehabt haben, an der traditionellen Form festzuhalten. Neutralität und Prägnanz sind sicherlich die wichtigsten Kriterien für die Langlebigkeit dieses Kompositionsschemas, das mit sehr einfachen Mitteln – einigen Linien, zwei Bildplänen – eine wirksame Strukturierung des dargestellten Raums erlaubt. Zwei übereinandergesetzte Streifen Farbe – und schon scheinen sich der Blumenstrauß Brueghels (Abb. 23), die Gladiolen Renoirs (Abb. 26) und die Sonnenblumen van Goghs (Abb. 37) in der Anonymität und stillen Tiefe ihres Bildraums zu entfalten. Wie die vorgedruckten Notenzeilen für den Komponisten, bildet diese Disposition für den Maler ein gebrauchsfertiges Raster, auf dessen Grundlage er das Hauptziel des Werkes in Angriff nehmen kann: die harmonische Zusammenstellung von Blumen nach ihren Farben und Formen.

Anfangs hatte der unbestimmte und undefinierbare Schauplatz, der durch dieses einfache Schema vom Maler geschaffen wurde, die Funktion, die irreale Natur des Buketts zu unterstreichen. Er existierte lediglich, um den Rahmen für jene seltenen und kostbaren Pflanzenarten zu bilden, die nur die Kunst des Malers in einer Vase zu einem Strauß zu vereinen vermochte. Die Umgebung, in der die tausend Farbtöne der Blumen aufleuchten, ist nichts als purer Bildraum. Und was ist dieser denn, recht betrachtet, anderes als zwei nebeneinandergesetzte Farbflächen? Während jedoch in den Gemälden von Brueghel Schwarz zur Beschreibung von Dunkelheit dient und Ocker für das Holz einer Platte steht, betonen moderne Maler wie Renoir und van Gogh mit deutlich sichtbar aufgetragenen Pinselstrichen die durch und durch piktorale Substanz des Umfelds ihrer Buketts. Die Idee, die in den Gemälden beider Künstler deutlich zum Ausdruck gebracht wird, ist bereits im Kern in der seit dem 17. Jahrhundert praktizierten bildlichen Anordnung enthalten: nämlich die Wiedergabe von Blumen als Vorwand für ein rein malerisches Verfahren.

Für die Historiker beginnt die moderne Kunst mit Manet (1832-1883), und zwar zu dem Zeitpunkt, als seine malerischen Mittel und der Malvorgang an sich zum wahren und einzigen Sujet seiner Werke werden. Maurice Denis (1870-1943) hat diese Revolution in einem berühmten Satz zusammengefaßt: »Man bedenke, daß ein Bild, bevor es ein Schlachtroß, eine nackte Frau oder eine beliebige Anekdote wird, in erster Linie eine ebene, in einer bestimmten Ordnung mit Farbe bedeckte Fläche ist.« Selbst wenn sich diese Fragen vor der zweiten Hälfte des 19. Jahrhunderts in den Gemälden noch nicht ostentativ bemerkbar machen, so sind sie doch im Bewußtsein all jener gegenwärtig, die sich täglich mit dem Malen beschäftigen. Die Künstler sehen sich von Anfang an mit den Bildträgern und Malmitteln konfrontiert und verkennen diese materiellen Größen trotz der mimetischen Anforderungen der Darstellung keineswegs. Jedes erhabenen Inhalts entkleidet, befreit von den Zwängen der »erzählten« und vom Bild abzulesenden Geschichte, ist das Stilleben der Ort *par excellence*, wo dieser Gedanke der rein malerischen Ordnung sich auszudrücken vermag. Davon legen die künstlerischen Traktate des 17. Jahrhunderts Zeugnis ab, die im Gegensatz zu den ausschließlich symbolisch orientierten Interpretationen von heute die Stilleben nur nach Begriffen der Komposition, der Farbenharmonie und der Lichtverteilung behandeln, ohne jemals auf ihre versteckten Bedeutungen anzuspielen. Die Blumenbilder stellen ein Versuchsfeld dar, in dem der Künstler seiner Experimentierlust freien Lauf lassen kann. So erklärt etwa Renoir: »Blumen zu malen ist erholsam für mein Gehirn. Ich unterliege dort nicht derselben geistigen Spannung wie wenn ich einem Modell gegenüberstehe. Wenn ich Blumen male, setze ich die Farbtöne, probiere ich die Tonwerte kühn aus, ohne Angst, das Bild zu verlieren. Ich würde nicht wagen, das mit einer Figur zu machen, weil ich fürchten müßte, alles zu verderben. Und die Erfahrung, die ich aus diesen Versuchen gewinne, wende ich dann bei meinen Gemälden an.«[21]

Die Verbreitung dieses Darstellungsprinzips der Blumensträuße bis weit ins 20. Jahrhundert hinein impliziert, daß die Maler die von ihren Vorläufern konzipierten Gemälde betrachtet, analysiert und verinnerlicht haben. Es ist eines der wesentlichen Eigenschaften des Stillebens, daß es sich aus sich selbst entfaltet und weiterentwickelt.[22] Die Maler, die in dieser Kunstgattung tätig werden, reihen sich ganz bewußt in eine lange Tradition ein und gestalten ihre Werke unter Bezugnahme auf ihre Vorbilder. Auf deren frühere Erfahrungen und Versuche zurückgreifend, sei es, um sie weiter voranzutreiben oder um ihnen radikalen Widerpart zu bieten, sind ihre Gemälde stets eine Stellungnahme zu den Regeln und Konventionen der Gattung. Von ihrer historischen Entwicklung her gesehen, präsentiert sich die Blumenmalerei auf diese Weise als eine Folge von Fingerübungen oder Variationen über ein grundlegendes Thema und seine Reprisen, die von Generation zu Generation neu erarbeitet und weitergegeben werden.

Das einzige auf uns gekommene Bukett von der Hand Chardins veranschaulicht dieses charakteristische Verfahren (Abb. 39). Es ist offensichtlich, daß der Schöpfer des Bildes sich von den holländischen Stilleben des vorhergehenden Jahrhunderts anregen ließ. Das verrät allein schon der Typus der Vase, den er gewählt hat: Welches auch immer ihre

Herkunft sein mag – Deutschland oder der Orient –, sie beschwört die *Gendi* in den Gemälden von Josepha (Abb. 44) oder Dirck van Delen (Abb. 92) herauf, die im Zeitalter der Aufklärung in Frankreich fremdartig und antiquiert erscheinen mußten – man vergleiche nur einmal dieses Porzellan mit den Gefäßen von Anne Vallayer-Coster (Abb. 30)!

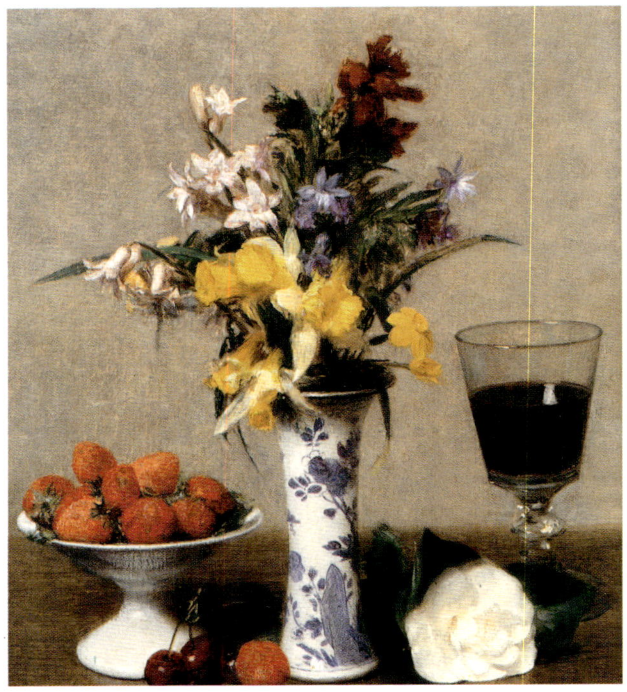

38. Henri Fantin-Latour (1836-1904)
Stilleben (Die Verlobung), 1869
Öl auf Leinwand, 32,1 x 29,5 cm
Grenoble, Musée de Peinture et de Sculpture

Diese Hommage an die holländischen Maler hindert Chardin nicht daran, sein Werk als eine seinen künstlerischen Vorstellungen entsprechende Neubearbeitung ihrer Lehren zu begreifen. Die Atmosphäre seines Gemäldes ist licht und klar, und statt miteinander in Gegensatz zu stehen, verschmelzen die Bildpläne im Fluidum eines alles verbindenden Grundtons. Weniger darauf versessen, die verschiedenen Pflanzengattungen seines Buketts genau zu beschreiben, setzt Chardin den Blickpunkt ziemlich tief an, nämlich in Höhe des Vasenhalses, so daß sich die kompakte florale Masse des Straußes dem Betrachter nicht frontal darbietet, sondern in leichter Untersicht. Die im einzelnen schwer zu definierenden Blumen offenbaren gleichwohl Frische und Natürlichkeit, so daß im Vergleich mit ihnen die von Jan van Huysum gemalten Blütenblätter (Abb. 99) aus Seidenpapier zu bestehen scheinen. Wie eine diskrete visuelle Reminiszenz an die Insekten und das Kleingetier, die sonst den Platz am Fuß der Vasen zu bevölkern pflegen, verteilt Chardin auf der

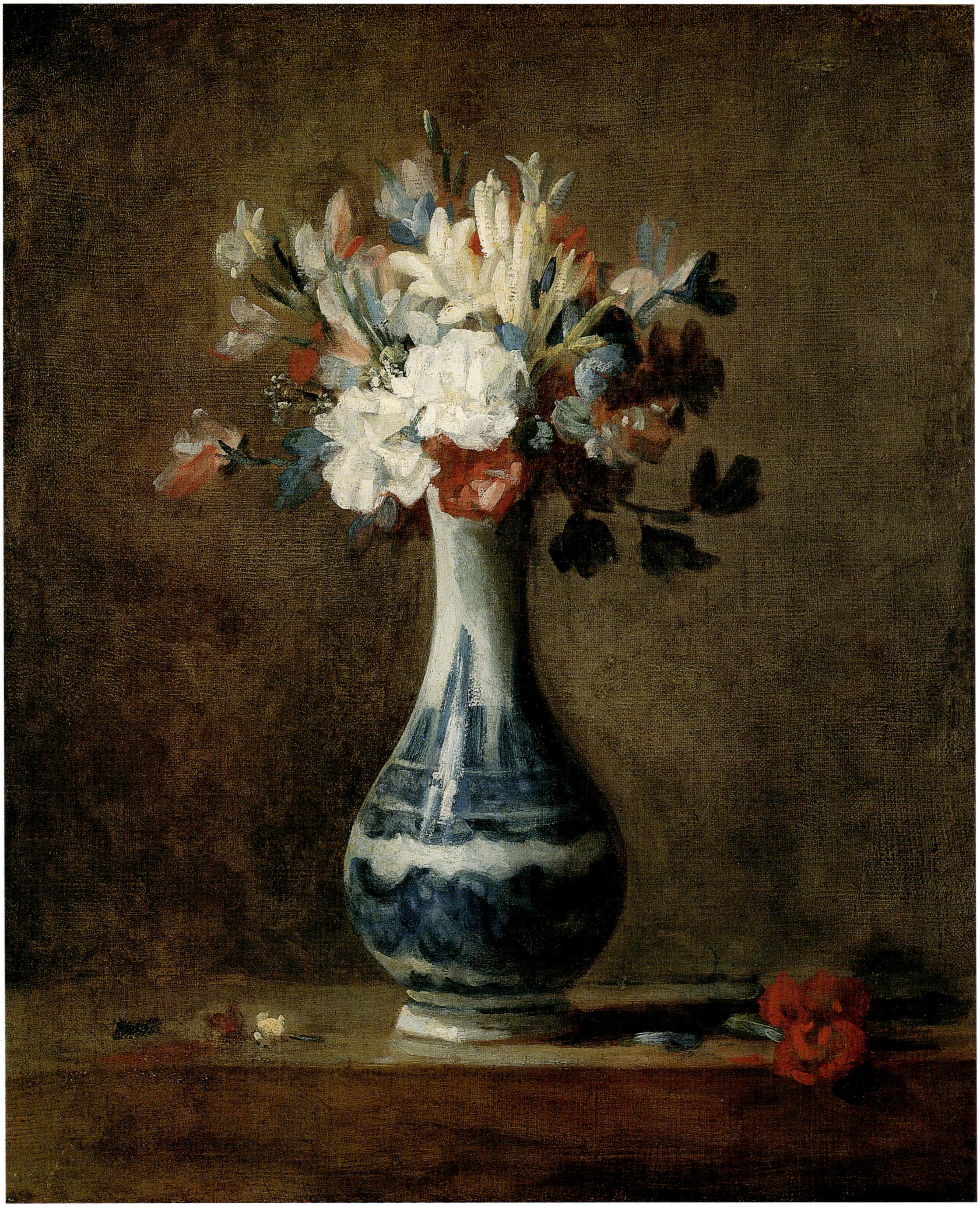

39. Jean-Baptiste Siméon Chardin (1699-1779)
Vase mit Blumen, um 1755-1760
Öl auf Leinwand, 44 x 36 cm
Edinburgh, National Gallery of Scotland

Unterlage einfach einige leichte farbige Pinseltupfer. Sein Blumenbild, das anläßlich der 1860 in der Galerie Martinet organisierten großen Ausstellung wiederentdeckt wurde, sollte seinerseits den Impressionisten die Kunst der flämischen und holländischen Maler des 17. Jahrhunderts nahebringen. Das Stilleben mit dem Untertitel *Die Verlobung* (Abb. 38), das Fantin-Latour seiner künftigen Frau Victoria Dubourg schenkte, macht diesen Einfluß anschaulich. Helles Tageslicht durchflutet einen auf Brueghelsche Manier geordneten Bildraum. Das geheimnisvolle Arrangement des Stillebens, das neben der Blumenvase eine Schale Erdbeeren, zwei Kirschen, eine Kamelienblüte und ein Glas Wein beinhaltet, ruft die symbolischen Assoziationen in den frühen Blumenbildern von Chardin in Erinnerung, auf die sich Fantin-Latour beruft.

Als Delacroix den Plan faßt, zur Ausschmückung eines Speisezimmers eine Serie von Blumenbildern zu malen, die im Salon von 1849 präsentiert werden, entdeckt er die farbenprächtigen Bilder der neapolitanischen Barockmaler. Empfänglich für diese malerischen Interpretationen der vitalen Natur, die jede Pflanze lustvoll vibrieren läßt, haucht Delacroix seinem *Umgestürzten Blumenkorb* (1849, New York, Metropolitan Museum) die poetische Kraft ein, die ihm die inmitten von Landschaften im Dämmerlicht erblühenden Blumengebinde von Paolo Porpora (1617-1673) und Andrea Belvedere (1652-1732) offenbart haben. Ihre üppigen Buketts in funkelnden Urnen werden häufig – wie in dem im Musée des Beaux-Arts in Lille aufbewahrten Gemälde von Belvedere – von einer antikisch gewandeten Figur arrangiert. Gustave Courbet greift dieses Thema auf und aktualisiert es in seinem Gemälde *Das Spalier* (Abb. 40). Eine junge, nach der Mode des Zweiten Kaiserreichs gekleidete Frau ist damit beschäftigt, eine Kaskade der mannigfaltigsten Blüten an einem Spalier zu befestigen. Das realistische Erscheinungsbild des Gemäldes kann jedoch nicht darüber hinwegtäuschen, daß es sich um eine irreale, mit der Wirklichkeit nicht zu vereinbarende Situation handelt. Hier sind nämlich Blumenarten miteinander verbunden, die in der Natur zu verschiedenen Jahreszeiten blühen – wie es ja seit den Anfängen der Blumenmalerei üblich war –, und sie sind neben- und übereinandergestellt, ungeachtet der unterschiedlichen Länge der Stengel der kleinen zinnoberroten Lilien und Malven. Auch Belvedere war in seiner Blumendarstellung keineswegs um größere Wahrheitsliebe bemüht: Bekrönt mit einem Gesteck gewundener Tulpen, befindet sich sein Gebinde unter Mißachtung der elementarsten Regeln des Gleichgewichts in einer prekären Diagonale. Für Courbet ist der Italiener vor allem vorbildlich in dem Bestreben, die freigebige Überfülle der Natur in dem unendlichen Reichtum ihrer Farben als malerische Metapher wiederzugeben.

Die im Barock geborene Idee, eine weibliche Figur im Bild mit Blumen zu verbinden, wird von Courbet mehrfach aufgegriffen und kündigt den Siegeszug dieses Themas

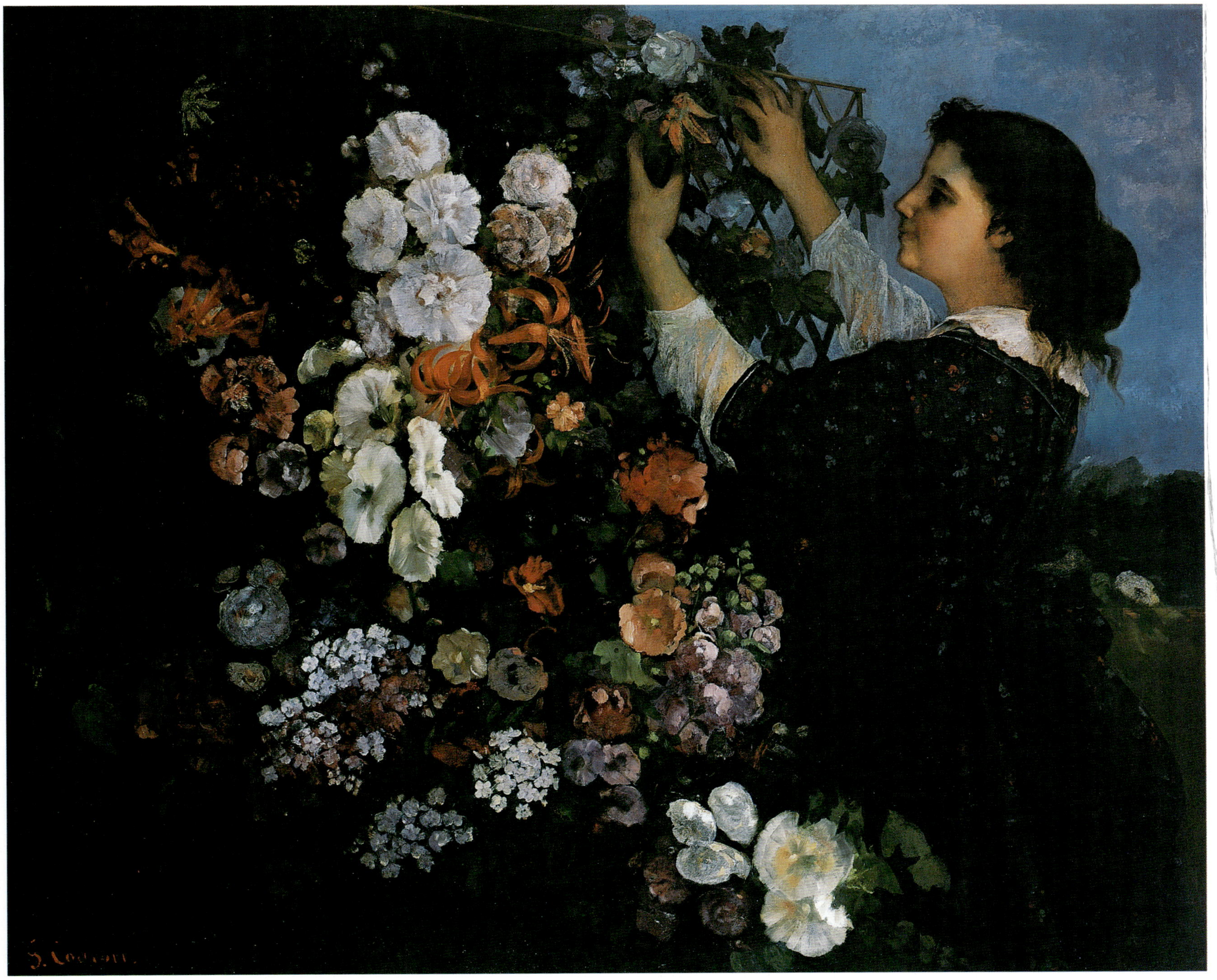

40. Gustave Courbet (1819-1877)
Das Spalier, 1862
Öl auf Leinwand, 109,8 x 135,2 cm
Toledo, The Toledo Museum of Art

an, das in seiner Nachfolge von zahlreichen Künstlern übernommen wird. In dem seltsamen *Frauenkopf mit Blumen* (1871/72, Philadelphia Museum of Art) führt Courbet Belvederes zeitlose Art der Darstellung mit dem buntfarbigen Büschel, das unter den Haaren mit den roten Reflexen wie Traumgedanken hervorzuquellen scheint, an die Grenze des Phantastischen.

Auch das Motiv des vor eine Öffnung mit Ausblick auf eine Landschaft gestellten Buketts, wie wir es von Bosschaert kennen (Abb. 41), erfährt gegen Ende des 19. Jahrhunderts eine Wiederaufnahme und Aktualisierung, die im Lichte solcher Bezugnahmen auf traditionelle Vorbilder zu betrachten ist. Dieses Motiv, das es Bosschaert erlaubt hatte, einen illusionistischen Raum von großer Komplexität zu konstruieren, wird unter anderen von Paul Gauguin und Albert Marquet zum Anlaß und Vorwand einer die plane Bildfläche betonenden Darstellungsweise. In einem Gemälde, das ihn allem Anschein nach nicht zufriedenstellte – hat er doch die Leinwand herumgedreht und die Rückseite für das Bild *Heuernte in der Bretagne* benutzt –, schuf Gauguin eine modernisierte Version der Komposition des Holländers (Abb. 43). Die klassische Nische ist hier zum Fenster in einer Wand geworden, die der Maler in einem Winkel von 45 Grad zur Bildfläche gedreht hat. Die farbige Masse der Blumen, über der sich eine große Klatschmohnblüte entfaltet – ein den Buketts des 17. Jahrhunderts entlehntes Motiv –, steht gegen den Fond einer blaßgrünen Meeresfläche, über das wie in dem Gemälde Bosschaerts leichte Segelboote gleiten. Einige Jahre später sollte Albert Marquet dieses Schema aufgreifen, um die von Gauguin verfehlten Absichten klar zu formulieren. In seinem Bild *Das Fenster zur Goulette* (Abb. 42) wird der Fensterausschnitt zum Rahmen eines Gemäldes, auf dessen vereinheitlichter, ohne Andeutung räumlicher Tiefe gestalteter Bildfläche ein Bukett und ein Schiff, Wogen und Wolken, Meer und Himmel erscheinen. Ein Indiz bestätigt diese Absicht: Die Vase steht nicht mehr vor der Öffnung, sondern jenseits, auf dem außen gelegenen Fensterbrett, so daß sie vom Fensterrahmen abgeschnitten wird. Sicherlich hat Gauguin sein Bukett deswegen verworfen, weil die schräg plazierte Mauer den erwünschten Oberflächeneffekt zunichte machte, den er in einer Vielzahl seiner Werke nachdrücklich hervorgehoben hat. Wenn auch das von Bosschaert erzielte Ergebnis in seiner Gesamtheit der Auffassung Gauguins und Marquets von Malerei radikal entgegengesetzt war, so hatte der holländische Maler doch mit einem unbedeutenden Detail zu diesem Effekt angeregt: Nach Art eines chinesischen Schattenspiels gemalt, weist die dunkle und flache Silhouette des Rosenblatts zur Rechten einige durch Insektenbisse entstandene Löcher auf, die den Himmel durchscheinen lassen. Im Inneren der winzigen Fläche scharf umrissen, reduziert sich das Unendliche an dieser Stelle auf drei blaue Flecke in einem schwarzen Dreieck.

41. Ambrosius Bosschaert (1573-1621)
Blumenstrauß, 1620/21
Öl auf Kupfer, 73 x 92 cm
Paris, Musée du Louvre

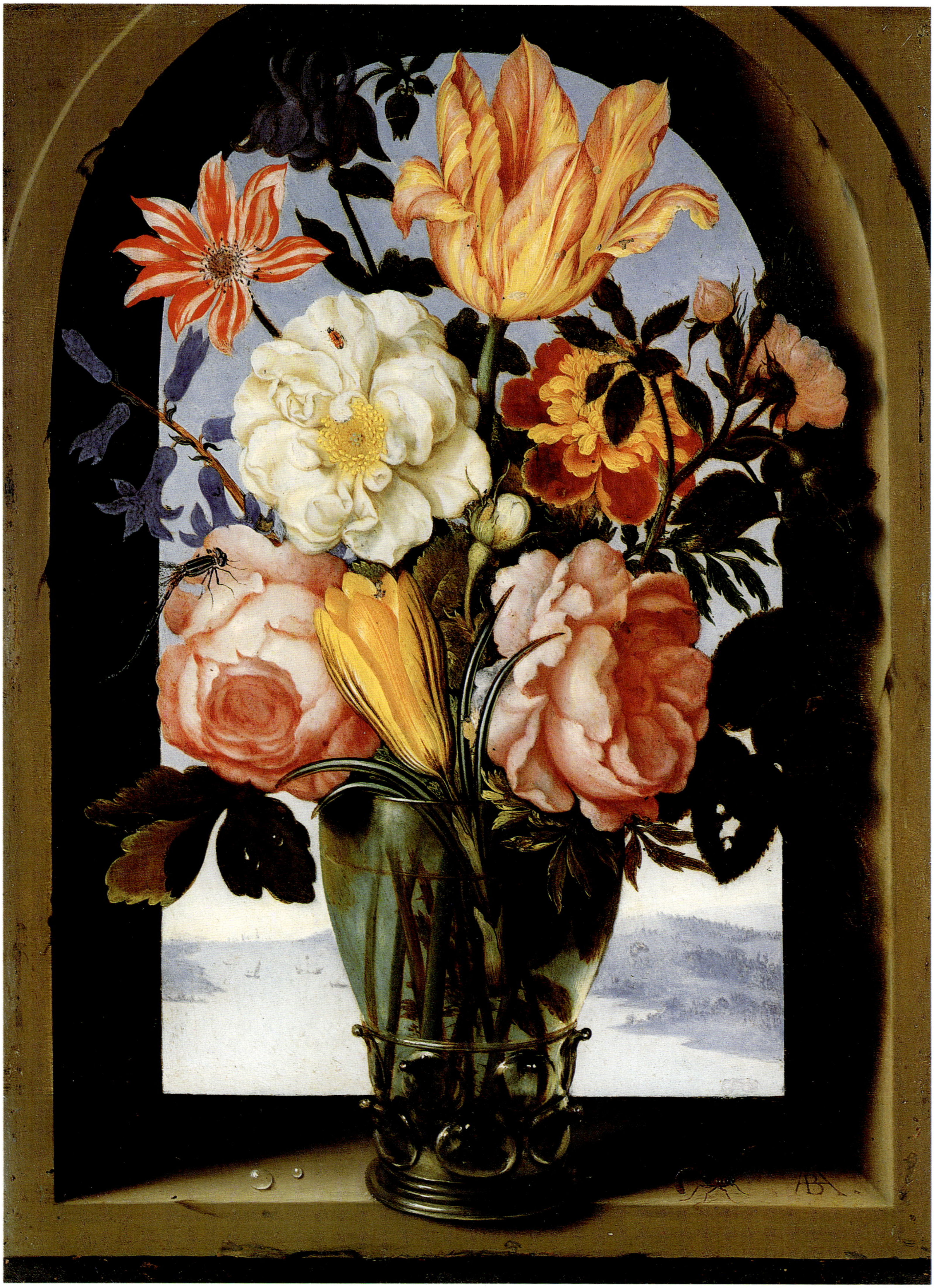

Der Dreh- und Angelpunkt aller Bestrebungen der modernen Kunst, nämlich die Betonung der Flächenhaftigkeit des Bildes, wie in den Gemälden Gauguins und Marquets vor Augen gestellt, begleitet in latenter Form die Blumenmalerei seit ihren Anfängen. Dieses Anliegen offenbart sich in bestimmten Bildern in frappierender Weise durch das fehlende rundplastisch herausgearbeitete Volumen der Buketts, wobei der rekonstruierte illusionistische Bildraum mit der floralen Masse auf eine plane Farbfläche zurückgeführt wird.

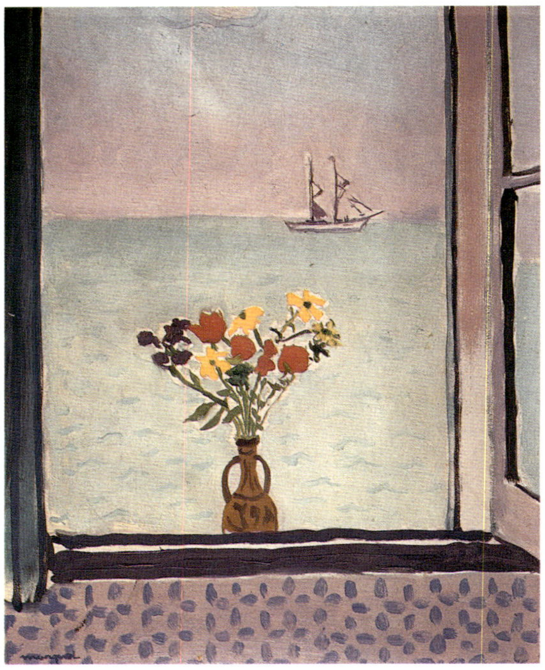

42. Albert Marquet (1875-1947)
Das Fenster zur Goulette, 1926
Öl auf Holz, 41 x 33 cm
Bordeaux, Musée des Beaux-Arts

Durch seine fernen antiken Ursprünge mit den Gesetzen des *Trompe-l'œil* verbunden, hat das Stilleben zunächst dessen tradierte Regeln und Effekte übernommen. Die beiden großen Bildtafeln von Juan van der Hamen y León mit der Darstellung prunkvoll angerichteter Tische verstehen sich als Bestandteil eines bestimmten Interieurs, nämlich des Madrileñer Hauses des Jean de Croy, Conde de Solre, dessen Fliesenmuster sie als Augentäuschung fortsetzen sollten (Madrid, Prado). Abgesehen von derartigen Sonderfällen jedoch sind die in der erklärten Absicht eines *Trompe-l'œil* geschaffenen Gemälde in Wirklichkeit seltener als es scheint. Dekoratives Beiwerk wie Tautropfen und Insekten

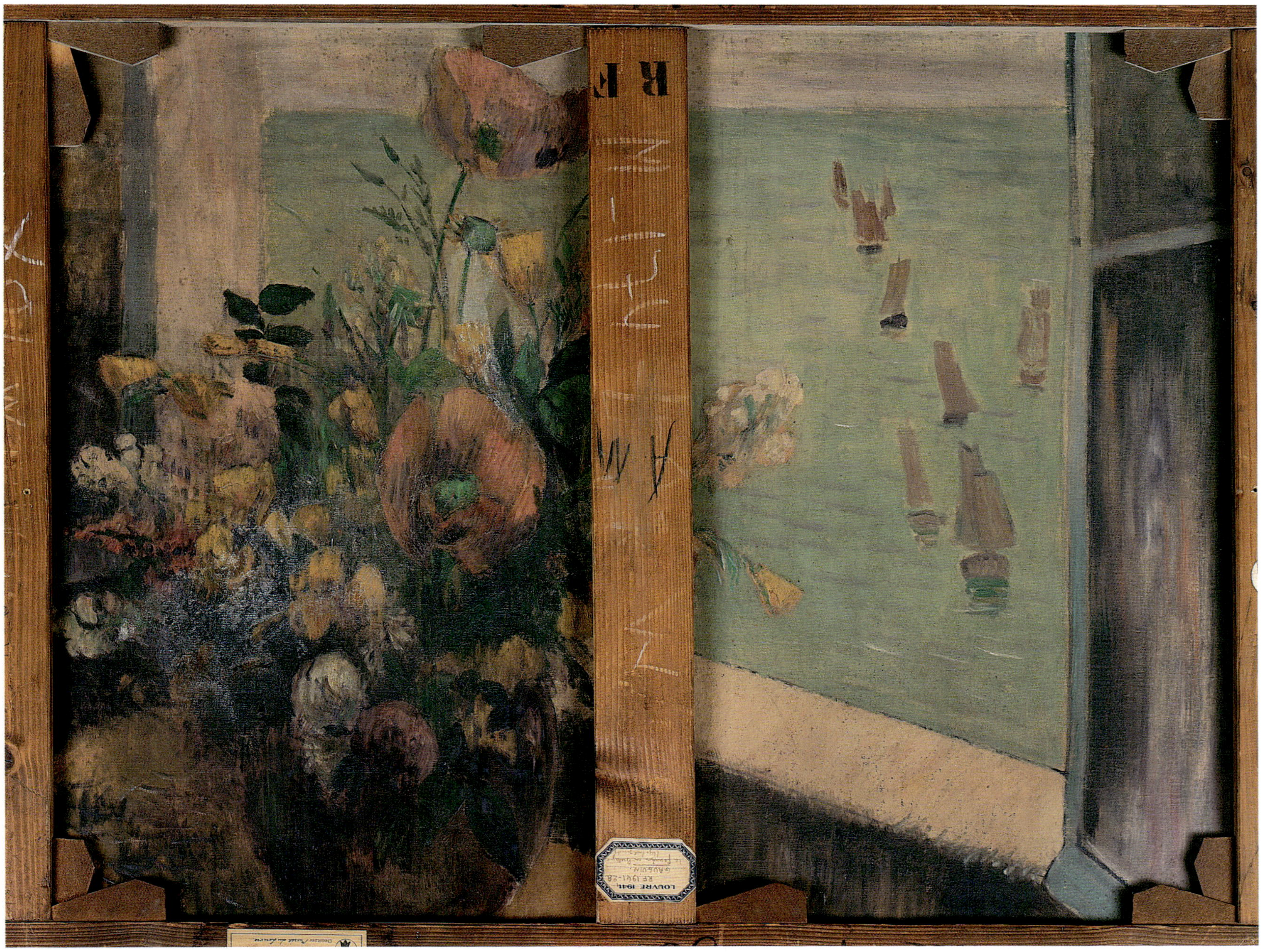

43. Paul Gauguin (1848-1903)
Blumenstrauß vor einem Fenster zum Meer, 1888
Öl auf Leinwand, 73 x 92 cm
Paris, Musée d'Orsay

dienen diesem Anliegen eigentlich nur sehr bedingt und diskret. Weitaus effektiver in dieser Hinsicht sind die von der rätselhaften »Josepha« im 17. Jahrhundert angewandten Mittel. Das Bild *Blumenstrauß vor einer Porzellanvase* (Abb. 44) bestätigt die illusionistischen Ambitionen dieser Künstlerin in einer ungewöhnlichen Komposition. Bei diesem auf einem Marmorsims postierten Gebinde aus Lilien und anderen Blumen bewirkt die kühne perspektivische Verkürzung, daß der farbenfrohe Strauß dem Betrachter förmlich ins Gesicht springt. Die blendendweißen Blumenkelche der Lilien, die scharlachroten Nelken und Anemonen und das Goldgelb und Blau der Iris treten markant und eindringlich aus dem schwarzen Grund hervor. Die zunehmende Verschattung der Formen gegen den Bildhintergrund, von den leuchtenden Lilien bis zu dem *Gendi* aus chinesischem Porzellan, dessen Umrisse im Halbdunkel zu verschwimmen beginnen, trägt auf sehr überzeugende Weise dazu bei, den Eindruck atmosphärischer Raumtiefe zu erzeugen. Doch wird dieses im rechten Winkel zum Bildplan angelegte Kompositionsschema mit dem Bukett, das in ganzer Länge seiner Blütenstengel vor der Vase liegt und so die fluchtende Konstruktion eines Tiefenraums bedingt, kaum je wieder aufgegriffen. Die Maler bevorzugen die vertikale Anlage, die Brueghel populär gemacht hat. Der unmittelbare Vergleich der Bilder offenbart die Gegensätzlichkeit der Auffassungen und Vorstellungen. Brueghels prunkvoller *Blumenstrauß* (Abb. 23) entfaltet sich vor unseren Augen wie ein »Tausendblumenteppich«, ohne plastisch herausgearbeitete Körperlichkeit. Über hundert Blütenkronen – wie Brueghel selbst gegenüber dem Adressaten des Werkes, Kardinal Borromeo, rühmt – blühen flächenfüllend Seite an Seite, ohne Rücksicht auf ihren realen Zusammenhang, wobei sie die geringste Lücke schließen und bis in die äußersten Grenzen der Malfläche wuchern. Dieses Verfahren wird meist damit erklärt, daß bei derlei Darstellungen das botanische Interesse vorherrschend gewesen sei, so daß sich die Notwendigkeit ergeben habe, jede einzelne Blume im Ganzen und bis in ihre geringsten Details sichtbar zu machen. Dennoch erzeugen Brueghels üppige Blumengirlanden (Abb. 74) trotz eines ähnlichen Arrangements der einzelnen Blüten nicht den gleichen flächenhaften Eindruck. Tatsächlich macht der Maler im Bild selbst deutlich, daß es sich bei seinem Blumenstrauß um ein ganz bewußt gewähltes künstlerisches Prinzip handelt, demonstriert er doch in der unteren Partie der Bildtafel mit der Darstellung eines Alpenveilchens, dessen Blütenstengel sich in alle Richtungen verzweigen, seine virtuose Meisterschaft der perspektivischen Verkürzung. Diese frappierende Koexistenz zweier so gegensätzlicher Darstellungsweisen in ein und demselben Bild erzeugt natürlich ein Spannungsverhältnis: Zunächst dazu verlockt, sich in den Bildraum zu vertiefen, wird der Blick des Betrachters sogleich wieder blockiert und von einer hohen Wand aus bunten Farben förmlich an der Bildoberfläche festgehalten.

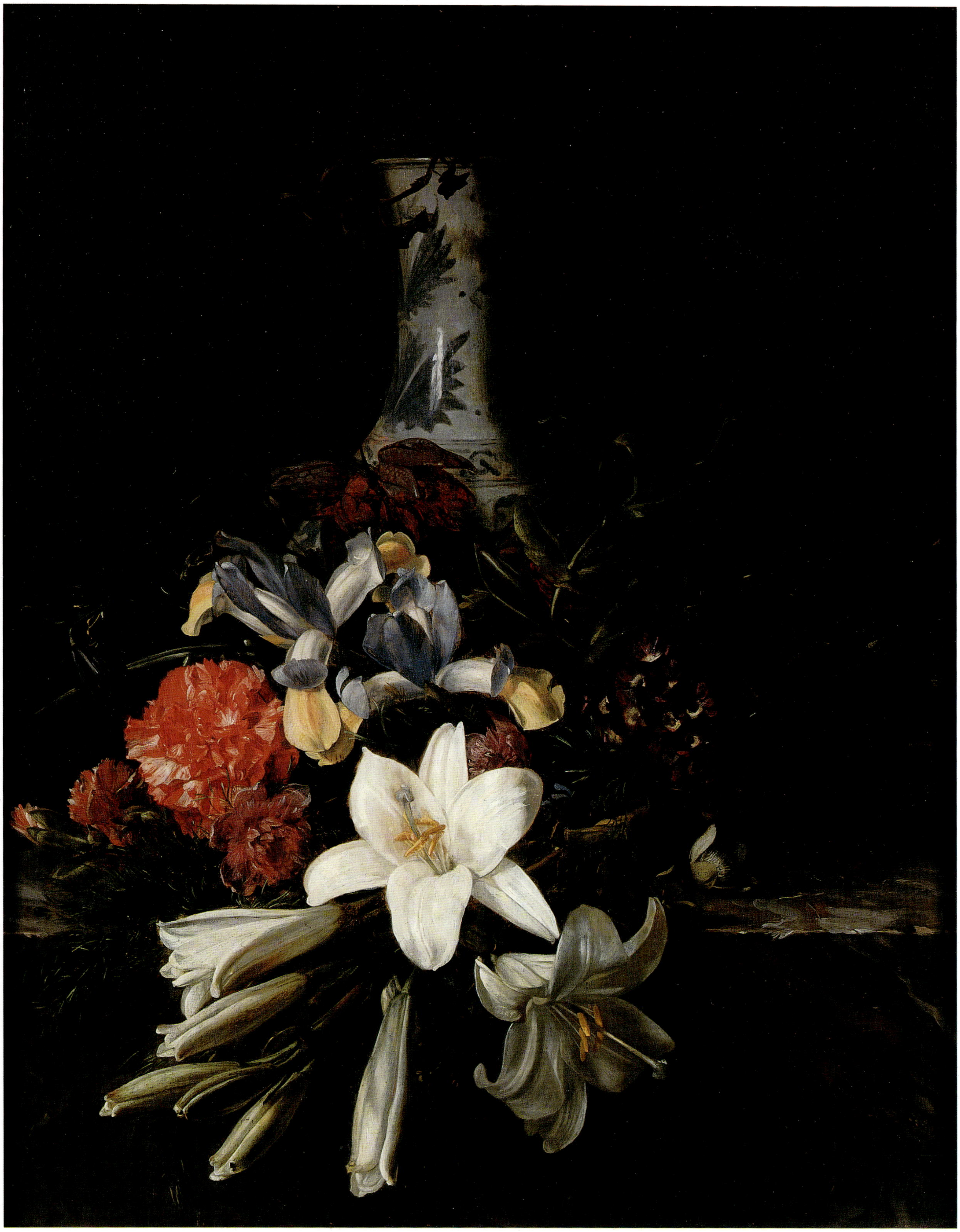

44. Josepha (tätig im 17. Jahrhundert)
Blumenstrauß vor einer Porzellanvase, 1661
Öl auf Holz, 55 x 44 cm
Brüssel, Musée Royaux des Beaux-Arts

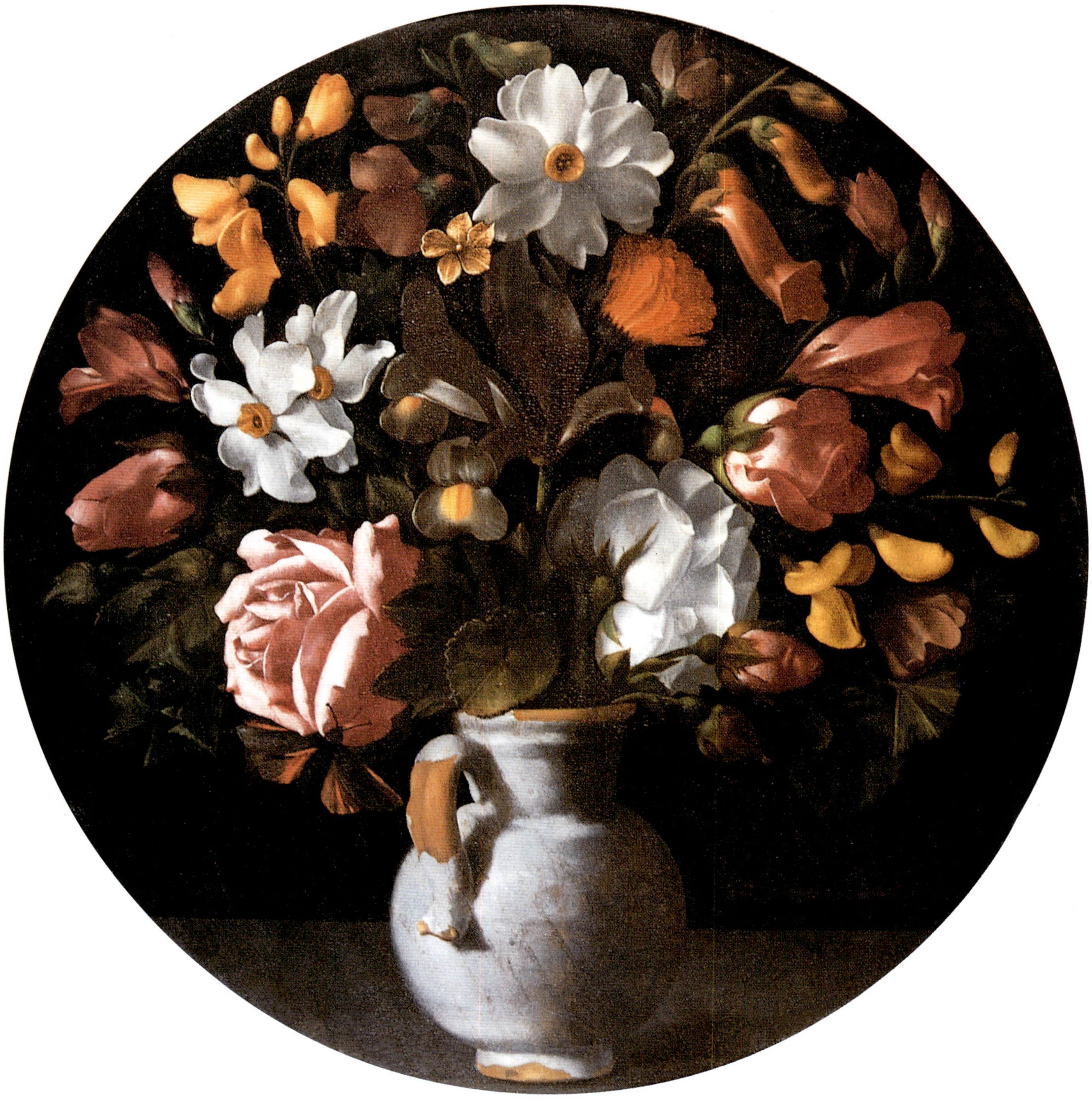

45. Juan Fernandez gen. El Labrador (erwähnt in den 1630er Jahren)
Blumenstrauß in einem Krug, 1636
Öl auf Holz, Durchmesser 41 cm
Privatsammlung

Dieses kompositionelle Verfahren ist jedoch nicht als altertümliche Praxis aufzufassen, denn sonst wäre es im Laufe der Zeit von der Bildfläche verschwunden. Dreißig Jahre später entwirft der spanische Maler Juan Fernandez genannt El Labrador ein Bukett, dessen Stil sich von dem Brueghels stark unterscheidet, wenngleich es einen ähnlichen Oberflächeneffekt aufweist (Abb. 45). Seine Blumen, die sich wie ein den Dimensionen der Bildtafel vollkommen angepaßter Fächer entfalten, sind in einem Krug angeordnet, dessen abblätternder Henkel zum Betrachter ausgerichtet ist. Trotz der Plastizität der Vase und der kontrastierenden Lichtgebung, die die Blütenblätter modelliert und formt, als seien sie aus Wachs, zeigt das florale Gebilde nicht mehr Volumen als ein Flachrelief.

Neben der peinlich genauen Darbietung der einzelnen Blüten, die in kompakter und eindringlicher Fülle vor dem Betrachter ausgebreitet werden, neben der Betonung des Bildrandes durch die äußeren Grenzen des Buketts, fehlt es nicht an weiteren Kunstgriffen, die Bildoberfläche zur Geltung zu bringen. Auch die Art und Weise, den umgebenden Raum zu behandeln, sowie das Beiwerk tragen zu dieser malerischen Auffassung bei. Indem er mit Ausnahme der Blumen alles – die Vase, die Unterlage, den Hintergrund – in kellerdunkler Finsternis verschwinden läßt, tilgt der Maler jegliche Elemente, die zur Konstruktion einer dreidimensionalen Wiedergabe im Bild beitragen könnten. Zuweilen heben sich die Blüten auch ganz isoliert, ohne ihre vom Dunkel verschluckten Stiele, vom Bildgrund ab. Ihrer Verankerung beraubt, scheinen sie gleich vielfarbigen Seerosen auf der neutralen Bildoberfläche dahinzutreiben (Abb. 53). Der Veroneser Maler Felice Fortunato Biggi erzielte eine ähnliche Wirkung, indem er die Vase und den Sockel, auf dem sie steht, in derselben malerischen Handschrift gestaltete wie die Blumen (Abb. 46). Die Urne mit ihren vagen Umrissen und ihren prallen Engelchen, der Sockel, dessen Marmorierung an Messerspuren in einem Klumpen Butter erinnert, verschmelzen förmlich mit der vegetabilen Masse, indem sie sich deren Farben und vibrierender Geschmeidigkeit anpassen. Während die Stengel kraftvoll in verschiedene Richtungen streben, verteilt sich das kompakte Blumengebinde in einem brodelnden Magma aus roten und goldenen Pigmenten auf der Leinwand. Dem gleichen Kunstwollen folgt in direkter Linie das Aquarell von Delacroix, in dem ein aus mannigfaltigen Blumen bestehender Phantasie-Blütenstrauch auf einem grau gemalten Grund erblüht (Abb. 47). Mit dieser Kolorierung macht der als Vorläufer der Moderne geltende Maler den Bildträger in seiner materiellen Beschaffenheit anschaulich, nämlich als ein Blatt Papier, auf dem die Blumen als flach aufgesetzte Farbflecke erscheinen.

Das theoretische Prinzip des Verzichts auf illusionistische Tiefenräumlichkeit, das bereits im 17. Jahrhundert zu keimen beginnt, wird von Manet in seiner berühmten *Vase mit Pfingstrosen* (Abb. 49) meisterhaft vor Augen geführt. Im Vordergrund hat er den Rand des Möbelstücks, auf dem sich majestätisch das Bukett erhebt, dargestellt, nicht ohne dabei die Aufmerksamkeit des Betrachters auf die doppelte Kante zu lenken, die durch eine helle waagrechte Linie und einen zweiten, darunter angebrachten dunkleren Pinselstrich gekennzeichnet ist. Im Gegensatz hierzu ist es unmöglich, hinter der Vase, jenseits des von ihr geworfenen Schattens, die geringste Andeutung eines Strichs zu entdecken,

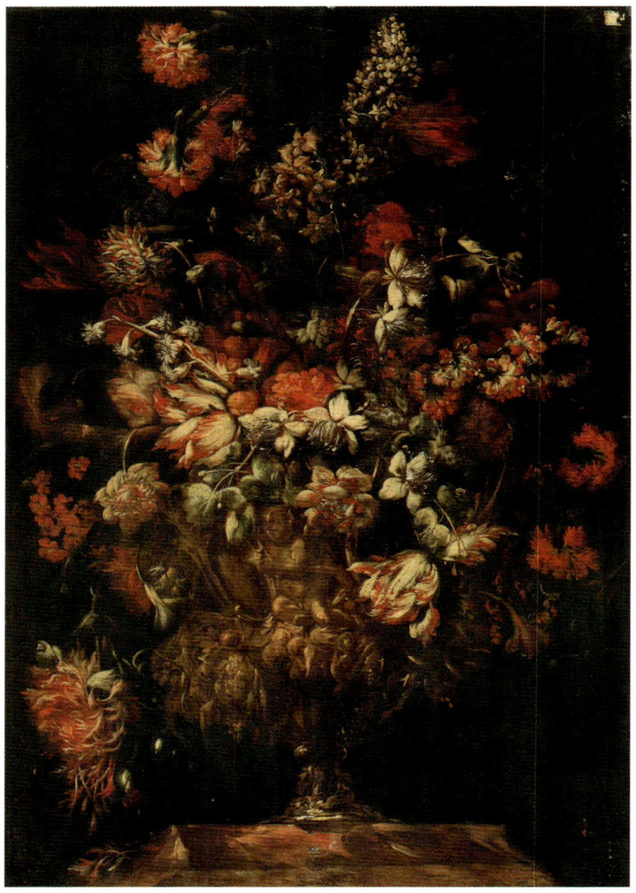

46. Felice Fortunato Biggi (tätig im 17. Jahrhundert)
Blumenstrauß in einer Vase,
Ende 17. – Anfang 18. Jahrhundert
Öl auf Leinwand, 96,5 x 68 cm
Siena, Pinacoteca Nazionale

der das andere Ende der Konsole bezeichnen würde. Indem er auf diese Angabe verzichtet, läßt Manet die Standfläche der Vase und den Bildgrund miteinander verschmelzen und unmittelbar ineinander übergehen. Die horizontale, reale Oberfläche des Möbels wird in die Vertikale aufgeklappt, ohne daß der Ort dieses Klappens ersichtlich ist. Mit anderen Worten: der Tisch verwandelt sich unter dem Blick des Betrachters in eine Tafel, die

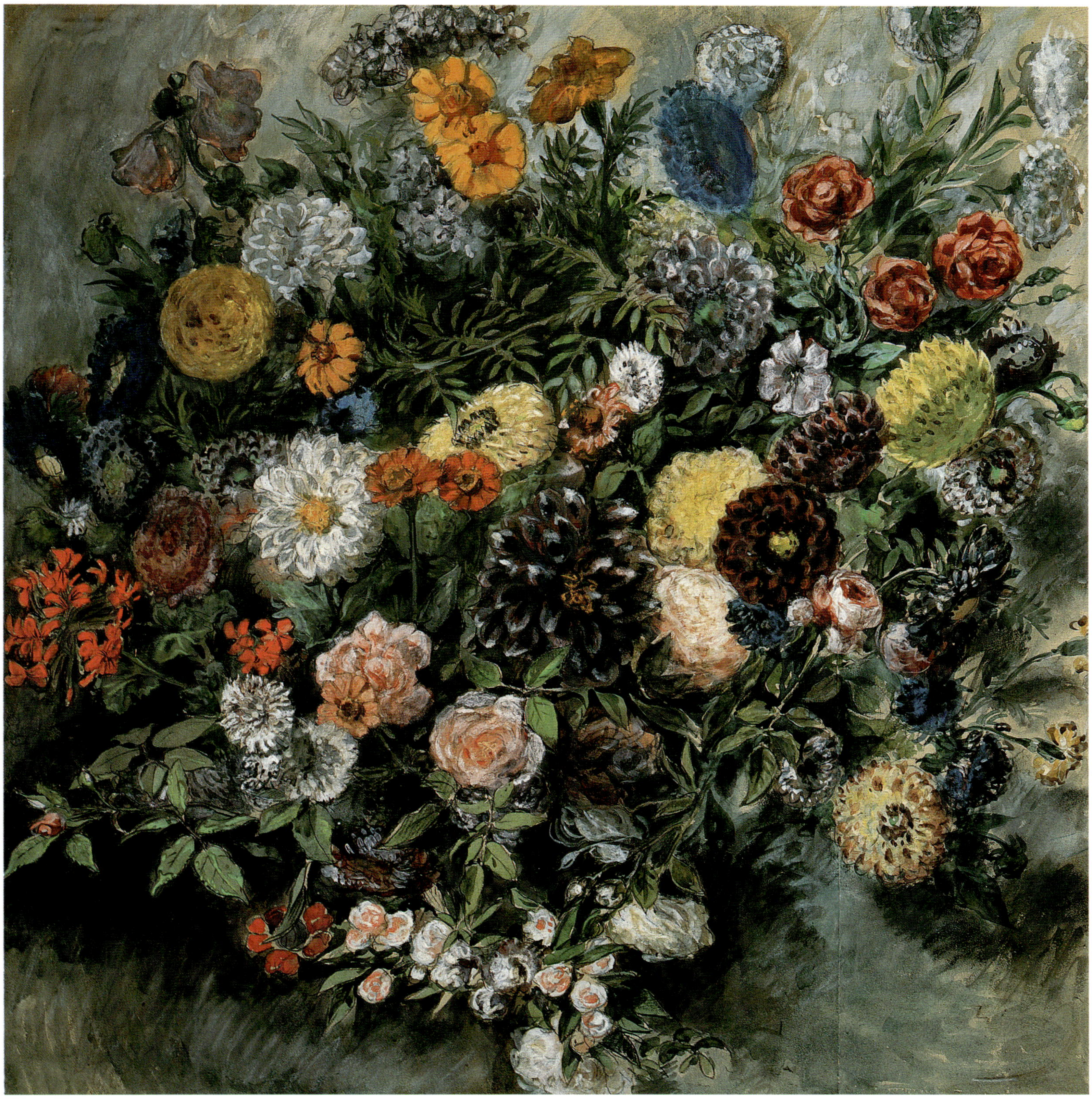

47. Eugène Delacroix (1789-1863)
Blumenstrauß, um 1848
Öl auf Papier, 65 x 65,4 cm
Paris, Musée du Louvre, Département des Arts Graphiques

Standfläche der Vase in einen Träger von Farbpigmenten. Diese sich im Bildraum von unten nach oben vollziehende Metamorphose findet ihre Entsprechung in der Malerei: Dem am Fuß der Vase liegenden Zweig mit der voll erblühten Pfingstrose antworten die transparenten Farbflecken der beiden den Strauß bekrönenden purpurroten Blüten, während in den auf dem Tisch verstreuten Blütenblättern, die eigentlich nichts weiter sind als einige formlose Pinselzüge, die doppelte Natur von Manets Blumen enthalten ist – die pflanzliche und die malerische.

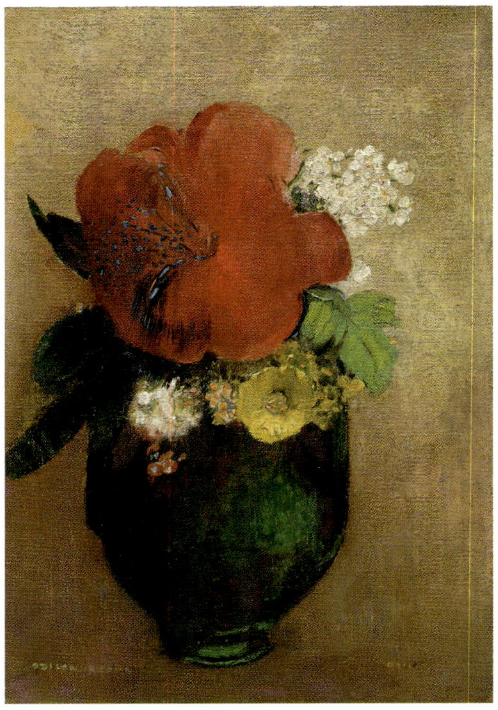

48. Odilon Redon (1840-1916)
Rote Mohnblume, 1906
Öl auf Leinwand, 27 x 19 cm
Paris, Musée d'Orsay

Diese malerische Synthese ist das erste Beispiel einer Serie von Vorstößen und Experimenten, die darauf abzielen, die – durch das *Trompe-l'œil* und die klassische Konzeption der Malerei geleugnete – Bildoberfläche sichtbar zu machen. Ausgehend von der Lehre Manets, lassen Maler wie Odilon Redon jegliches Element einer räumlichen Definition wie Hintergrund und Standfläche fallen und setzen das Bukett unmittelbar auf die Leinwand: Redons *Rote Mohnblume* (Abb. 48) hebt sich von einem monochromen Grund ohne Begrenzungen ab, dessen Farbe an die auf den Rahmen gespannte unberührte Leinwand erinnert.

49. Edouard Manet (1832-1883)
Vase mit Pfingstrosen, 1864
Öl auf Leinwand, 93 x 70 cm
Paris, Musée d'Orsay

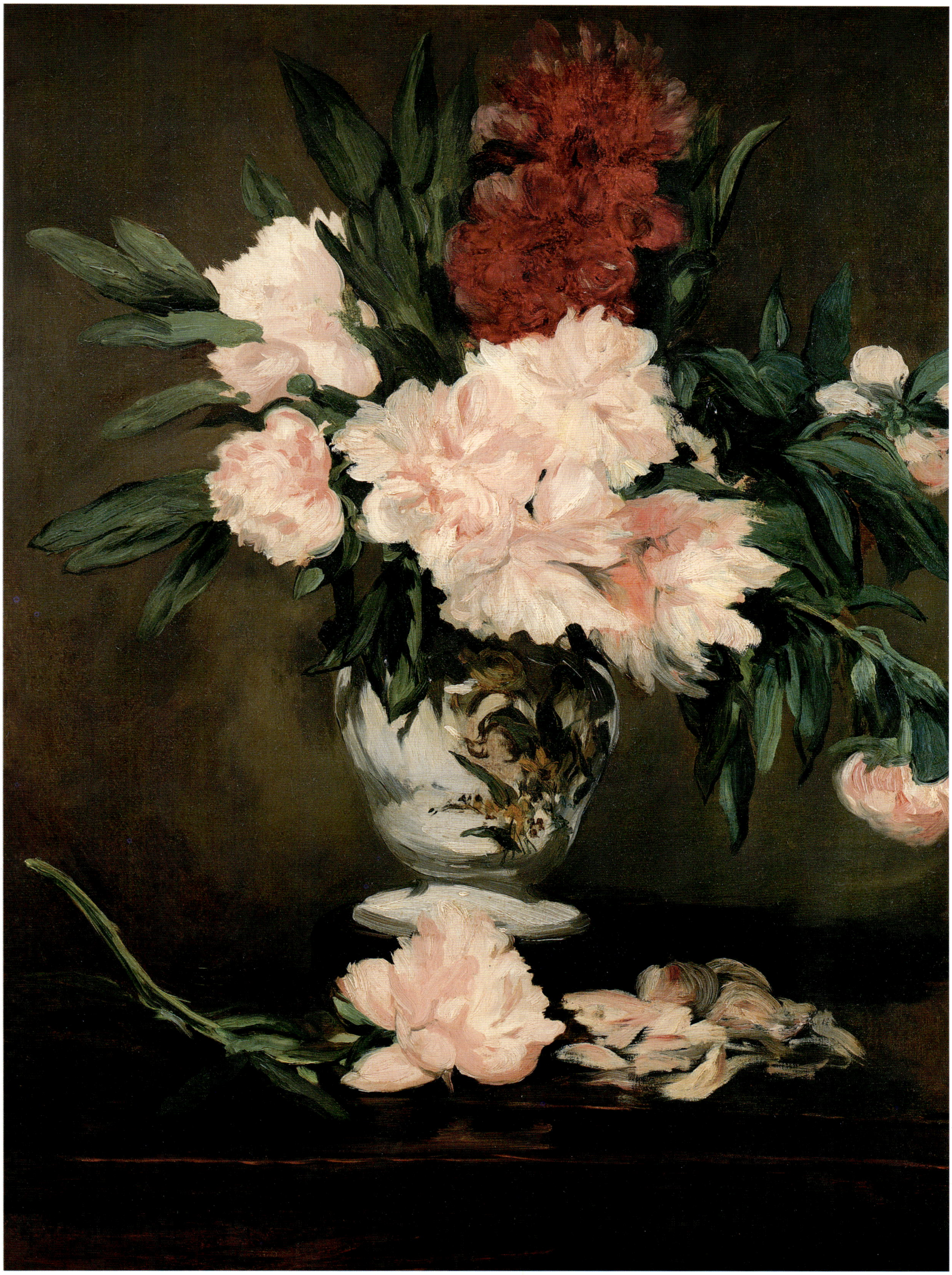

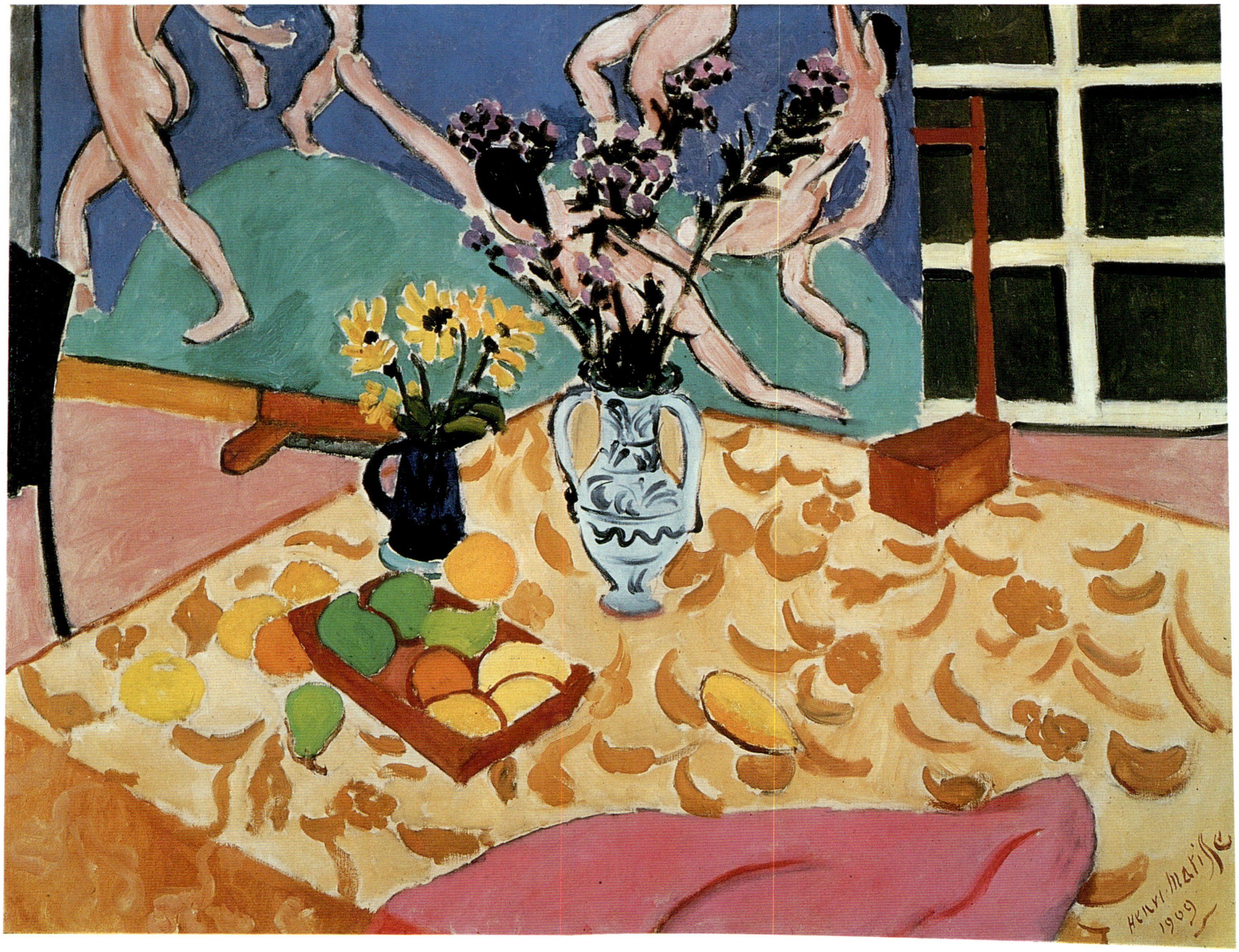

50. Henri Matisse (1869-1954)
Stilleben mit »Der Tanz«, 1909
Öl auf Leinwand, 89 x 116 cm
St. Petersburg, Staatliche Ermitage

Andere Künstler gehen von einem Betrachterstandpunkt in Draufsicht aus, wie in dem *Stilleben mit Vase und Krug* von Alexej Jawlensky, wo der Tisch parallel zur Bildoberfläche hochgeklappt ist (Abb. 51). Claude Monet hingegen schlägt ein neuartiges Konzept zur Lösung des Problems vor, das in der Folge von zahlreichen Künstlern einschließlich Matisse und Dufy vielfach durchgespielt werden sollte. Die Verbindung von echten Blumen und der Darstellung von Blumen in einem Bild ist die Themenstellung bei seinen *Chrysanthemen* (Abb. 52). Die Präzision, mit der Monet diese Komposition ausgearbeitet

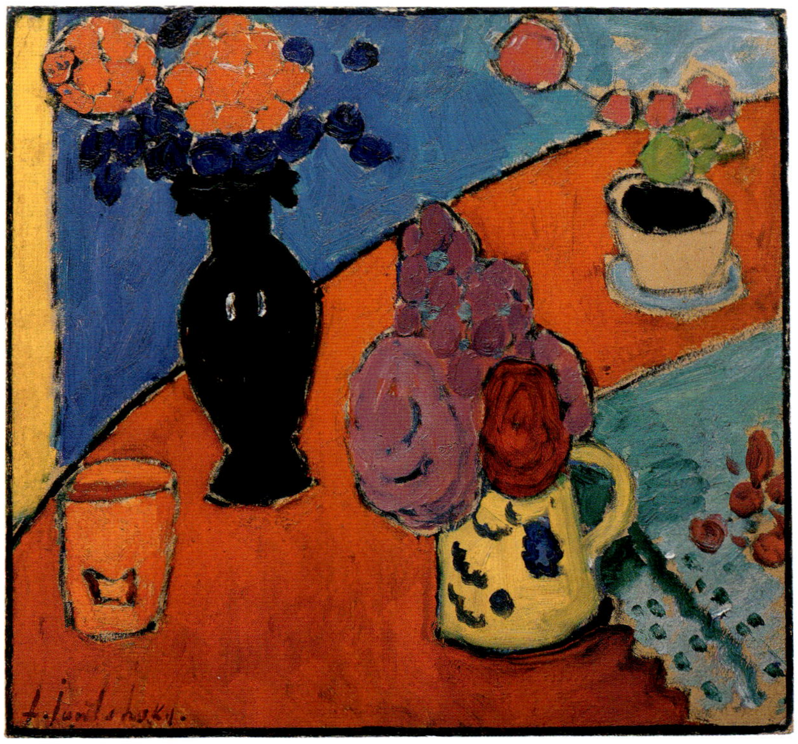

51. Alexej von Jawlensky (1864-1941)
Stilleben mit Vase und Krug, 1909
Öl auf Karton, 49,5 x 43,5 cm
Köln, Museum Ludwig

hat, verrät seine bildnerische Absicht. Die in strenger Frontalität dargestellte Vase, deren Position den horizontalen Verlauf der Kante ihrer schmalen Standfläche betont, hebt sich ab von dem perlgrauen Hintergrund einer mit kleinen roten und blauen Buketts verzierten Tapete. Monet läßt die Blütenblätter einiger Chrysanthemen die auf die Tapete gedruckten Blumen leicht berühren und stellt so den optischen Effekt einer Verbindung zwischen ihnen her. Durch Vermeidung einer gegenseitigen Überlagerung der beiden Elemente akzentuiert er die Flächigkeit seines Gemäldes. Er setzt im eigentlichen wie im übertragenen Sinn die Chrysanthemen und die kleinen Buketts auf dieselbe Ebene, denn in Wirklichkeit handelt es sich ja in beiden Fällen um Abbilder, was der Maler dadurch bekräftigt, daß er die Blumen und den Wandschmuck in gleicher Weise gestaltet, nämlich mit kleinen lebhaften Strichen mehr oder weniger pastoser Farbe. In Struktur und Motiv faßt das Tapetenmuster das reale Wesen des Chrysanthemenstraußes zusammen, dessen Beschaffenheit sich in Wirklichkeit auf einen flachen Farbauftrag beschränkt. Diese unbestreitbar effiziente Bilderfindung wurde von zahlreichen Künstlern wie etwa Renoir, Cézanne – zum Beispiel in dem *Bukett mit gelber Dahlie* (Abb. 29) –, von Gauguin, Matisse, Vallotton und anderen aufgegriffen, die in ihren Bildern das eigentliche Blumenmotiv durch entsprechende Dekorationen auf Wandbespannungen, Servietten und sogar auf den Blumenvasen auf vielfältige Weise ergänzen. Bei der *Blumenvase* der Barnes Foundation in Merion / Pennsylvania verwandte Cézanne ein und denselben vibrierenden malerischen Duktus und ganz ähnliche Farben, um die Blüten des Buketts, die den Krug zierenden Blumen und die Stoffmuster zu malen, von denen sie sich nur geringfügig abheben.

Die logische Folgerung aus diesem einmal eingeschlagenen Erkundungsweg ist die Einführung eines Bildes im Bild. Indem er sein Bukett vor oder neben einem gerahmten Gemälde präsentiert, verweist der Künstler auf die eigentliche – nämlich piktorale – Natur dieser Blumen. Gleichzeitig unterstreicht er die materielle Existenz des Bildes, in dem sie erscheinen. Wenn Gauguin oder Dufy hinter der Vase ein Blumenstück an die Wand hängen, so werden bei Matisse derartige Anspielungen verzichtbar, indem seine eigenen im Atelier gestapelten Leinwände diese dekorative Funktion übernehmen. Die großen malvenfarbigen Blumen in *Stilleben mit »Der Tanz«* (Abb. 50) stehen vor dem berühmten Bild, ohne sich von diesem abzuheben; sie sind malerisch einbezogen, indem die Blütenkronen und Stengel mit den rosafarbenen und schwarzen Formen der Tänzerinnen verschmelzen.

Von Brueghel bis Matisse bleibt das Problem, wie ein dreidimensionales Objekt auf einer zweidimensionalen Fläche darzustellen sei, unverändert bestehen. Doch zwischen dem 17. und dem 20. Jahrhundert haben sich die Ansätze verändert. Während für Brueghel die Lösung nur eine von vielen ihm zur Verfügung stehenden Möglichkeiten darstellt, ist sie für Matisse zu einem grundlegenden strukturbildenden Prinzip geworden, das sein ganzes Werk bestimmt. So scheint also diese entscheidende Fragestellung, die sich durch die gesamte Kunstgeschichte zieht, in der Blumenmalerei ein bevorzugtes Feld der Anwendung zu finden. Deutlicher als in den anderen Kategorien des Stillebens läßt die lockere Masse der in Sträußen und Gebinden vereinten Blumen von Anfang an die Wirkungen der Oberfläche hervortreten.

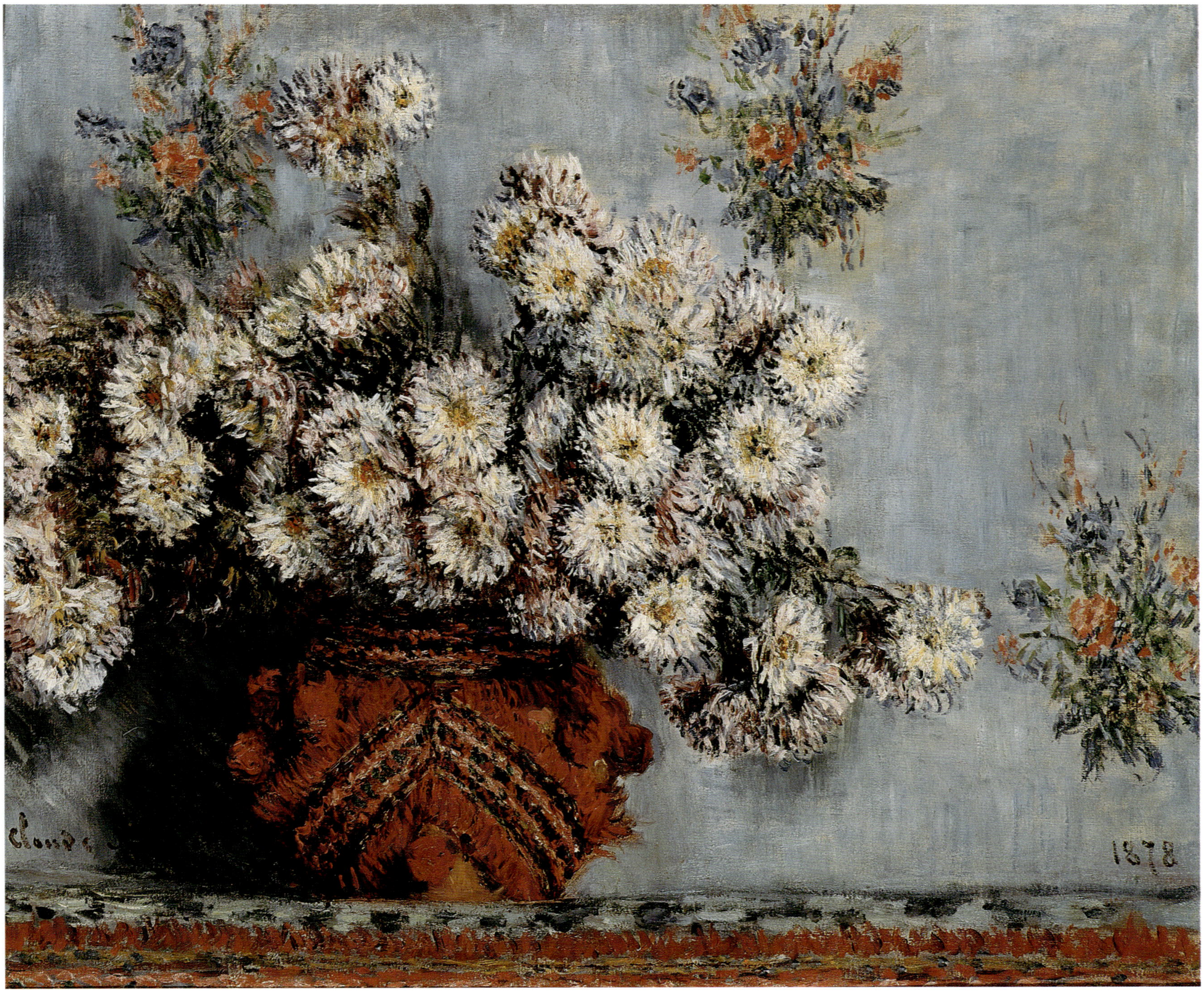

52. Claude Monet (1840-1926)
Chrysanthemen, 1878
Öl auf Leinwand, 54,5 x 65 cm
Paris, Musée d'Orsay

Von den Gemälden seiner Jugend bis zu seinen letzten Papierbildern, den *papiers découpés*, sind die Blumen aus dem malerischen Schaffen von Matisse nicht wegzudenken. Diese Vorliebe eines in die Farbe verliebten Malers ist nicht weiter verwunderlich und überdies durchaus nicht außergewöhnlich, fehlt es doch nicht an vergleichbaren Beispielen unter den Koloristen. Nolde, der erklärte, daß die Farben »seine Hände liebten«,[23] widmete die Hälfte seines Schaffens dem Malen der Blumenbeete in seinen Gärten. Dagegen zeigt das spärliche Interesse der Fauves an Blumenmotiven, daß es für sie keines Vorwands mehr bedurfte – zum Beispiel einer Wiese mit Butterblumen oder Hahnenfuß und eines mit Iris bewachsenen Wassergrabens, um Gelb und Blau-Violett nebeneinanderzustellen. Einzig der Subjektivität ihres Blicks unterworfen, bedecken sie ihre Leinwände mit reinen und grellen Farbtönen und schildern immer wieder Alleen in rosa, Baumstämme in roten und Blätter in blauen Tönen. Während sich aber diese künstlerische Freiheit erst zu Beginn des 20. Jahrhunderts Geltung verschaffen kann, hat die Blumenmalerei den Malern bereits vor diesem Umbruch die seltene Möglichkeit geboten, ihre Lust an der Farbe uneingeschränkt auszukosten und zu erproben.

In der Epoche des Flamen Jean-Michel Picart war es einzig das Motiv des Blumenstraußes, das diese kühne Verbindung von ebenso leuchtenden wie mannigfaltigen Nuancen herausforderte und rechtfertigte. Nach einem im 17. Jahrhundert gebräuchlichen Verfahren taucht der Maler sein Blumenbukett (Abb. 53) in ein schwarzes Dämmerlicht, von dem sich die schimmernden Formen der Blüten leuchtend abheben. Beherrscht von einem strengen Gleichgewicht aus Rot und Schwarz, spielt das Gebinde entlang einer aufsteigenden Kurve alle erdenklichen Kombinationen durch: von den scharlachroten Anemonen und dem strahlendweißen Geißblatt bis zu den beiden verschränkten Tulpen, bei denen sich von einer Blüte zur anderen das farbliche Verhältnis zwischen Grundton und Maserung umkehrt. Auf der nüchternen Folie des Bildgrundes erstrahlen in einem dissonanten Akkord das Gelb der Narzissen, das sparsame Grün der drei Blätter und die erlesenen Farbnuancen der beiden Anemonen, die eine blau mit parmablauem Saum, die andere dunkelblau-violett mit rosafarbener Mitte. Im Gegensatz zu den üppigen und kompakten Sträußen seiner Landsleute befleißigt sich Picart, jede Blüte – oder zumindest einen Teil ihrer Blütenblätter – einzeln gegen den schwarzen Grund zu isolieren. Über die ganze Bildtafel ausgebreitet, aber deutlich voneinander abgesetzt, lassen die Blüten das Feuer ihrer Pigmente geradezu explosiv aufsprühen. Ungeachtet der naturalistischen Schilderung der einzelnen Pflanzenarten behauptet sich Picarts Bukett wie eine rein malerische, auf die dynamische Verteilung farbiger Formen im Bildraum gerichtete Übung.

53. Jean-Michel Picart (1600-1682)
Blumenstrauß, um 1650
Öl auf Holz, 56 x 42,8 cm
Saint-Etienne, Musée d'Art Moderne

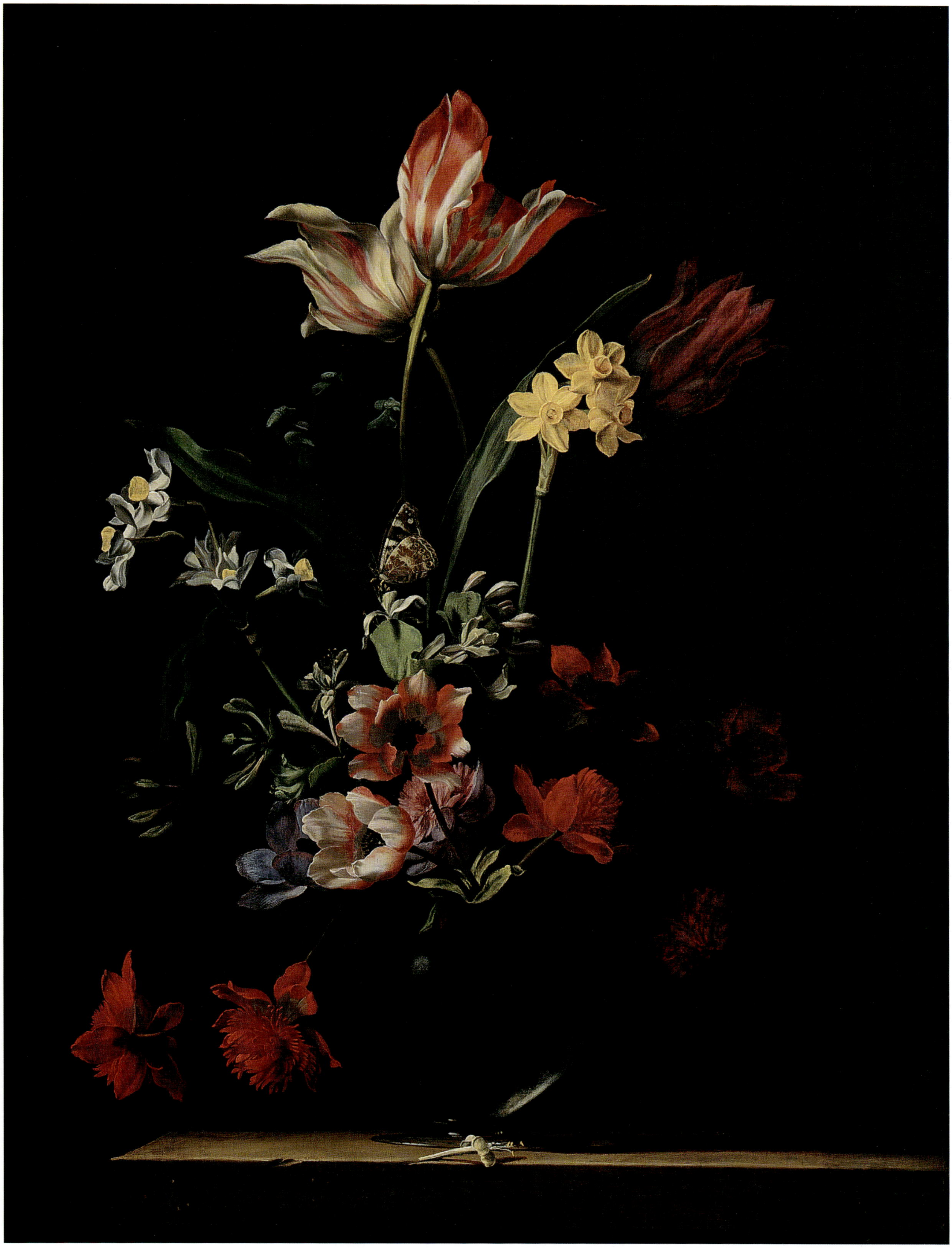

Diese Absicht wird durch ein raffiniertes Spiel von Kurven und gegenläufigen Linien akzentuiert, das der Darstellung »musikalische« Eleganz verleiht: so etwa die doppelte Arabeske der beiden roten Anemonen vor der gleichsam unsichtbaren Vase oder der von den Stengeln der Tulpen gebildete Spitzbogen, dessen geschwungene Linie vom Flügel des Schmetterlings nachgezeichnet wird.

In seiner melodischen Idealisierung offenbart das Gemälde von Picart in geradezu exemplarischer Weise das bewundernde Staunen, das die Blumen durch ihre Anmut und ihre Farbharmonien in jener Epoche hervorrufen. Hier wird anschaulich, daß die Entwicklung der Blumenmalerei mit dem Aufkommen neuer Pflanzenarten, die seit dem Ende des 16. Jahrhunderts aus fernen Ländern eingeführt werden, eng verbunden ist. Gelbe Narzissen und Rosen, orangefarbene Lilien, blaue Hyazinthen, rote Anemonen und Mohnblumen erweitern nicht nur das den Gärtnern zur Verfügung stehende Pflanzenrepertoire, sondern führen auch in die Gärten mit ihren einheimischen europäischen Gewächsen seltene und sogar unbekannte leuchtende Farbakzente ein. Die ungewohnte Größe mancher dieser Blumen – etwa der Sonnenblume oder der Kaiserkrone – tragen ebenfalls dazu bei, die Wahrnehmung von Farbnuancen zu verändern.[24] Von einer solchen Erfahrung legt noch Claude Monet Zeugnis ab, der in einem 1886 während einer Reise nach Holland geschriebenen Brief seine Verwirrung angesichts der Intensität von tausenden von Tulpen ausdrückte, die sich über eine Fläche erstreckten, so weit der Blick reichte: »...enorme Felder, die in voller Blüte stehen; das ist übrigens wunderbar, aber zum Verrücktwerden für den armen Maler; das ist mit unseren armen Farben nicht wiederzugeben.«[25] Auf anthropologischer Ebene wird dieses enge Verhältnis zwischen Blumen und Farben durch die Beobachtung bestätigt, daß Kulturen, die den Blumen wenig Platz einräumen – wie zum Beispiel die afrikanischen Völker –, eine schwach entwickelte Farbensprache besitzen.[26]

An der strengen Beobachtung der natürlichen Farbnuancen wird im Verlauf der gesamten »klassischen« Epoche der Blumenmalerei festgehalten, während sonst der Drang zur Idealisierung das künstlerische Schaffen beherrscht. Auf dem Spezialgebiet der Blumenmalerei gilt die imaginäre Bilderfindung als unpassend, so daß die Gemälde grundsätzlich keine der Phantasie entsprungene Formen oder unwahrscheinliche Farbtöne wiedergeben.[27] Ihre Eigenart und ihr künstlerisches Prestige beruhen auf dem unterschwelligen Zusammenklang von getreuer Naturbeschwörung und persönlicher Handschrift des Malers. Auch wenn die Blumenbuketts nur noch aus Pinselstrichen und -tupfern bestehen und nicht mehr aus vollendet durchgezeichneten Blütenblättern, bewahren diese formlosen Blumen in ihren Strukturen und Farben die Erinnerung an ihren pflanzlichen Ursprung.

Nicht genug damit, daß nach allgemeinem Dafürhalten eine der sinnfälligsten malerischen Errungenschaften der Blumenmalerei in der Verbindung von Farbnuancen liegt, wird diese enge Beziehung seit den Anfängen des Genres auch von der Kunstkritik sanktioniert. Der Maler und Theoretiker Joshua Reynolds (1723-1792), der sich offen zu seiner Vorliebe für Poussin bekennt, unterstreicht in seinem *Diskurs über die Malerei* Rubens' koloristische Qualitäten und vergleicht seine Malerei mit einem »Bukett von Farben«. Diese Metapher, die den Reichtum und die Vielfalt der Palette treffend beschreibt, findet regelmäßig auf berühmte Künstler und ihre chromatischen Studien Anwendung. So hebt Baudelaire (1821-1867) in seinen zahlreichen Delacroix gewidmeten Veröffentlichungen mehrfach die Blumenbilder hervor, die sich besonders dazu eignen, sowohl die Persönlichkeit als auch die Farbharmonien des Malers vor Augen zu stellen. Treffend faßt der Dichter das zwischen »dem Wilden« und »dem Weltmann« geteilte Temperament des Malers in einer lyrischen Vision zusammen: »Als hätte man den Krater eines Vulkans kunstvoll unter Blumensträußen versteckt.« Selbst als er ganz nebenbei einen Hinweis auf die Maltechnik des Künstlers einfließen läßt, hält er an dieser Metapher fest: »Ich habe noch nie eine so sorgfältig und dazu fein angelegte Palette gesehen wie die von Delacroix. Sie ähnelt einem wohldurchdacht zusammengestellten Blumenbukett.« An anderer Stelle – anläßlich einer kurzen Kritik der *Tigerjagd* (Paris, Louvre) – entlehnt Baudelaire für die melodische Aufzählung der von diesem »Alchimisten der Farbe« gewählten Töne seine Adjektive wiederum dem Pflanzenreich: »Grün, lila, dunkelgrün, zartlila, zinnoberrot, dunkelrot, ein düsterer Strauß.«[28]

Als diskreter Reflex dieser in der Literatur beliebten Metapher taucht das Thema auch in einigen Gemälden auf. Die Marquise von Grolier (1742-1828), einzige Schülerin von Cornelis van Spaendonck (1756-1840), einem der am höchsten geschätzten Blumenmaler zu Beginn des 19. Jahrhunderts, schuf eine Hommage an ihren Lehrer in Gestalt einer jungfräulich unberührten Palette, um die sich eine Blumengirlande schlingt (Paris, Galerie Moatti).[29] Dieses Bild, das wiederum von Baudelaire propagiert wird, mag sich nicht zuletzt auf ein Wort des niederländischen Wortschatzes in bezug auf die malerische Praxis berufen. Als Samuel van Hoogstraten über das Verfahren der farblichen Harmonisierung spricht, verwendet er den Ausdruck »Tuilkonst«, was im wörtlichen Sinne »die Kunst, Girlanden zu winden« bedeutet.[30] Die Etymologie dieses Begriffs verweist auf die mythischen Ursprünge der Blumenmalerei, auf die Geschichte von Pausias und Glykera. Eine der seltenen Darstellungen des Paares stammt – ist das ein simpler Zufall? – ausgerechnet von Rubens, dem unbestrittenen Meister der Farbe (Abb. 1). Mit der Wahl dieses ikonographischen Themas sucht Rubens aber nicht an die antiken Quellen einer in voller Blüte stehenden Bildgattung zu erinnern, sondern macht die Farbe und ihre

Zusammenstellungen als Primat der malerischen Praxis geltend. Im übrigen überläßt er es einem Stilleben-Spezialisten, Osias Beert, die Buketts und Girlanden in diesem Bild zu malen.

Während es dem Maler genügt, bei der Zusammenstellung seiner Palette der Natur zu folgen, ist die harmonische Abstimmung der Farbtöne seine ureigene Aufgabe. Welcher Bildgattung er sich auch verschreiben mag, in den Werkstätten werden die Regeln der Farbkompositionen auf dem Weg über die Blumenmalerei gelehrt und gelernt. Zu Beginn des 17. Jahrhunderts zeichnet sich Jacques de Gheyn (1565-1629) in der Kunst aus, Farbnuancen mit Hilfe von farbigen Quadraten auf einer Tafel miteinander zu verbinden. Auf diese Erfahrung gestützt, nimmt er sogleich die Darstellung von Buketts in Angriff. Noch zur Zeit von Diderot (1713-1784) hat dieses Sujet all seine pädagogischen Eigenschaften bewahrt: »Sie dürfen mir glauben, daß es nicht schadet, Vögel und Blumen ein wenig zu studieren, um sich in der Farbe zu festigen.«[31]

Wer diese Kenntnisse meisterte, besaß den Schlüssel zum Erfolg. Jan van Huysum, »der seinerzeit in Europa fast eine Art König war«, zählte in der ersten Hälfte des 18. Jahrhunderts zu den berühmtesten Blumenmalern. Wenn man seinem Biographen Glauben schenken darf, beruhte das ganze Geheimnis seiner Kunst auf der Farbgebung, was so weit ging, daß die Tür seines Ateliers verschlossen blieb, wenn er arbeitete, »als hätte er vor allen Blicken verbergen wollen, auf welche Weise er seine Farben läuterte und auftrug«.[32] In der Epoche von Huysum – doch das gilt ebenso für das 17. Jahrhundert und bis zu den letzten Repräsentanten dieser klassischen Tradition, etwa Spaendonck und van Dael – wird die Harmonie der Farben zur Schaffung des Volumens eingesetzt. In den theoretischen Traktaten der Niederlande verschmelzen diese beiden Begriffe übrigens zu einem einzigen Terminus: »Houding«.[33] Um dem Bukett plastische Wirkung zu verleihen, bringen die Maler helle und blasse Blumen in der Mitte an und umgeben sie mit Blüten in dunkleren und kühleren Tönungen. In seinem *Blumenkorb* (Abb. 54) sucht Osias Beert die Fülle der Blumen kraft einer strengen und präzisen Anordnung der Farbnuancen einer umgekehrten kompositorischen Gravitation folgend zu modellieren. Die spitz zulaufenden Silhouetten der sechs weißen Tulpen mit scharlachroten Streifen beschreiben einen Bogen, dessen Verlauf zugleich die Teilung des Buketts in eine lichtere und eine dunkler verschattete Zone markiert. Im Inneren dieses Segments dominiert das mit leuchtenden Nuancen von Hellgelb versetzte Weiß der Narzissen und der Rosen, das den kühlen Glanz der Kornblumen betont. Oberhalb der Tulpen sind die Blau- und Rottöne der Iris, Lilien und Pfingstrosen mit Schatten durchsetzt und von Blattwerk mit schwärzlichen Reflexen umgeben. Der abgestufte Übergang von Licht zu Schatten, der die Farben von strahlender Helle zu Zwischentönen dämpft und in den Schattenpartien verlöschen läßt, verleiht diesem Bukett seine voluminöse Dichte.

In den barocken Gemälden, in denen Blumen weniger in Form von kompakten Sträußen als vielmehr in lockeren Arrangements dargestellt werden, die gleichsam um die schwingenden Kurven ihrer Stengel herumkomponiert sind, wird dieses Verfahren vielfältig durchgespielt. Nach einer in bestimmten Malerhandbüchern gelehrten Methode trägt die Zusammenstellung von vier Blumen in den Farben Weiß, Rosa, einem ins Violette spielenden Blau und Rot dazu bei, das Gemenge der Blumen aufzulockern. Wie an vielen Beispielen zu beobachten ist, zieht eine weiße Blüte in der Mitte eines Buketts zunächst den Blick auf sich und drängt all die anderen Töne in den Hintergrund, deren Leuchten zwangsläufig weniger strahlend erscheint. Diese erprobten Werkstattrezepte werden in reichlichem Maße von den geachtetsten Bannerträgern der nordeuropäischen Tradition der Blumenmalerei angewandt, etwa von Jan van Huysum (Abb. 99), Rachel Ruysch (Abb. 69) und Jacob van Walscapelle (Abb. 60).

Während diese Künstler in ihren Buketts offenbar alle Farben der Schöpfung zu vereinen suchen, lassen andere durch die Einschränkung ihrer Farbskala weniger eine beschreibende als vielmehr eine rein malerische Annäherung an das Sujet erkennen. So benutzt zum Beispiel Juan de Arellano zumeist nur ein reduziertes Spektrum von Farbnuancen. Ein Weiß, ein Blau, ein Gelb, ein Rot – in Abstufungen von Orange bis Rosa – und ein Grün haben ihm zur Wiedergabe des Blumenkorbs in Besançon ausgereicht (Abb. 31). Verglichen mit dem Blumenstück von Osias Beert, in dem wir mindestens vier verschiedene Blautöne zählen, veranschaulicht das Gemälde des Spaniers deutlich dessen Kunstwollen, demzufolge er alle Blumen weggelassen hat, deren Farben sich in diese harmonische Skala nicht einfügen. Hans Bollongier taucht seine Buketts in eine monochrome tonale Atmosphäre, die einen dämpfenden Schleier über alle Farben wirft (Abb. 91) – eine Mode, der auch die sogenannten Frühstücks-Stilleben von Pieter Claesz. (1597/98-1661) oder Willem Claesz. Heda (1593/94-1680/82) unterworfen sind. In den Bildern von Arellano, Bollongier oder auch Biggi (Abb. 46) macht sich ein vorrangiges Interesse für die Schaffung rein malerischer, tonalistisch empfundener Kompositionen bemerkbar – zum Nachteil der genau beobachteten und getreu wiedergegebenen Farbtöne der Pflanzen.

Diese zunächst diskret verfolgten malerischen Erkundungen werden ihren Meister in einem Künstler wie van Gogh finden, der sein Motiv einer zuvor festgelegten koloristischen Harmonie unterwirft: »Ich denke daran, mein Atelier mit einem halben Dutzend Bildern von Sonnenblumen auszuschmücken – ein Wandschmuck, auf dem die unvermischten und die gebrochenen Chromgelbs auf verschiedenen Hintergründen leuchten

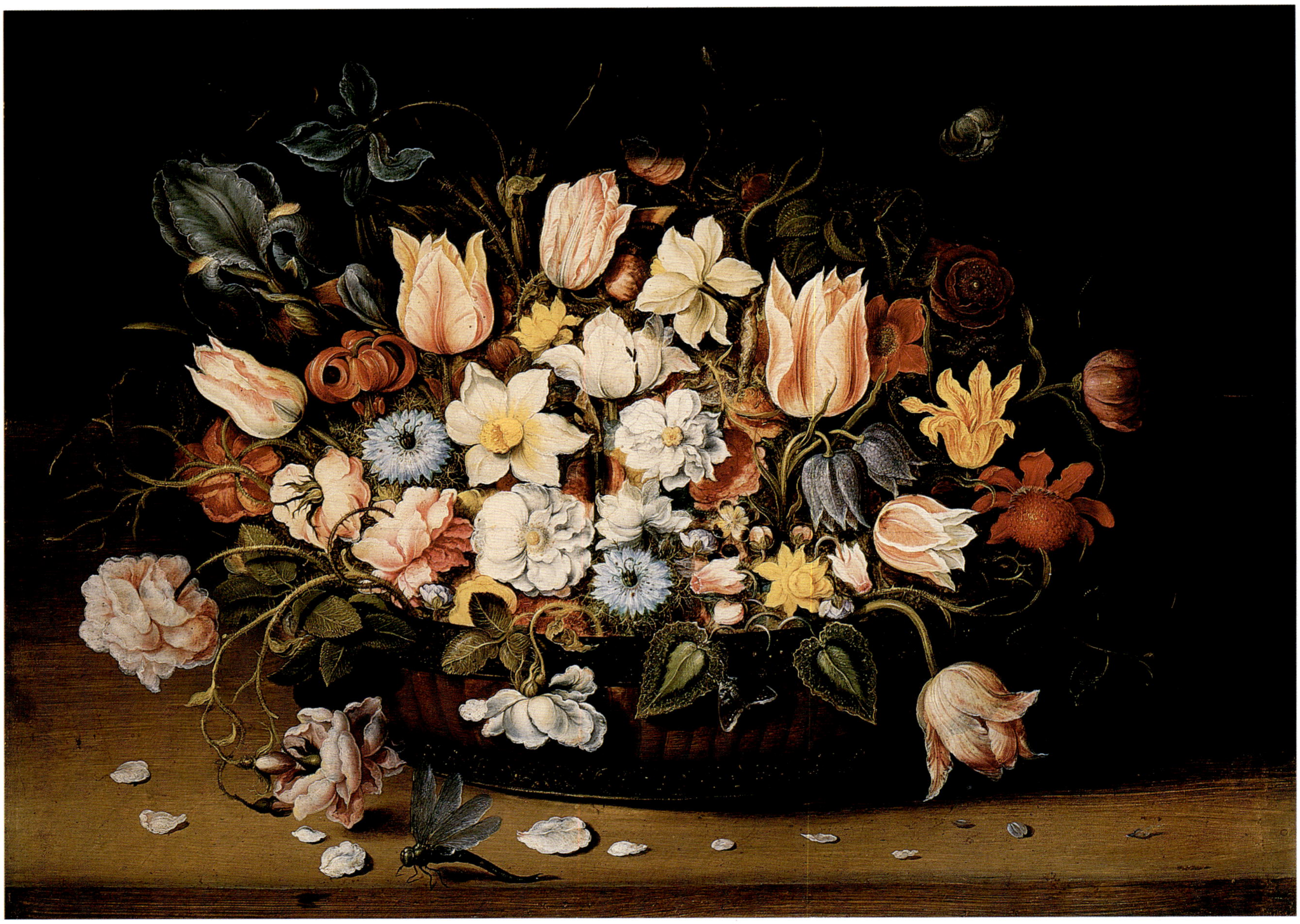

54. Osias Beert (1580-1624)
Blumenkorb, ohne Datum
Öl auf Holz, 53 x 75 cm
Paris, Musée du Louvre

sollen, blau vom blassesten Veroneser Grün bis zum Königsblau, gerahmt in schmale, rotorange gestrichene Leisten.«[34] Die Blumen fügen sich den »wissenschaftlichen« Regeln von Farbkombinationen, die – entsprechend den von den Chemikern des 19. Jahrhunderts erstellten Theorien – etwa durch die Verbindung von Komplementärfarben oder mittels simultaner Farbkontraste entstehen. Von daher die »schicksalhafte Anziehung« von Rot und Grün, die Odilon Redon in dem kleinen Gemälde im Musée d'Orsay orchestriert (Abb. 48), indem er der scharlachroten Mohnblüte und der smaragdgrünen Vase gleichartige Gestalt verleiht.

Das Nachdenken über die Farbe, das zu eben jener Zeit zum beherrschenden Thema der Malerei wird, äußert sich aber nicht nur in Blumenstücken, sondern erstreckt sich auf alle Bildgattungen, sei es eine Ansicht von London oder ein Frauenbildnis. Dennoch sind die Blumen ungeachtet der Bürde der klassischen Tradition, mit der sie befrachtet sind, hier weiterhin von großem Interesse. Denn wie Matisse in bezug auf den Garten seines Hauses in Issy-les-Moulineaux erklärt, ist ihre fragile und vergängliche Form quasi ein Träger reiner Farben: »Ich habe da unten auch einen wunderbaren Garten mit vielen Blumen, die mir die besten Lehren zur Farbkomposition erteilen. Die Blumen geben mir häufig Eindrücke von Farben, die sich unauslöschlich wie mit einem glühenden Eisen meiner Netzhaut einprägen. Wenn ich also eines Tages mit der Palette in der Hand vor einer Komposition stehe, bei der ich nur sehr ungefähr weiß, welche Farbe ich zuerst verwenden soll, dann kann diese Erinnerung in meinem Innersten auftauchen und mir zur Hilfe kommen, mir einen Anstoß geben.«[35]

Auch wenn Matisse immer wieder zum Motiv des Blumenstraußes zurückkehrt, ist doch die Farbe zum eigentlichen Thema seiner Gemälde geworden. Das gilt auch für Emil Nolde, der ab etwa 1904 beginnt, Blumen und Gärten zu malen, und an diesem Themenkreis bis zu seinem Tode festhalten wird. Einer seiner ersten Sammler und Freunde, Gustav Schiefler, erinnert sich an den inmitten von reichblühenden Blumenbeeten arbeitenden Künstler und an seine Augen: »[...] das Glück leuchtete aus seinen Augen, wie er Farbe neben Farbe setzte und das Durcheinander zur Form bändigte und baute.«[36] Den Kritikern, die ihm vorwerfen, die Farben seiner Blumen künstlich zu steigern, antwortet er, daß ihm seine Malerei schrecklich blaß erscheine, wenn er seine Staffelei mitten in den Blumenrabatten aufstelle. Über das botanische Erscheinungsbild der Blumen hinaus wird hier die Intensität der Farbe zum eigentlichen Bildmotiv – wie in dem Gemälde aus dem Jahre 1942, in dem sich ein Strauß Mohnblumen von einem bewölkten Himmel abhebt und dessen Titel *Rot, rot, rot* (Stiftung Seebüll Ada und Emil Nolde) für sich spricht. Doch das figurative Alibi wird bald keine Daseinsberechtigung mehr haben. Dem letzten Akt dieser Auseinandersetzung mit der Farbe entspringt das monochrome Bild: von der planen, mit Pigment bedeckten Oberfläche von *Weißes Quadrat auf weißem Grund* von Malewitsch (1918) bis hin zu Yves Kleins *Paneel in Blau* in den sechziger Jahren. Die Blumen von Morandi (Abb. 55) – Harmonien rosa überhauchter Weißtöne – scheinen als eine Art sinnlicher Variante des suprematistischen Schaffens die absolute Auflösung der Blumenmalerei in der Unendlichkeit der reinen Farbe darzustellen. Genau dies geschieht in letzter, wörtlicher Konsequenz in den großen monochromen Bildern von Wolfgang Laib (geboren 1950), der sich damit in die malerische Entwicklung einreiht. Die gelbe phosphoreszierende Materie, die den großen von ihm auf den Boden gezeichneten Quadraten Form gibt, ist kein simples Pigment, sondern besteht aus Pollen von Butterblumen und Hahnenfuß.

Eine Farbfläche also: das ist ein Ergebnis, das keineswegs im Widerspruch zur Geschichte der Blumenmalerei steht. Lange bevor die Künstler die Analyse der ihre Bilder konstituierenden Malmittel zum entscheidenden Ziel ihrer Werke erklärten, hat die Blumendarstellung die malerischen Probleme durchscheinen lassen, denen sich ihre Schöpfer ausgesetzt sahen. Es ist klar, daß ein beliebiges Blumenbild dem Maler größere Freiheit läßt, den ewigen Konflikt zwischen der Figur und dem Bildgrund zu lösen, als beispielsweise eine ikonographischen Konventionen unterworfene religiöse Darstellung. Durch das Zurschaustellen ihrer malerisch formulierten Lösungen hat die Blumenmalerei nach dem Beispiel anderer Stilleben-Gattungen Generationen von Künstlern eine nie versiegende Quelle der Inspiration und der Reflexion geboten. Während dieses Thema von Kritikern als nutzloser Zeitvertreib abqualifiziert wird, erschließen die Maler selbst aus ihm alle Geheimnisse der malerischen Praxis. Diese Diskrepanz der Sichtweisen quält Fantin-Latour: »Nach einem Jahr ist der Maler in mir gewachsen. Ich glaube dies sagen zu können, ich mache Dinge, die ich vorher nicht zu tun vermochte, sie sind abgeschlossener, ausgearbeiteter, ohne das Skizzenhafte verloren zu haben, was schwierig ist, wozu ich aber meiner Meinung nach gelangt bin. Da ich als Sujet Blumen und Früchte gewählt habe, ist es wenig abwechslungsreich, und außerdem bekenne ich, daß ich den Objekten, die ich male, wenig Aufmerksamkeit schenke, so daß ich wirklich fast immer dasselbe mache. Ich könnte mich den Malern gegenüber mit Erfolg von diesem Vorwurf reinwaschen, doch den Käufern gegenüber muß ich zugeben, daß ich im Unrecht bin und nicht genügend darauf achte, meine Sujets abwechslungsreich zu gestalten.«[37]

55. Giorgio Morandi (1890–1964)
Blumen in gestreifter Vase, um 1950
Öl auf Leinwand, 20,5 x 18 cm
Paris, Fondation Custodia

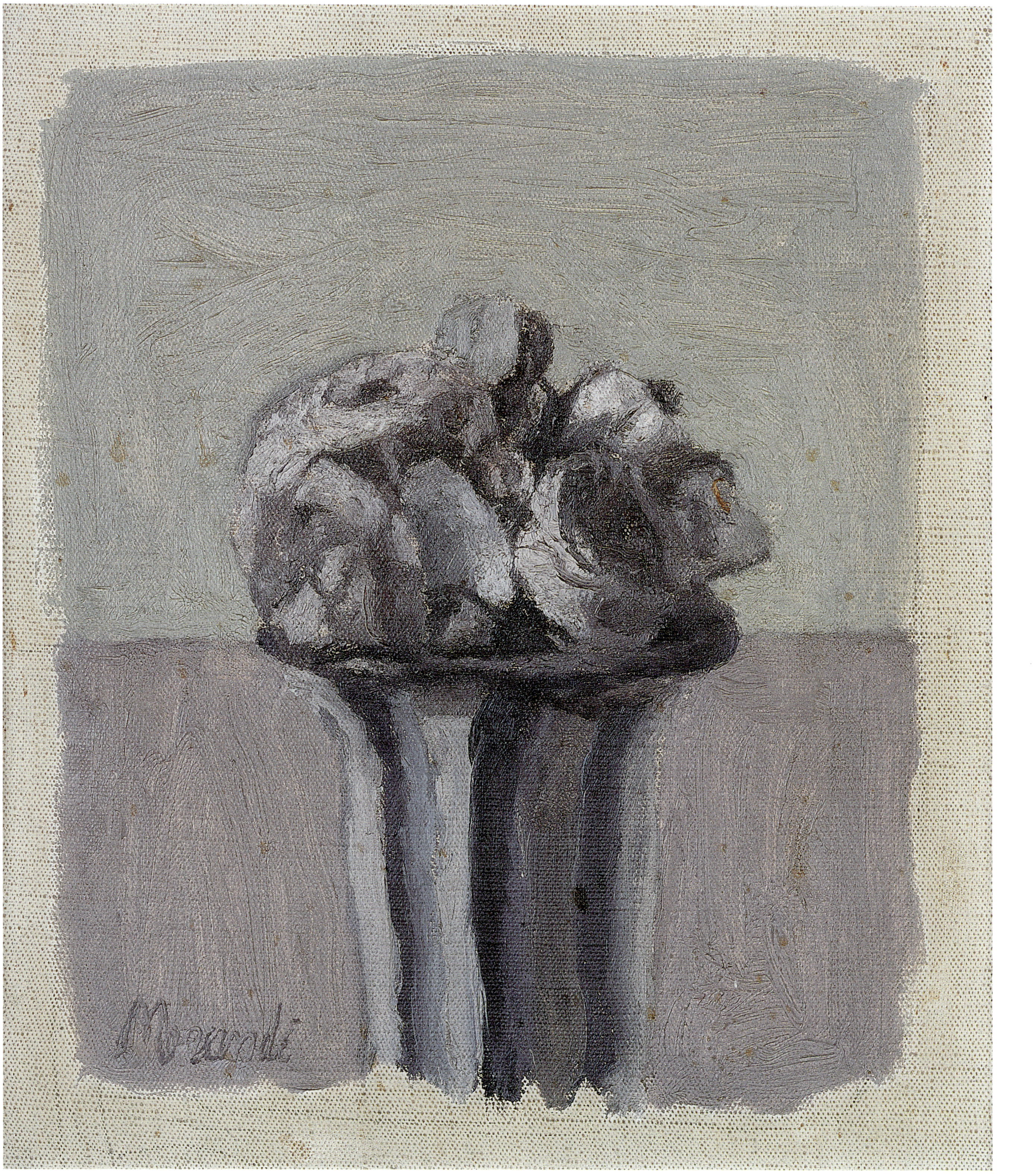

Blumen und Stilleben sind damals das »gewöhnlichste Geschenk« der Künstler untereinander, die davon ausgehen können, daß der Empfänger diese »reine Malerei« zu schätzen weiß.[38] Manet schickt seine Veilchen an Berthe Morisot, und van Gogh malt eine Serie von Sonnenblumen, um das Atelier in Arles auszuschmücken, wo sich ihm Gauguin bald anschließen soll. Dieser wird als Antwort darauf das Portrait seines Freundes Vincent

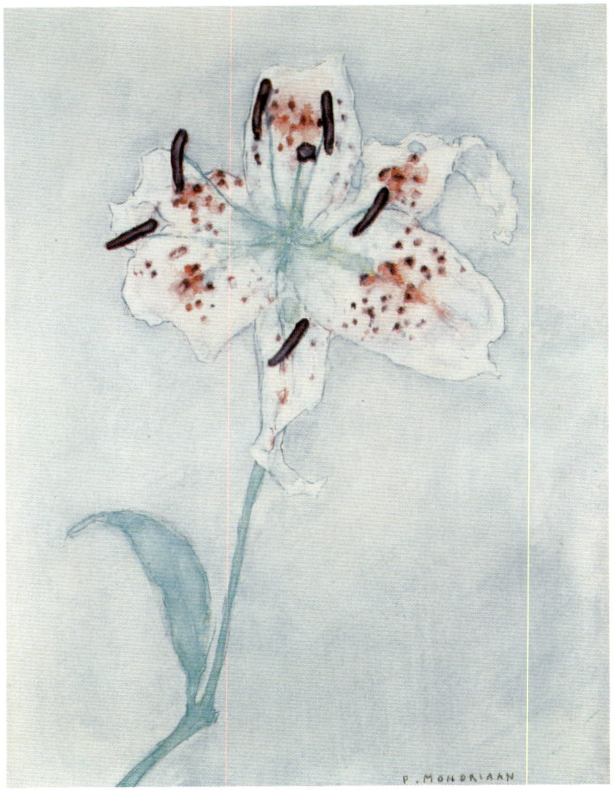

56. Piet Mondrian (1872-1944)
Lilie, nach 1921
Aquarell und Farbkreide, 24,9 x 19,3 cm
Den Haag, Gemeentemuseum

an der Staffelei malen, auf der eine Leinwand mit einem der Sonnenblumensträuße prangt (1888, Amsterdam, Rijksmuseum Vincent van Gogh). Andere hüten eifersüchtig Blumenbilder, in denen sich die malerische Genialität ihres Schöpfers zu erkennen gibt. Cézanne hängt das Blumenbukett von Delacroix (Abb. 47) über sein Bett, um es ständig vor Augen zu haben. Piet Mondrian (1872-1944), der Erfinder von Kompositionen, in denen sich die Orthogonalität eines Rasters mit einer auf drei Primärfarben reduzierten Farbskala verbindet, aus der das Grün streng ausgeschlossen ist, hält einen »geheimen Garten« verborgen: Während seines ganzen Lebens malt er zarte Aquarelle, die geradezu die Kehrseite seines »offiziellen« Œuvres bilden. Er hat sich von diesen Studien niemals getrennt, die ganz aus verschwimmenden Farbnuancen und grazilen Linien bestehen und somit der Strenge seiner Gemälde entgegengesetzt sind. Manchmal hat er sie an Freunde verschenkt und sie nur ausnahmsweise einmal gezeigt (Abb. 56).[39]

Die innige Beziehung, die sich in dem Interesse der Maler für die Blumen offenbart, sagt mehr als alle Worte über das Wesen dieser Malerei: Jedes Bukett als persönlich unternommene Wiedererschaffung der Natur ist in Wahrheit eine Metapher der Kunst.[40] Emil Nolde sagt nichts anderes, wenn er das Schicksal der Blume »emporsprießend, blühend, leuchtend, glühend, beglückend, sich neigend, verwelkend, verworfen in der Grube endend« mit dem des Kunstwerks vergleicht.[41]

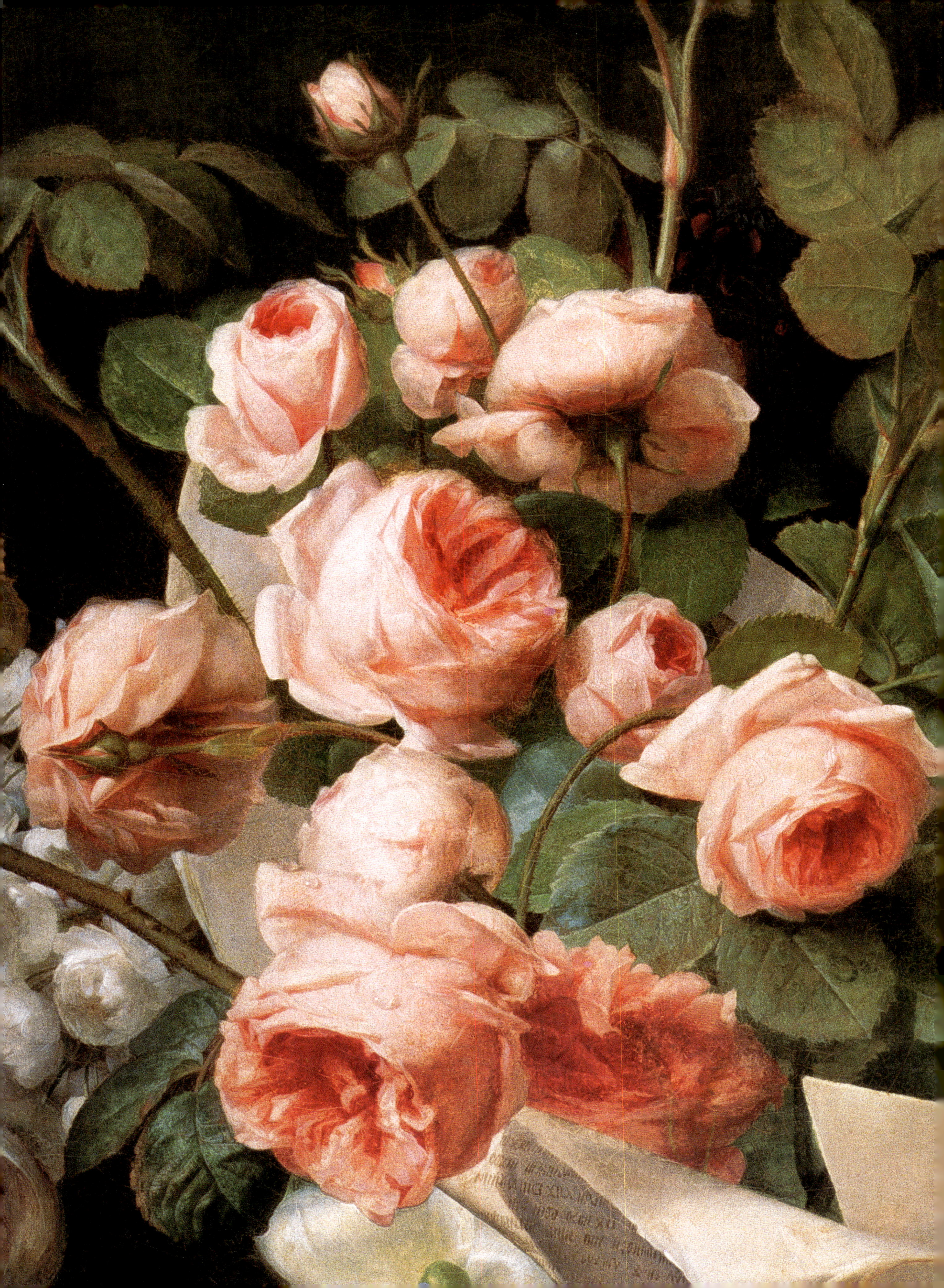

Vanitas-Blumen und Blumenmädchen: Die versteckte Symbolik in der Blumenmalerei

Vielfältige Symbolsysteme

Lange bevor die Maler daran dachten, ein von Insekten umgaukeltes Bukett in den Mittelpunkt ihrer Gemälde zu stellen, hatten die Blumen im Laufe der Jahrhunderte mannigfaltige symbolische Bedeutungen auf sich vereinigt. Jeder Pflanze war im Mittelalter – wenn nicht gar schon in der Antike – ein verborgener Sinn zugeteilt worden, der sich von ihren heilkräftigen Eigenschaften, der Etymologie ihres Namens oder sogar ihrer Gestalt ableitete. Die Nelke zum Beispiel war zum Symbol der Passion geworden, weil die Nagelform ihrer Blätter und Frucht an die Nägel erinnerten, mit denen Christus ans Kreuz geschlagen wurde. Sein anhaltender Duft macht den Rosmarin zu einem Sinnbild der Ewigkeit. Wurden diese beiden Pflanzen zusammen in eine Vase gesteckt, wie es eine kleine Bildtafel von Jacob van Hulsdonck (1582-1647) in einer Privatsammlung zeigt,[42] lag die Absicht des Malers mit Sicherheit darin, den Betrachter zu einer Meditation über das Opfer Christi zu bewegen. Tatsächlich sind die aus nur einer einzigen Blumenart bestehenden Buketts in den ersten Jahren des 17. Jahrhunderts außerordentlich selten und enthüllen aufgrund dieser Tatsache eine bestimmte Absicht, nämlich die, eine präzise Botschaft zu vermitteln oder eine wenig bekannte, kostbare Pflanzenspezies darzustellen. In manchen Fällen vermischt sich der religiöse Symbolismus mit anderen profanen oder heidnischen Traditionen, die dabei gewisse Aspekte aus dem christlichen Repertoire übernehmen. So wird die Rose der Jungfrau Maria, aber auch der antiken Göttin Venus zugeordnet, und je nach der Hand, die sie hält, wird sie zu einer Metapher der göttlichen Liebe oder der sinnlichen Leidenschaften. Ebenfalls mit einem ambivalenten Symbolismus aufgeladen, beschwört die Sonnenblume gleichzeitig die Andacht und Ergebenheit des Gläubigen zu Gott und die Treue des Liebenden zur Geliebten. Wie gebannt in den Anblick der Mohnblume versunken, die ihr gegenübersteht, könnte die stolze Sonnenblume in dem Bukett der Maria van Oosterwyck mit gleichem Recht auf die eine wie die andere dieser Bedeutungen verweisen (Abb. 57). Am Fuß der Vase kniet auf dem wohl zugehörigen Deckel eine zierliche Venus-Statuette. Mit besorgt-angespanntem Gesicht blickt die Göttin zu dem riesigen Blumenstrauß empor, der über ihr seine Blütenkronen ausbreitet,

Antoine Berjon
Rosen und andere Blumen, Muscheln, Haifischkopf und Versteinerungen (Detail aus Abb. 64)

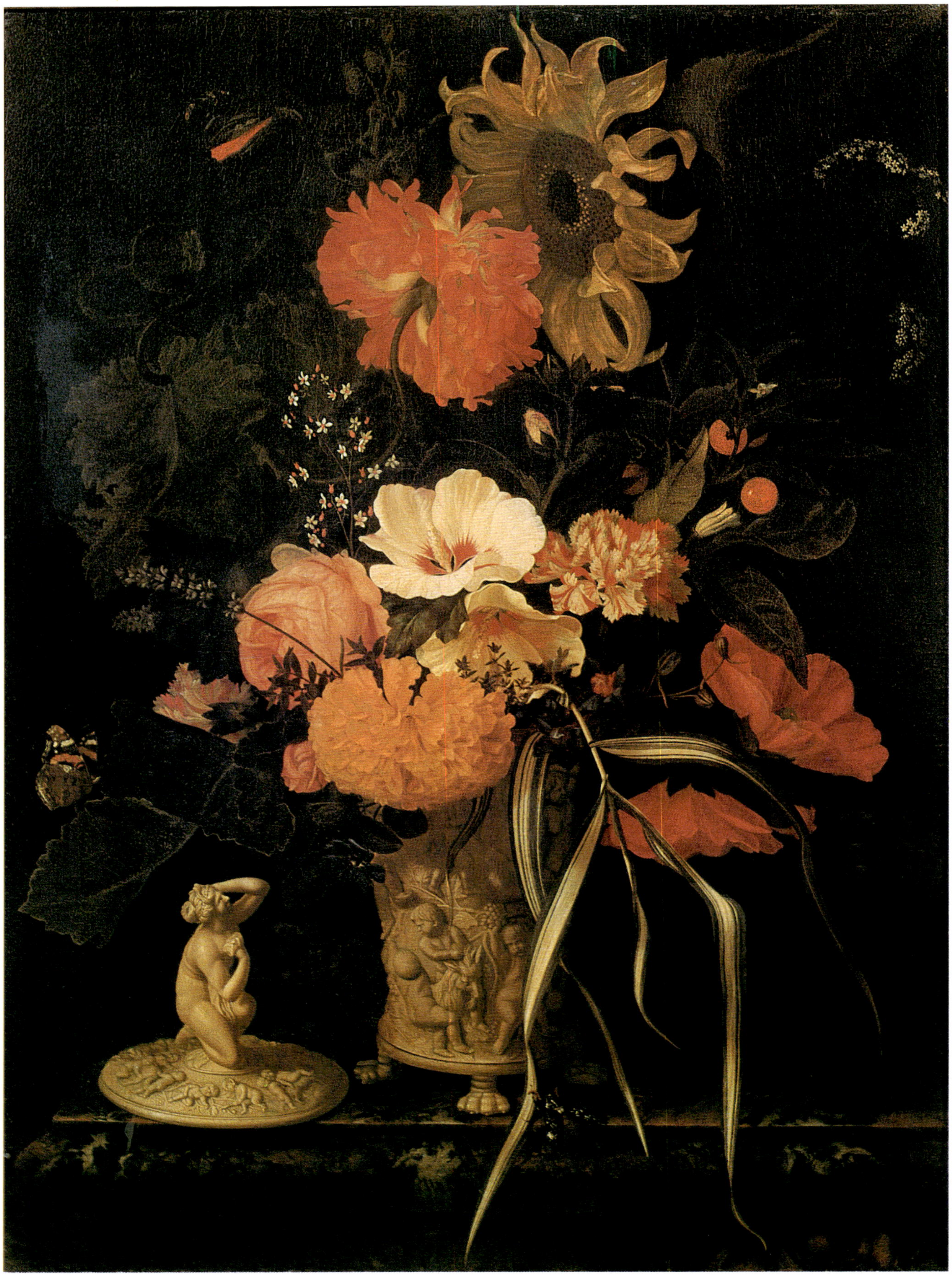

57. Maria van Oosterwyck (1630–1693)
Blumen in einer Vase mit Reliefdekor, ohne Datum
Öl auf Leinwand, 62 x 47,5 cm
Den Haag, Koninklijk Kabinet van Schilderijen »Mauritshuis«

so als hätte sie die Warnung, die von ihm ausgeht, nur allzu gut verstanden: Schönheit und Liebe, jene Eigenschaften, über die sie uneingeschränkt gebietet, sind ebenso rasch vergänglich wie die Blüten eines Buketts. Die moralisierende Gestimmtheit des Werkes wird durch den skulpturalen Dekor der Vase unterstrichen, der einen Reigen von Putten zeigt, die unter Weinstöcken mit einer Ziege herumtollen: eine der gebräuchlichen Anspielungen auf Ausschweifung und Wollust. Doch was wollte Maria van Oosterwyck ausdrücken, als sie ihre Komposition mit einer Sonnenblume bekrönte, sie, die nie verheiratet und eine sehr gottesfürchtige Frau war? Handelte es sich schlichtweg um eine Aufforderung, die Freuden der Liebe zu genießen, bevor es zu spät ist, oder wollte die Malerin ganz im Gegenteil deren Nichtigkeit im Vergleich zu der Unermeßlichkeit der göttlichen Liebe tadeln?[43]

Die Ambivalenz dieses allegorischen Vokabulars hindert uns zumeist daran, einem Blumengebinde eine einzige und unstrittige Interpretation zuzulegen. Wollten wir versuchen, das hinter jeder Blume eines Buketts vermeintlich verborgene Symbol zu identifizieren, um so eine von dem Maler ausgeklügelte hypothetische Botschaft zu rekonstruieren, wäre dies ein vergebliches Bemühen, denn nichts weist darauf hin, daß er die Blumen lediglich aufgrund ihrer spezifischen Bedeutungen gewählt hat. Wahrscheinlich ist vielmehr, daß der Betrachter des 17. Jahrhunderts, dem die Blumensymbolik vertraut war, meditative Erbauung aus der Besinnung auf die geheime Bedeutung bestimmter Blumen schöpfen konnte.

So sind es weniger die einzelnen Blumen als vielmehr das malerische Sujet an sich, manchmal auch bestimmte präzise Details oder eine bedeutungsvolle Zusammenstellung, die dem Werk seine mystische Schwingung verleihen. Es ist zum Teil der im Bukett enthaltenen Fülle an Bedeutungen zu verdanken, daß sich seine ersten Erscheinungsformen auf der Rückseite von Flügelaltärchen oder in den Marketerien darbieten. Anfang des 17. Jahrhunderts verwendet man das Blumenstilleben insbesondere in den Ländern Nordeuropas, um beim Betrachter eine innere Besinnung moralischer und religiöser Art auszulösen. Neben diesem theologischen Hintergrund ist es vor allem der Wunsch, der neuen, allzu prosaisch wirkenden Gattung Stilleben einen Anschein von Geistigkeit aufzuprägen, der ihre Konzeption begründet. Ob prunkvoll oder melancholisch – die von den Blumenbuketts vermittelten Lehren und moralischen Botschaften entwickeln und wandeln sich je nach dem Kontext, in dem sie stehen, und je nach den Beigaben, die sie begleiten.

Für lebensfrohe Gemüter ist die Schönheit der Blumen eines der zahlreichen Zeichen, in denen sich die Güte Gottes offenbart. Zu diesen optimistisch gesinnten Menschen gehörte der Erzbischof von Mailand, Federico Borromeo (1564-1631), dessen Kunstsammlung, die er 1618 seiner Stadt zum Geschenk machte, seine theologischen Vorstellungen veranschaulicht. Es ist kein Zufall, daß die Landschaften und Stilleben –

insbesondere die von Brueghel und Caravaggio signierten Gemälde – hier einen besonderen Platz einnehmen. Wie der Erzbischof selbst in seinen Schriften erklärt, ist die Kontemplation über die Natur ein Mittel, mit dem Schöpfer zu kommunizieren, der in jedem Ding gegenwärtig ist. Die überschwenglichen Buketts von Brueghel, Savery und Bosschaert stellen ihre mannigfaltigen Blüten vor allem deshalb zur Schau, um den Ruhm des göttlichen Künstlers um so besser verkünden zu können. In diesen Gemälden sind die Blumen im Augenblick ihrer schönsten Blüte eingefangen, ohne den Unbilden der Witterung und den Angriffen der Insekten ausgesetzt zu sein. Die Maler huldigen der Vielfalt der Schöpfung und komponieren ihre Buketts aus einer Unzahl von Blumenarten. Ungeachtet der Jahreszeiten lassen sie die Narzisse neben der Herbstzeitlosen, die Schwertlilie neben der Stockrose erblühen. Der hier gezeigte und der Werkstatt des Osias Beert zugeschriebene Strauß bezeugt diesen Geist mystischen Überschwangs (Abb. 58). Entzückt gleitet der Blick des Betrachters von Blütenblättern zu Schmetterlingsflügeln, von einem weißen Kelch zu einer roten Blütenkrone, unaufhörlich von neuen Wundern angezogen. Die erst kurz zuvor aus der Türkei importierten Tulpen mit ihren mannigfaltigen Streifenmustern und die flammenden Blüten der Kaiserkronen legen ebenfalls Zeugnis ab von dem außergewöhnlichen Reichtum der Pflanzenwelt, die Gott in seiner Freigebigkeit auf der Erde sprießen läßt.

Im kultivierten Kreis um den Kardinal Borromeo, wo die Lektüre der antiken Autoren ebenso gepflegt wird wie die Diskussion mit zeitgenössischen Theologen und Dichtern, zeichnet sich unter der Ägide Caravaggios und seiner Schule eine verhaltenere Tendenz ab. Statt die Betonung auf den Glanz und die Fülle der Schöpfung zu legen, preisen die Gemälde dieser Künstler mit ihren Arrangements von Blumen, Früchten und Gemüsen ein bescheidenes und frugales Leben, das sich mit den Gaben der göttlichen Vorsehung zu begnügen weiß. In dem Stilleben von Giovanni Martinelli scheint die Handvoll weißen Spargels, der auf einem groben Steinsims liegt, auf diese christlichen Tugenden anzuspielen (Abb. 59). Doch wie um daran zu erinnern, daß die Schlichtheit sich nicht zwangsläufig gegen die Anmut und die Schönheit wendet, hat der Florentiner Maler neben dem Spargel einen üppigen Strauß aus Rosen, Nelken, Pfingstrosen, Mohnblumen und Iris aus dem Schatten treten lassen – Blumen, die neben dem Gemüse in den Küchengärten gezogen wurden.[44] Diese aus Norditalien stammenden Stilleben wirken wie eine perfekte Antithese der holländischen *Vanitas*-Darstellungen. Während die einen ihre Körbe mit Früchten und Blumenbuketts zur Schau stellen, als wollten sie zum Genuß der einfachen Freuden des Lebens einladen, breiten die anderen ihre prunkvollen *Banketjes* (Frühstücks-Stilleben), ihre erlesenen Blumen, ihre an den Tod gemahnenden Requisiten aus, um die Verirrungen eines ausschweifenden Lebenswandels anzuprangern.

58. Werkstatt des Osias Beert (1580–1624)
Blumenstrauß, 1663
Öl auf Holz, 182 x 140 cm
Brüssel, Musées Royaux des Beaux-Arts

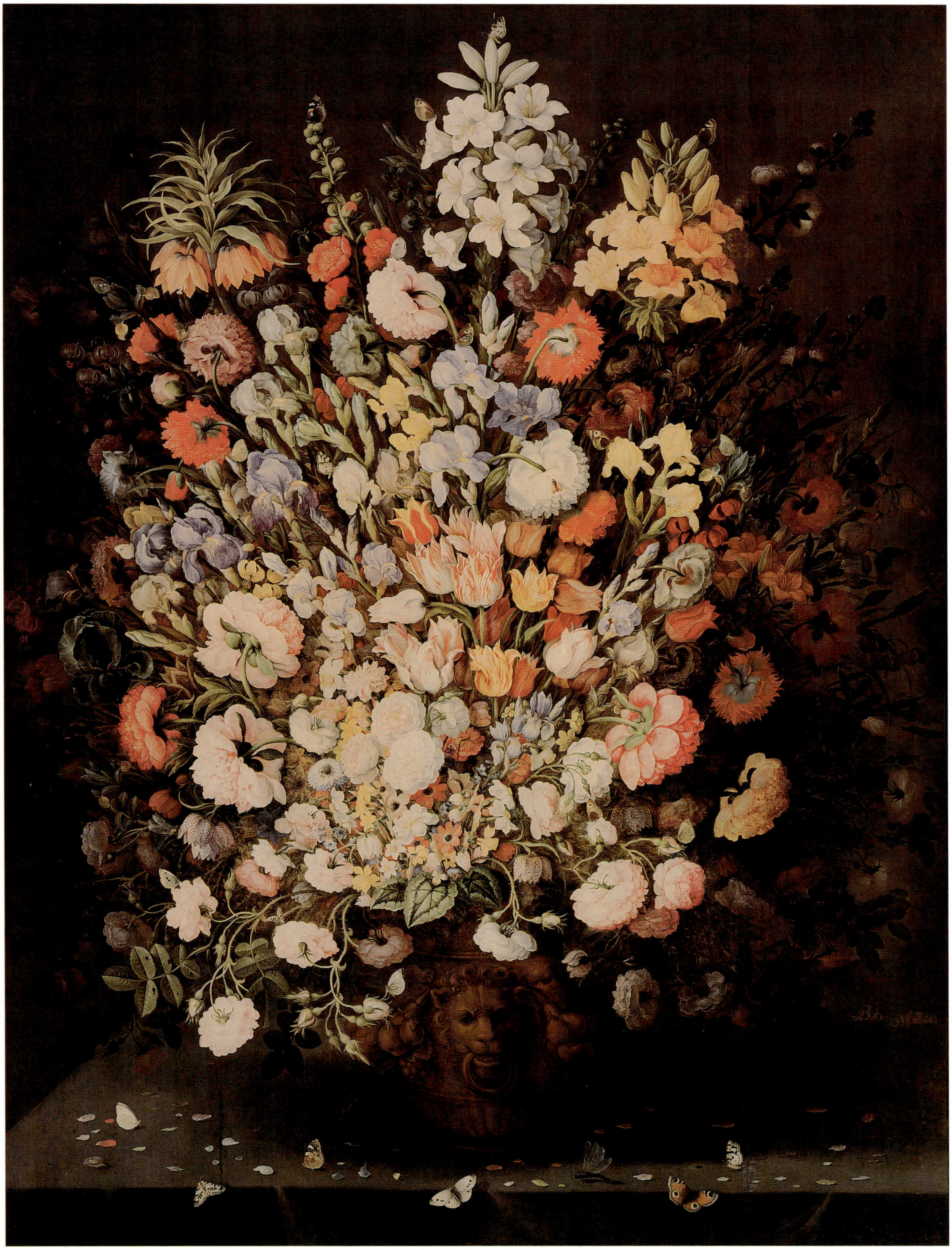

Als Sinnbilder der Schönheit der Welt verkörpern Blumen für andere den Aspekt der *Vanitas*, indem sie an die Vergänglichkeit alles Irdischen und an die Kürze der menschlichen Existenz erinnern. Ihre bezaubernden Farben, ihre verlockenden Düfte sind Metaphern der sinnlichen Vergnügungen, denen der Mensch alltäglich zu verfallen droht und die ihn nur allzu leicht von der christlichen Botschaft abzulenken vermögen. Am Fuß einer *Vanitas*-Darstellung hat Jan Brueghel eine an die Adresse des Betrachters gerichtete

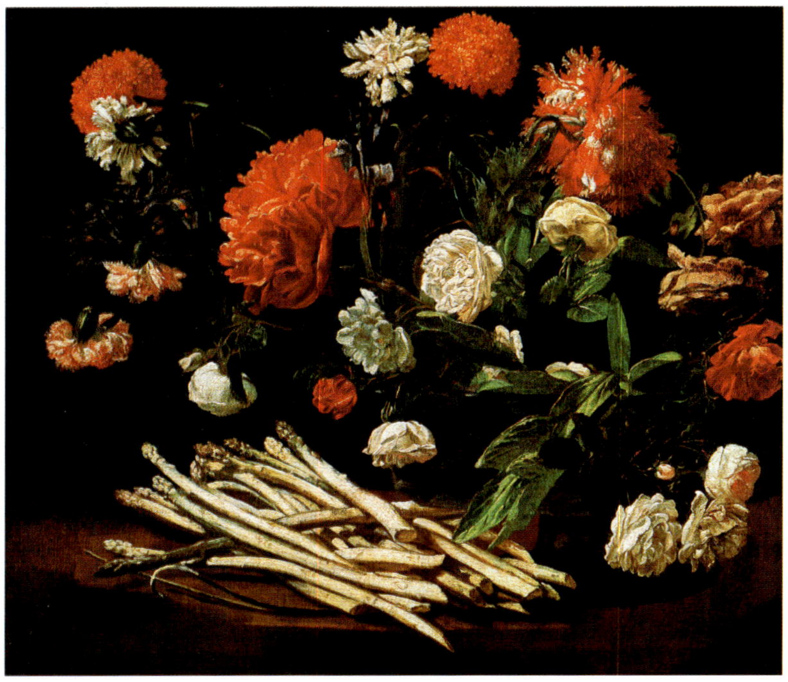

59. Giovanni Martinelli (1600/04-1659)
Stilleben mit Rosen, Spargel, Pfingstrosen und Nelken, 1645
Öl auf Leinwand, 59,4 x 69,8 cm
Florenz, Gallerie fiorentine

strenge Mahnung als Inschrift angebracht: »Warum betrachtest du diese Blume, die so schön erscheint und im Licht der Sonne so rasch verwelkt? Achte allein auf Gottes Wort, das ewig blüht. Ansonsten ist die Welt nichts.«[45] Die Abbildung eines Buketts gemahnt den Frommen daran, sich auf den Tod vorzubereiten und sich nicht in belanglosen und fruchtlosen Tätigkeiten zu verlieren. Die Zeit verschont nichts und niemanden, nicht einmal die schönsten Blumen der Schöpfung, die damit enden, daß sie ihre Blätter abwerfen und in Fäulnis übergehen. Der Strauß von Jacob van Walscapelle (Abb. 60) enthält Blumenkronen, die den Höhepunkt ihrer Blüte schon überschritten haben, wie etwa die Tulpe am Gipfel des Gebindes, die gerade ihre Blütenblätter zu verlieren scheint. Die Pflaumen zur Rechten sind überreif, und ein Insekt saugt von ihrem Saft, so daß ein Teil der reifen

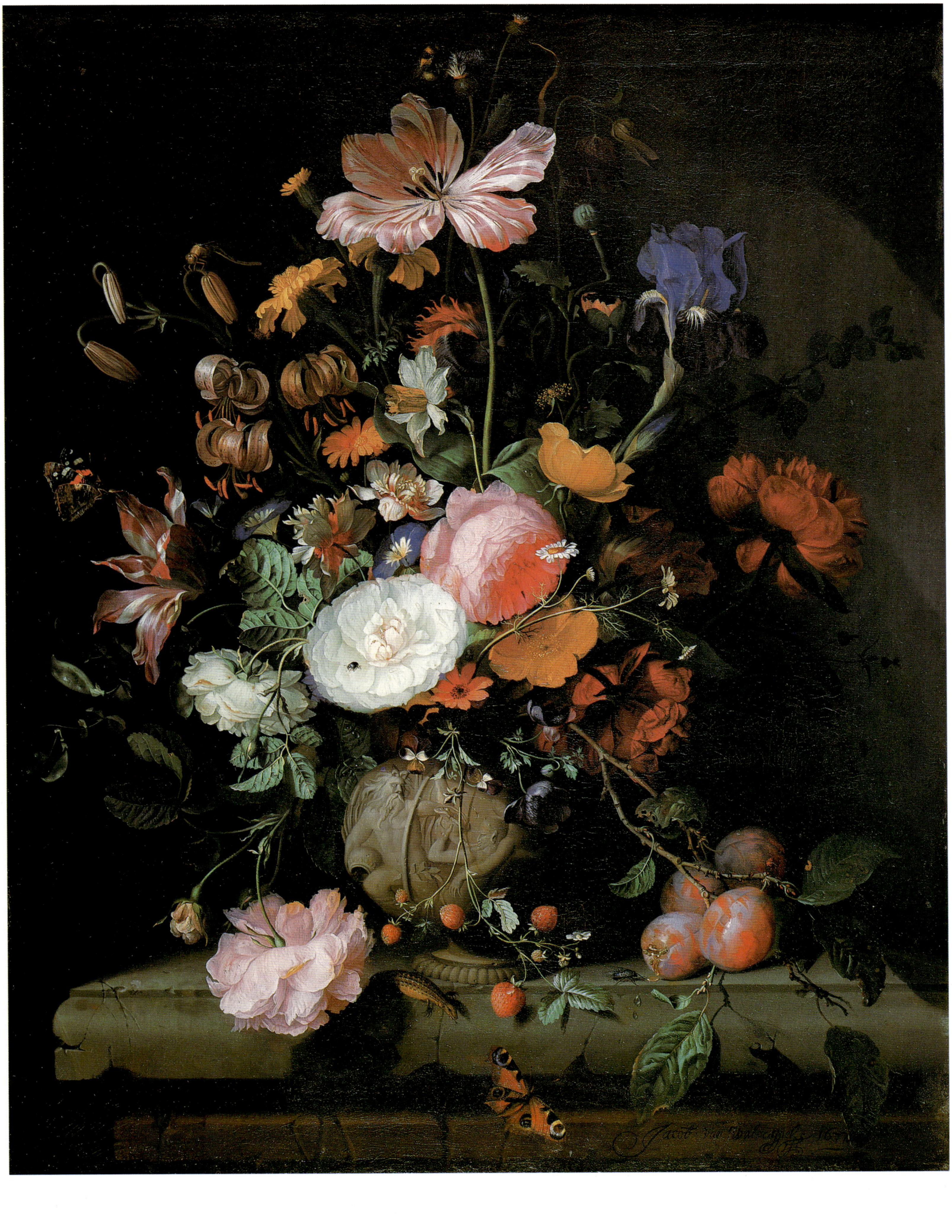

60. Jacob van Walscapelle (1644-1727)
Blumenstrauß in einer Steingutvase, 1677
Öl auf Leinwand, 72 x 58 cm
Frankfurt a. M., Städelsches Kunstinstitut

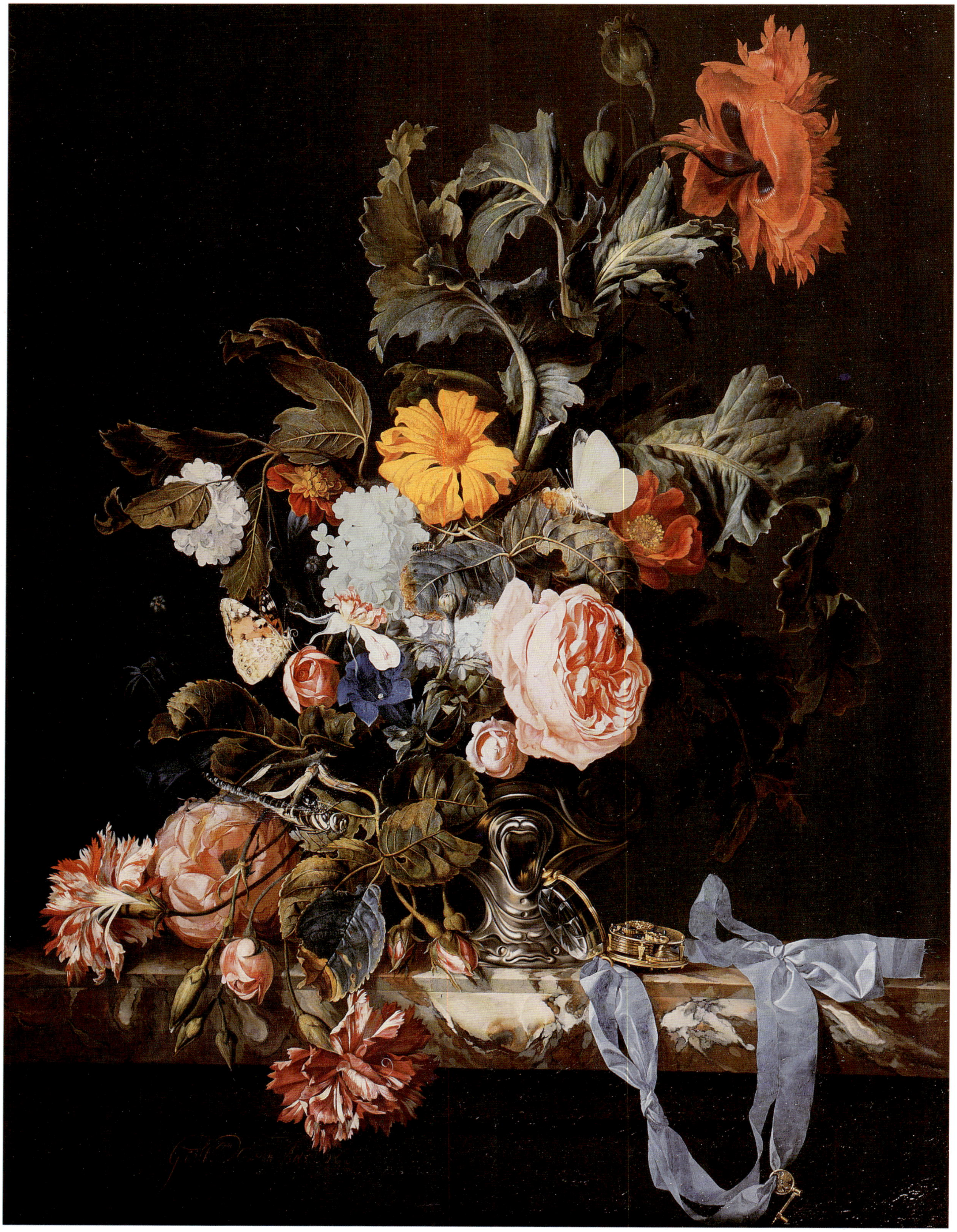

61. Willem van Aelst (1625/26 - nach 1683)
Blumenstilleben mit Uhr, 1663
Öl auf Leinwand, 62,5 x 49 cm
Den Haag, Koninklijk Kabinet van Schilderijen »Mauritshuis«

Frucht nach außen dringt. Sogar der Stein der Plinthe, der ja von Natur aus widerstandsfähiger ist als eine fragile Rose, wird von tiefen Rissen durchzogen. Die von der Fäulnis angelockten Insekten bekräftigen den moralischen Appell des Werkes, der insbesondere durch die Gegenwart von Eidechse und Schmetterling, die sich auf der dem Betrachter zugewandten Kante der Plinthe gegenüberstehen, bildhaft Gestalt annimmt. Als Symbole der Zersetzung (Eidechse) beziehungsweise der Auferstehung (Schmetterling) gemahnen sie an die Gefahren, denen die Seele des Christen im Laufe ihres Erdendaseins ausgesetzt ist. Willem van Aelst drückt in seinem *Blumenstilleben mit Uhr* einen ähnlichen Gedanken aus (Abb. 61). Das von den sinnlichen Arabesken der Stengel gefesselte Auge bemerkt nicht sogleich die Zeichen der Verwesung, die im Begriff sind, das üppige Bukett zu zersetzen. Vertrocknet, von den Insekten angenagt, haben sich die Blätter gelb und blaugrau verfärbt. Die verschiedenen Stadien der Rose – von den noch grünen Knospen bis zur vollen Blüte, von der nichts übrigbleibt als das verdorrte Herz – beschwören den Gedanken an die Lebensbahn des Menschen und ihr unerbittliches Ende, worauf auch die das Verrinnen der Zeit symbolisierende Uhr neben der Vase anspielt. Eine scharlachrote Mohnblüte, Blume des Schlafs und somit auch des Todes, beherrscht die Komposition. Die einzige hoffnungsvolle Note in diesem unter seinem bezaubernden Erscheinungsbild düsteren Werk sind die beiden Schmetterlinge und die Libelle als Sinnbilder des Seelenheils. Meisterhaft versteht es Willem van Aelst, den Blick des Betrachters einer moralisierenden Lesart des Gemäldes zuzuführen. Die schwungvolle Bewegung der großen Blätter lenkt zunächst die Aufmerksamkeit von der Mitte des Straußes ab, wo sich die symbolische Bedeutung in der geschickten Anordnung einiger Rosen verbirgt, die als Knospen oder voll erblüht dargestellt sind. Das Ende des Lebenszyklus, an das sie erinnern sollen, ist sogar bewußt verschleiert, um zuletzt entdeckt zu werden: Die entblätterte Rose – Sinnbild des Todes – verblaßt förmlich vor der strahlend weißen Blüte des Schneeballs. Als Manet seine Vase mit Pfingsrosen malt (Abb. 49), stehen sicherlich die holländischen Beispiele aus dem Goldenen Zeitalter vor seinem geistigen Auge, und auch der allgemeingültige Sinn dieses Bildes ist ihm zweifellos nicht entgangen. In seinem Gemälde stellt er »das Drama der Agonie« der Blume dar.[46] Gegen den Uhrzeigersinn gesehen, führen die Pfingstrosen seines Buketts den Kreislauf des Blühens und Verwelkens vor: rechts die Knospe, gefolgt von voll entfalteten roten und rosa Blütenbüscheln und von Blumenkronen mit den gelben Spuren des Verblühens und Verwelkens bis hin zu klebrigen abgefallenen Blütenblättern, die auf dem Tisch liegen.

In der Blume verdichten sich zahlreiche Begriffe, etwa die Vorstellung von der Vergänglichkeit der Schönheit, der Kürze des Lebens oder des überflüssigen und eitlen Prunks, und so wird sie zur Begleiterin von Totenkopf, Sanduhr, Kerze, Spiegel oder Spielkarten aus dem klassischen Repertoire der *Vanitas*-Darstellungen. Den Gedanken von der

Nichtigkeit und Eitelkeit allen Wissens oder materiellen Besitztums nehmen zahlreiche Darstellungen auf – etwa das Stilleben von Meiffren Conte (Abb. 33) –, doch stellen sie auch die Zeitlichkeit der Vergnügungen und der sinnlichen Leidenschaften heraus, auf die Maria van Oosterwyck anspielt (Abb. 57).

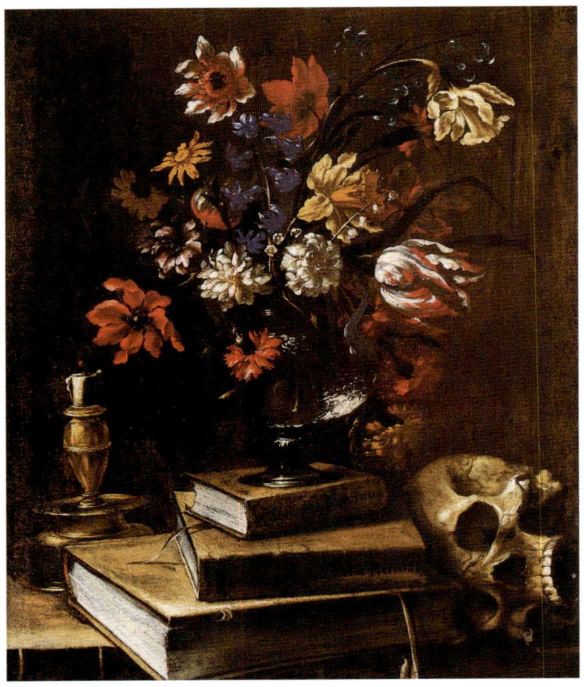

62. Anonymer Neapolitaner
Vanitas-Darstellung mit Büchern und Totenkopf,
2. Hälfte 17. Jahrhundert
Öl auf Leinwand, 61 x 50 cm
Nantes, Musée des Beaux-Arts

In diesem Kontext spielen die Blumen nicht mehr die Hauptrolle, sondern fungieren nur mehr als simples Beiwerk. Das Bukett, das sich in dem Gemälde des neapolitanischen Malers im Musée des Beaux-Arts von Nantes (Abb. 62) in einem Kristallglas auf drei in Pergament gebundenen Büchern erhebt, scheint die Lektüre dieser Werke und damit die Buchgelehrsamkeit zu verdammen, könnte diese doch den Geist von seiner Hauptsorge, der Meditation über die Letzten Dinge, abhalten, mit anderen Worten: ihn das *Memento mori* vergessen lassen. Während der Totenkopf an das Schicksal des Körpers nach dem Tod gemahnt, ist die Wachskerze eine Metapher der menschlichen Existenz, die sich im Leben verzehrt und in einem letzten Hauch verlöscht. Derartige aus Bibelsprüchen abgeleitete Bildaussagen waren im 17. Jahrhundert zu regelrechten Gemeinplätzen geworden: »Denn alles Fleisch ist wie Gras und alle seine Herrlichkeit wie des Grases Blume. Das Gras ist verdorrt und die Blume abgefallen, aber des Herrn Wort bleibet in Ewigkeit.« (1. Petrus, 24, 25) – »Er (Gott) gibt die Fürsten preis, daß sie nichts sind... Kaum sind sie ge-

63. Roelandt Savery (1576-1639)
Blumenstrauß, 1624
Öl auf Holz, 130 x 80 cm
Utrecht, Centraal Museum

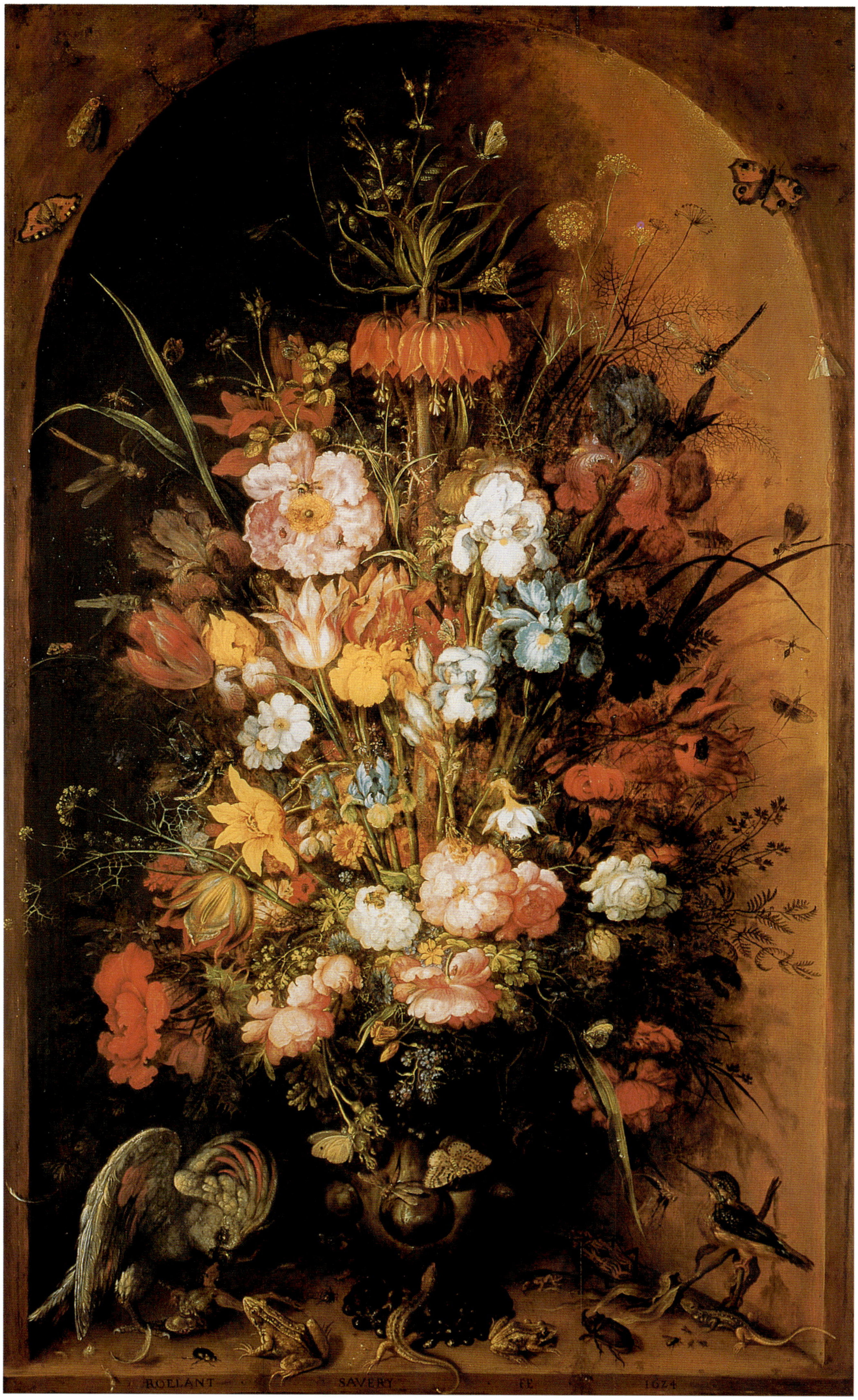
ROELANT SAVERY FE 1624

pflanzt..., da läßt er einen Wind über sie wehen, daß sie verdorren, und ein Wirbelsturm führt sie weg wie Spreu.« (Jesaja 40, 23, 24).[47]

Als unerläßliche Begleiter der Blumen haben die Insekten nicht nur eine belebende, ihre natürliche Frische betonende Funktion, sondern werden auch zu Trägern symbolischer Bedeutungen und Botschaften. Die starke Präsenz von Fliegen, Schmetterlingen, Käfern und dergleichen in bestimmten Bildern erzeugt indessen einen seltsam unangenehmen Eindruck. In dem großformatigen Gemälde von Roelandt Savery vermag das Auge all das Getier, mit dem der Maler das Bukett umgibt, kaum zu erfassen (Abb. 63). Auch abgesehen von dem Vogel in der linken unteren Bildecke, der gerade im Begriff ist, einem Frosch den Garaus zu machen, reicht das Gewimmel der Insekten aus, die Schönheit des Buketts zu trüben. Dieser Eindruck verstärkt sich noch weiter im Detail der Rose mit dem gelben Blütenstand, die das Bukett bekrönt und gleichzeitig von einer Hummel, einem Marienkäfer und einer Mücke angeflogen wird. Es ist übrigens nicht selten, daß gerade die reine weiße Rose in den Buketts das bevorzugte Ziel der Fliegen ist, die sich als Symbol von Fäulnis und Verderben *par excellence* verstehen. Der Betrachter von Saverys Gemälde sieht sich widersprüchlichen Empfindungen ausgesetzt: Zunächst von Staunen über die Anmut und Zartheit dieser Blumen erfüllt, prallt er vor der Häßlichkeit, die sie begleitet, erschreckt zurück. Zwar findet diese Auffassung im Sinne der *Vanitas*-Darstellung ihre Rechtfertigung, sie könnte sich aber ebensogut auf antike Quellen berufen. So verweist Aristoteles in seiner *Poetik* auf die Ambivalenz von Sujets, deren Betrachtung trotz widerwärtiger Aspekte einen gewissen Reiz hervorruft: »Was wir nämlich in der Wirklichkeit nur mit Unbehagen anschauen, das betrachten wir mit Vergnügen, wenn wir möglichst getreue Abbildungen vor uns haben, wie etwa die Gestalten von abstoßenden Tieren oder von Leichnamen«.[48] Es ist durchaus denkbar, daß bestimmte Künstler – zum Beispiel Savery, aber auch Balthasar van der Ast oder Peter Binoit (1590/93-1632) – ihre Bukettdarstellungen durch die diskrete Bezugnahme auf diesen humanistischen Fundus bereichert haben.

Wenngleich die eigentliche Blütezeit der *Vanitas*-Darstellungen nur von kurzer Dauer war, wird dieser Aspekt von den Stillebenmalern bis ins 20. Jahrhundert weiter verfolgt und in vielfältigen Anspielungen ausgeschöpft. Der in Lyon wirkende Maler Antoine Berjon nimmt die Empfindung der Romantiker vorweg, wenn er den Betrachter mit dem skelettierten Maul eines Hais konfrontiert, das unvermittelt neben den Frühlingsblumen klafft (Abb. 64). Wie um das Abstoßende dieses Motivs noch zu steigern, hat er ihm mit malerischem Kalkül eine rosa und perlmuttglänzende Muschel zur Seite gelegt, die der grauen und fauligen Fischhaut die porzellanhafte Zartheit ihrer Schale entgegensetzt. Indessen beschränkt sich die Anleihe, die Berjon bei den holländischen Stilleben macht, lediglich auf die präzise und polierte Maltechnik. Keine Beschwörung der *Vanitas*, der

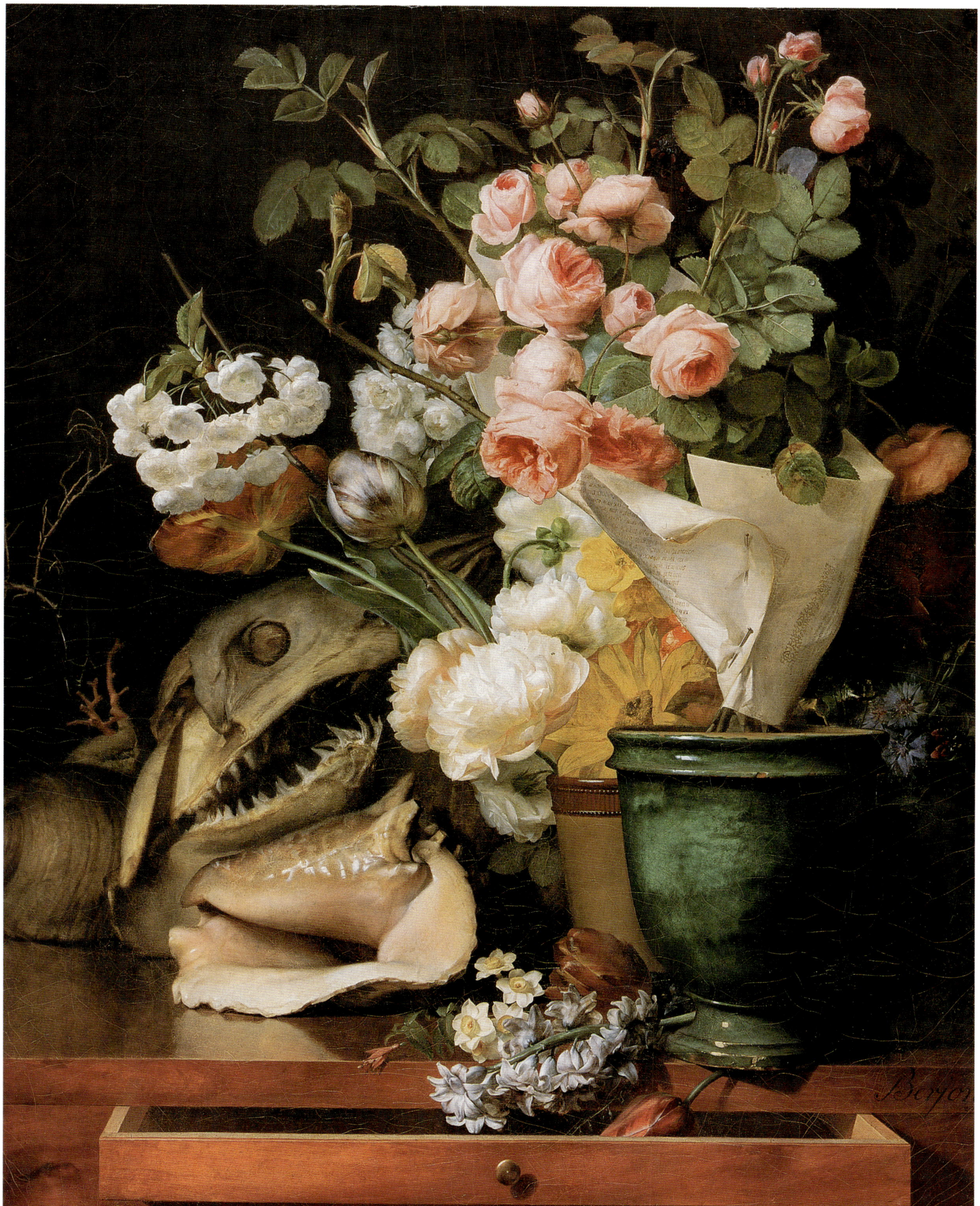

64. Antoine Berjon (1754-1843)
Rosen und andere Blumen, Muscheln, Haifischkopf und Versteinerungen, 1819
Öl auf Leinwand, 107,7 x 87,4 cm
Philadelphia, Philadelphia Museum of Art

Nichtigkeit alles Irdischen, schimmert durch dieses Werk, in dem der schreckenerregende Schädel weniger im Sinne des symbolischen Totenkopfes zu verstehen ist als vielmehr die Tendenz zur Erzeugung einer poetischen und unheilverkündenden Atmosphäre zu erkennen gibt.[49] Diese Thematik läßt sich bis zu dem österreichischen Maler Oskar Kokoschka verfolgen, der sich derselben Triebkraft bedient, um eine emotionale Spannung hervorzurufen. In seinem *Stilleben mit totem Hammel, Schildkröte und Hyazinthe* (Abb. 65) wird das

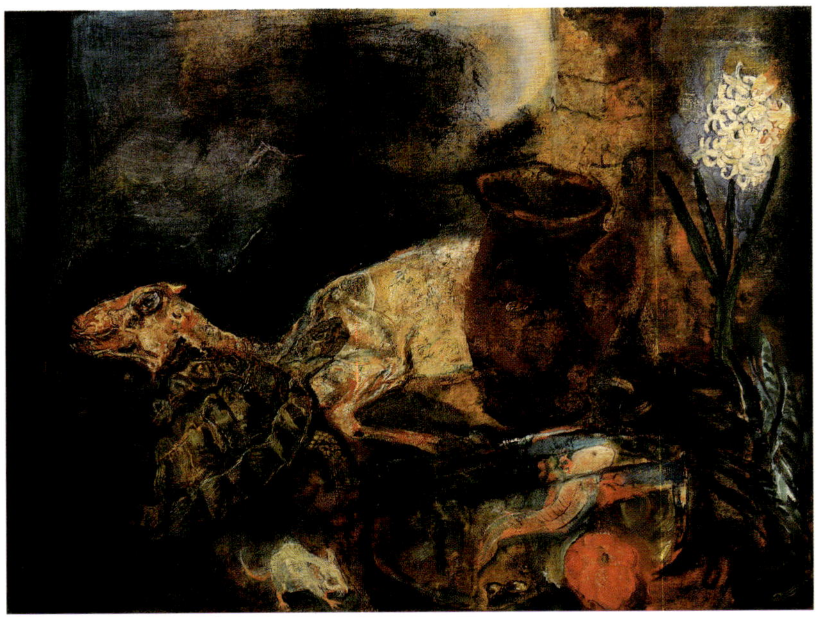

65. Oskar Kokoschka (1886-1980)
Stilleben mit totem Hammel, Schildkröte und Hyazinthe, 1910
Öl auf Leinwand, 87 x 114 cm
Wien, Österreichische Galerie im Belvedere

bislang gewahrte Gleichgewicht zwischen Fauna und Flora durchbrochen. Trotz ihrer strahlend weißen Farbe, die den Blick auf sich zieht, kann die Blume das Unbehagen nicht mildern, das mit der beunruhigenden Zusammenstellung einer rotäugigen Maus mit einem Fisch in seinem Aquarium, einer Schildkröte und einem enthäuteten Hammel auf den Betrachter übergreift. Die Farbe, die den kleinen Blütenkelchen Form verleiht, ist dieselbe, die das Fleisch, das Fell und die Schuppen naturgetreu modelliert und die in der düsteren Atmosphäre des Bildes Pflanze und Tier, Leben und Tod unauflöslich miteinander verbindet.

Anfang des 19. Jahrhunderts erscheinen in Frankreich Bücher über die Geheimnisse der Blumensprache, die sich großer Beliebtheit erfreuen und ein neu aufflammendes Interesse für die Blumensymbolik bewirken, welche im Lauf der Zeit an Prägnanz verloren

66. Jean-François van Dael (1764-1840)
Le Tombeau de Julie (Das Grabmal Julies), 1803/04
Öl auf Leinwand, 198 x 150 cm
Rueil-Malmaison, Musée National des Châteaux de Malmaison et de Bois-Préau

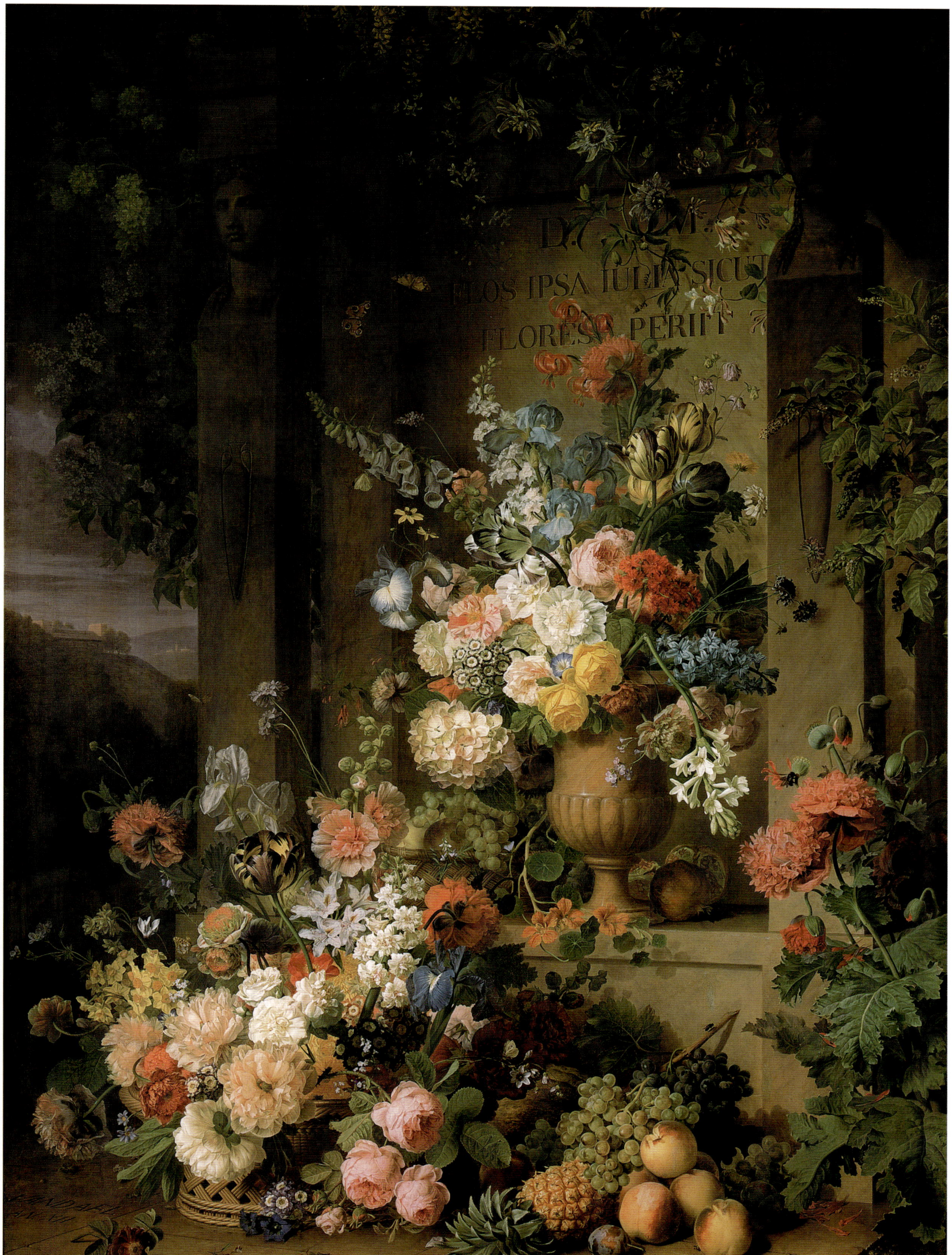
IPSA
SICUT
PERIIT

hatte. Die häufig von weiblichen Autoren – wie Madame de Genlis oder Charlotte de Latour – verfaßten lexikalischen Publikationen erklären mit größter Genauigkeit die verborgene Bedeutung jeder Pflanze. Anhand dieses Vokabulars der Blumensprache kann sich nun jeder kundig machen und ein Bukett zusammenzustellen, das dem Empfänger gleich einem Liebesbrief bestimmte Botschaften vermittelt. Eine Rose mit all ihren Blättern und Dornen bedeutet: »Ich fürchte, aber ich hoffe«; ihrer Dornen beraubt, sagt die Rose: »Sie dürfen alles hoffen«; und ohne ihre Blätter: »Alles ist zu befürchten«.[50]

Weit entfernt von den erbaulichen Lehren der Blumensträuße des Barockzeitalters, stehen die Botschaften dieser profanen Buketts im Dienst privater Herzensangelegenheiten; sie sind Unterpfand der Freundschaft und Kindesliebe, Liebeserklärung und galante Gabe beim Stelldichein. Da die durch die sehr verbreiteten und immer wieder neu aufgelegten Buchpublikationen dechiffrierte Geheimsprache das gesamte Jahrhundert hindurch erfolgreich ist, verfehlt sie auch nicht, einen mehr oder weniger deutlichen Einfluß auf die künstlerische Produktion auszuüben. In gewissen für den engsten Zirkel um Napoleon und Joséphine geschaffenen Werken – wie etwa dem prunkvollen Gemälde *Le Tombeau de Julie* von Jean-François van Dael (Abb. 66) – wird diese Symbolsprache sogar wörtlich umgesetzt. Die Kritiker des Salons von 1804 beglückwünschen den Künstler, »es verstanden zu haben, das Interesse auf eine Gattung zu lenken, die dessen bis zu diesem Augenblick ermangelte«. Damit revidieren sie ihr Vorurteil gegen die Blumenmalerei, der seit ihren Anfängen nachgesagt wurde, ein nichtiger Zeitvertreib zu sein. Angesichts dieser Vision des von Blumenkaskaden geradezu überwucherten Grabes der jungverstorbenen Julie d' Angennes, der ältesten Tochter der Marquise de Rambouillet, gefallen sie sich darin, aus den Blüten eine stumme Klage zu lesen: »[...] Der Flieder, Symbol des Frühlings, die Blüten des Schneeballs, Embleme der Arglosigkeit und Unverdorbenheit, blühen auf dem Gipfel des Kenotaphs; das Geißblatt, Wahrzeichen der Freundschaft, wie schmiegt es sich an! Wie blüht es weiter auf diesem Grab! Und hier die auf jene Stufe gestellte, mit erlesenen Blumen gefüllte Vase. Aber was ist das? Der Stengel dieser duftenden weißen und kaum erblühten Tuberose ist geknickt. Ach! Sehen Sie denn nicht, daß dies das Sinnbild Juliens ist?«[51]

Am Ende des Jahrhunderts ist der Einfluß dieser verschlüsselten Sprache der Blumenbilder noch in dem malerischen Œuvre des belgischen Symbolisten Fernand Khnopff lebendig. Die Interpretation seines Gemäldes mit dem Titel *Eine Hortensie* (Abb. 67) beruht auf der dem Kodex entsprechenden Bedeutung dieser Pflanze als Symbol beständiger Liebe und gleichzeitig der Frigidität.[52] Im Vordergrund auf einem gestärkten Tischtuch aufgebaut, weist die leicht vom Zentrum nach rechts verschobene Hortensie enge Entsprechungen mit der Figur der im Hintergrund des Zimmers sitzenden Frau auf. Die

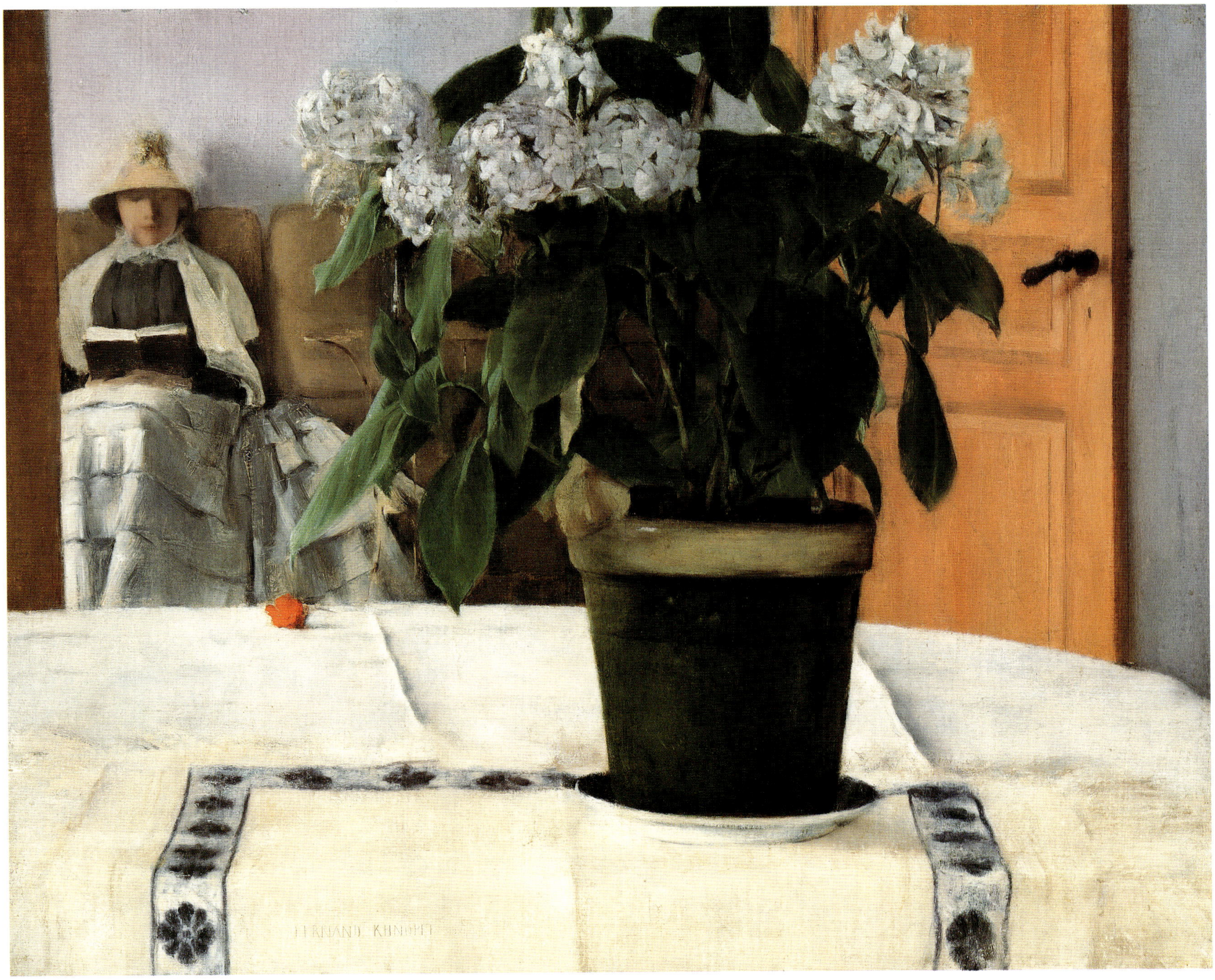

67. Fernand Khnopff (1858-1921)
Eine Hortensie, 1884
Öl auf Holz, 48 x 60 cm
Brüssel, Collection Maurice Tzwern

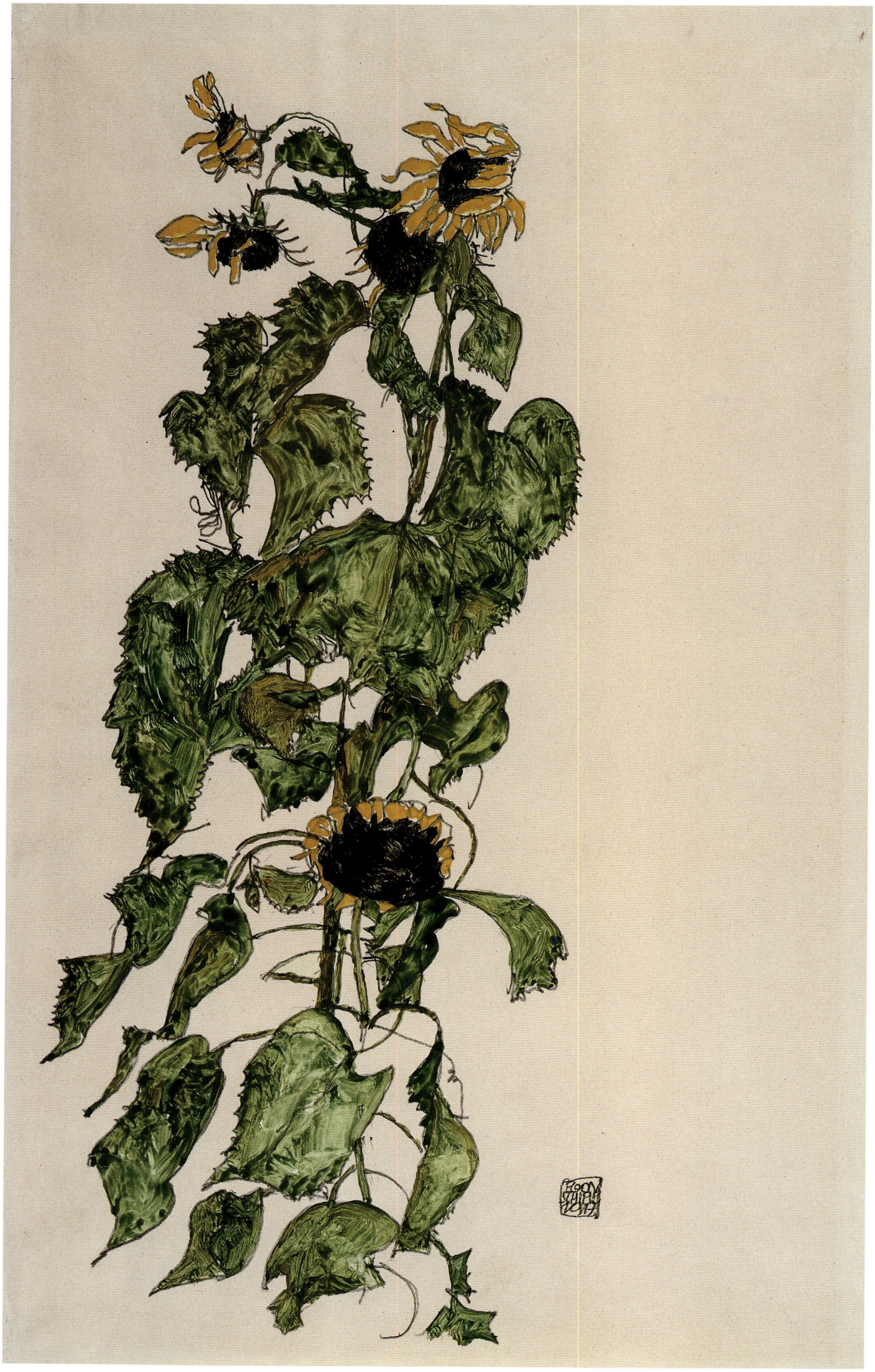

Blütenblätter zeigen dieselbe graue, ins Bläuliche spielende Farbe wie das Kleid mit dem Rüschen; ein Blatt zur Linken, dessen Grün im harten Tageslicht in Weiß übergeht, verschmilzt mit dem hellen Stoff. Außer diesen chromatischen Affinitäten wird auch durch die Symbolik der Hortensie eine Wechselbeziehung zwischen der Blume und der Frau hergestellt. Vergraben in ihre Gewänder, verschanzt hinter der Krempe ihres Hutes, versunken in ihre Lektüre, scheinen sich in ihrer Gestalt Selbstbezogenheit, mißtrauische Zurückhaltung und kühle Distanz zu verkörpern. Als einzige dissonante Note des Gemäldes tritt eine kleine Rose von intensivem Rot – Abbild der Liebe und der Sinnenfreude – zwischen die Lesende und die Pflanze im Vordergrund und erzeugt einen vibrierenden Kontrapunkt in der ambivalenten Atmosphäre zurückhaltender Kühle, die das Bild beherrscht.

Dieser kodifizierten Geheimsprache der Blumen, die immer wieder beliebig wiederholt und durchgespielt wird, ziehen andere Künstler ihre eigene intime und persönliche Symbolik vor. In einem 1913 an den Sammler Franz Hauer geschriebenen Brief erklärt der Wiener Maler Egon Schiele: »[...] meine Bilder sind Visionen der Landschaft. Hauptsächlich beobachte ich jetzt die körperliche Bewegung von Bergen, Wasser, Bäumen und Blumen. Überall erinnert man sich an ähnliche Bewegungen im menschlichen Körper, an ähnliche Regungen von Freuden und Leiden in den Pflanzen.« Und er fährt fort, daß ihm die Malerei allein nicht mehr genüge; er wisse nun, daß die Farben es ihm erlaubten, Wesenszüge zu schaffen. Im tiefsten Inneren, mit Herz und Seele, vermöge er einen Herbstbaum mitten im Sommer zu empfinden. Diese Melancholie sei es, die er malen möchte.[53] Sein Bestreben artikuliert sich seit den Jahren um 1910 in der reichen Serie der Sonnenblumen (Abb. 68). Mit ihren großen Blättern, die schwer von den schwachen Stengeln herabhängen, und ihren kleinen zerzausten Köpfen erinnern diese Blumen an schlacksige menschliche Gestalten. Schieles Blütensonnen sind erloschen. Verwelkt und vertrocknet an der Pflanze hängend, gemahnen sie nicht an die hochsommerliche Fülle einer fruchtbaren Natur, sondern an die Verletzungen, die ihnen ein früher Herbst zugefügt hat, und drücken dasselbe Mißbehagen aus, das von seinen Aktdarstellungen und Portraits ausgeht. Die gewohnte symbolische Bedeutung der Sonnenblume, wie sie zum Beispiel im Œuvre von Maria van Oosterwyck enthalten ist, hat in Schieles Konzept keinen Platz mehr, denn wie viele Künstler nach ihm erfindet er seine eigene metaphorische Sprache und läßt jenes altgediente symbolische Vokabular unbeachtet, das sich im Zuge der wachsenden Vorliebe für das Dekorative schnell erschöpft hat.

68. Egon Schiele (1890-1918)
Sonnenblumen, 1917
Bleistift, Aquarell und Deckfarben auf Japanpapier, 45,9 x 29,8 cm
Wien, Graphische Sammlung Albertina

Parallel zu der symbolischen Befrachtung der Blumenmalerei zeichnet sich seit der Mitte des 17. Jahrhunderts eine entgegengesetzte Tendenz ab, die eine profane Sensibilität offenbart. Die anmutige Eleganz der Buketts, die Mannigfaltigkeit ihrer Farben, die Originalität der Arrangements statten diese Malerei mit einer höchst verführerischen Kraft aus, die schließlich Schritt für Schritt die »durch die Blume« gesagten moralisierenden Andeutungen zudeckt. Das Beiwerk, das die allegorische Lesart der Werke zu untermauern pflegte – wie zum Beispiel die leeren Schneckenhäuser und Muscheln –, schmückt nun die Umgebung der Vasen. Die weltliche Ausstrahlung, die sich nach und nach der Bildgattung bemächtigt, reflektiert recht eigentlich die wachsende Blumenbegeisterung der Europäer. Von »Pflanzenjägern« von den entferntesten Winkeln der damaligen Welt als Trophäen mitgebracht und als geglückte Ergebnisse von Pflanzenveredelungen aus den Baumschulen und Gärtnereien hervorgegangen, vermehren sich die Pflanzengattungen in einem schwindelerregenden Rhythmus. Der Blumenmarkt weitet sich im Lauf des 18. Jahrhunderts derart aus, daß nun auch die Bürger der Städte ebenso wie die Landbewohner damit beginnen, eigene Gärten anzulegen und mit blühenden Blumenrabatten zu schmücken. In diese Epoche fällt auch die Erfindung der Vase als ein spezifisch zur Aufnahme von Schnittblumen bestimmtes Gefäß, das den bis dahin zu diesem Zweck verwendeten schlichten Krug ersetzt. Auf das Fensterbrett oder ein Möbelstück gestellt, tritt das Bukett an die Stelle des aus dem Mittelalter übernommenen Pflanzenschmucks: der Blumengirlanden, die man von den Wänden herabhängen ließ oder um die Tische schlang, und der Blütenblätter, die auf den Boden gestreut wurden. Gleichzeitig erobert die Blumendarstellung neue Gebiete der Alltagswelt. Seit dem Ende des 16. Jahrhunderts steigern aus Indien und Ostasien importierte Textilien und andere exotische Waren die Beliebtheit der farbigen floralen Motive. Innerhalb einiger Jahrzehnte »schwor alle Welt, von der größten Modedame bis zur geringsten Köchin nur auf die indischen Stoffe, die bei der Dekoration von Salons, Zimmern und Alkoven wahre Triumphe feierte, während das Porzellangeschirr aus China in den Boudoirs prangte«.[54] Dem Girlandenschmuck der Renaissance folgen im 17. Jahrhundert die reich mit Körben und blumengefüllten Vasen verzierten Wandtäfelungen, mit denen Pariser Stadtschlößchen und Herrenhäuser in der Provinz ausgestattet werden, wie es noch heute das vergoldete Kabinett von Schloß Ancy-le-Franc in Burgund oder das Blaue Kabinett der Marquise de Sablé in Montourtier (Château de Thuré) im Département Mayenne veranschaulichen. In der Folgezeit werden auch Gemälde in den Dekor der Appartements einbezogen und finden mit Zierleisten eingefaßt als Supraporten oberhalb von Türen oder Kaminen Platz. Jean-Baptiste Monnoyer (1634-1699) und Jean-Baptiste Blin de Fontenay (1653-1715), die großen Blumenmaler aus der Regierungszeit Ludwigs XIV., schaffen zahlreiche Bilder für Versailles, Marly, Trianon, Chaville. Viele Werke aus dieser Epoche, die in unseren Tagen isoliert ausgestellt werden und wie Staffeleibilder wirken, sind eigentlich Fragmente aus verschollenen Wanddekorationen. Von Italien bis Österreich schwimmen die fürstlichen Gemächer geradezu in Blumenmustern, ganz nach dem Vorbild des Boudoirs der Königin Marie-Antoinette im Schloß von Fontainebleau, wo dieses Meer von Blüten kein Fleckchen unbedeckt gelassen hat.

Die engen Bande zwischen der Blumenmalerei und dem dekorativen Innendekor bleiben auch im darauffolgenden Jahrhundert fest geknüpft: Eugène Delacroix präsentiert im Salon von 1849 Blumenbilder, die zur Ausstattung eines Speisezimmers bestimmt sind; Claude Monet bemalt 1883 für den Pariser Kunsthändler Paul Durand-Ruel die Türen eines den Vier Jahreszeiten gewidmeten Salons mit Chrysanthemen; Odilon Redon verbringt die letzten fünfzehn Jahre seines Lebens damit, große dekorative Raumausstattungen für private Auftraggeber zu schaffen: »Ich bedecke die Wände eines Speisezimmers mit Blumen, Blumen aus dem Traumreich, zusammen mit einer imaginären Fauna: das Ganze auf großen Tafeln, die ein wenig mit allem behandelt werden: Tempera, Aolin, Öl, sogar Pastell ...«[55]

Diese mit den Jahren erlangten künstlerischen Freiheiten sollten sich auch auf die Entwicklung der Blumenmalerei auswirken. Der Haltung bewundernder Faszination, die in der Anordnung der ersten Buketts zum Ausdruck kommt, folgt eine lässigere, von den Erfordernissen des dekorativen Effekts inspirierte Einstellung. Die gegen das samtige Schwarz des Grundes sorgfältig angeordneten feierlichen Blumensträuße von Brueghel, Savery oder Bosschaert, deren Gemälde gleich edelsteinbesetzten Reliquienschreinen schimmern, wirken auf den Betrachter wie magische Erscheinungen. Nichts darf von der ehrerbietigen und bewundernden Kontemplation dieser seltenen und neu entdeckten Pflanzenarten ablenken, die damals nur einige Privilegierte in ihren Gärten hegten. Die Art ihrer Darstellung begünstigt diesen Wunsch nach aufmerksamer und genauer Betrachtung, denn die Blütenblätter berühren einander nur ganz leicht, Überlappungen vermeidend, um von dem noch allzu wenig bekannten Erscheinungsbild der Blumen nichts zu verschleiern. Die Insekten als diskrete und stille Besucher der Blumenkelche führen, so winzig und putzig sie auch sein mögen, das einzige Zeichen bewegten Lebens in dieses pflanzliche Universum ein. In dem Beiwerk des Buketts verkörpert sich metaphorisch ein Abglanz seiner Eigenschaften: Seltenheit, Fragilität, Kostbarkeit, Exotik, Luxus ...

Diese Eigenschaften der ersten Blumengemälde werden der Banalisierung nicht lange standhalten, die unfehlbar jeder schwärmerischen Begeisterung auf dem Fuße folgt. Ab der zweiten Hälfte des 17. Jahrhunderts befreien sich die Maler von dem strengen kom-

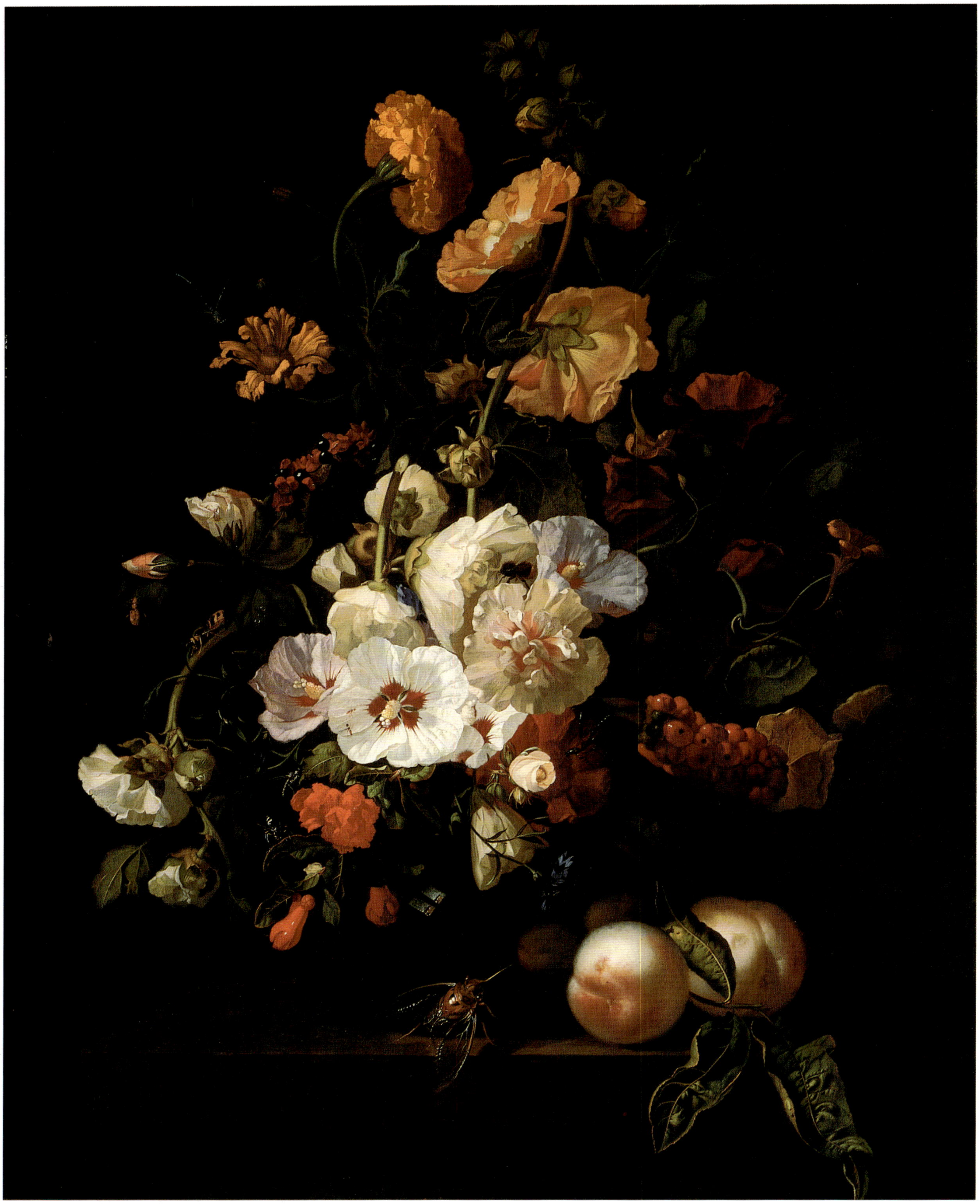

69. Rachel Ruysch (1664-1750)
Blumenstrauß, 1701
Öl auf Leinwand, 76,2 x 63 cm
Cambridge, Fitzwilliam Museum

positorischen Konzept ihrer Vorgänger. Nach ihrer Rückkehr von einem Romaufenthalt in den 1650er Jahren erneuern die beiden Niederländer Willem van Aelst und Otto Marseus van Schrieck die Regeln der Gattung. Von den Formen des aufkommenden Rokoko beeinflußt, verteilen sie die Blumen entlang einer geschwungenen Achse, die sich über die gesamte Leinwand erstreckt. Es ist ihnen nicht mehr wichtig, jede Blüte genau hervorzuheben, im Gegenteil: Sie ordnen die Blumen dem Gesamteindruck unter, auf die Gefahr hin, die eine oder andere Blüte zu verdecken oder nur in Rückansicht zu zeigen. Das Blattwerk mit den schönen, anmutig geschwungenen Linien, das in den ersten Gemälden praktisch ganz fehlt, dringt nun in die Buketts ein, wie es das Gemälde von Willem van Aelst im Mauritshuis beispielhaft zeigt (Abb. 61). Die Stengel schreiben lockere und ausdrucksvolle Linien in den Raum, die das Bukett aus seiner ursprünglichen Frontalität lösen. Rachel Ruysch, die damals zweifellos zu den berühmtesten Blumenkünstlern gehört, umgibt das weiße Herzstück ihres dichten Gebindes mit einem Gewirr sich schlängelnder grüner Fäden (Abb. 69). Um die blassen und fest gefügten Blüten in der Mitte erheben sich frei und unbekümmert die symmetrisch geschwungenen Stengel einer Sammetblume (Tagetes) und einer Stockrose (Malve), deren Bewegung seitlich von einer Kapuzinerkresse und einer purpurroten Knospe aufgenommen wird. Infolge der Dynamik, die ihnen diese Linien verleihen, scheinen sich die Buketts wie durch den Impuls einer sanften Bewegung zu beleben. So nimmt das üppige Gebinde von Cornelis van Speandonck (Abb. 71) die Form einer aufsteigenden Welle an, die einerseits in einer triumphalen Kaiserkrone und andererseits in einer zierlichen Ackerwinde ausschwingt.

Als Reflex auf diese wogende Bewegung der Buketts werden nun auch ebenso dezente wie sinnfällige szenische Vorgänge und Handlungen ins Spiel gebracht, die den eigentlichen Rahmen der Pflanzenwelt überschreiten. Winzige Anekdoten beginnen die Umgebung der großen Vasen zu beleben, ohne ihr Erscheinen in diesem Zusammenhang durch eine symbolische Bedeutung zu rechtfertigen. So hat sich etwa ein Vogel von seinem Nest entfernt, das auf unnatürliche Weise im Schatten einer Alabasterschale angesiedelt ist, um an einer Raupe herumzupicken; eine Eidechse macht sich über die Eier einer Vogelbrut her (Abb. 99); eine Katze wirft eine Blumenvase um, aus der sich Wasser ergießt. Daneben beschwören die wahllos auf den Konsolen wie Bruchstücke einer Erzählung ausgebreiteten Gegenstände die Aktivitäten eines abwesenden Darstellers herauf. Auf Geheiß eines berühmten Auftraggebers, des Kardinals Giovanni Carlo de Medici gemalt, dessen Wappen deutlich auf der dickbauchigen ziselierten Vase prangt, erinnert das einzige Blumengemälde des Florentiners Carlo Dolci (Abb. 70) daran, daß das Bukett von Menschenhand angeordnet wurde. Die neben der Vase auf dem kostbaren Samt der Tischdecke bereitgestellte Schüssel enthält die letzten abgeschnittenen Tulpen, die noch keinen Platz in der Vase gefunden haben. Diese nicht abgeschlossene Handlung suggeriert die Gegenwart eines Menschen, dessen Hand die Blumen gepflückt und aus dem Garten hereingebracht hat und gerade dabei ist oder war, sie zu arrangieren. Da sie vollkommen mit dem Thema in Einklang stand, wurde diese Idee häufig aufgegriffen. Ebenso verweisen die Gegenstände des Stillebens von Antoine Berjon im Louvre (Abb. 106) nicht nur auf die Tatsache, daß diese Rosen und Lilien, die jetzt darauf warten, ins Wasser gestellt zu werden, kurz zuvor im Garten geschnitten wurden, sondern auch darauf, daß die im Korb befindlichen Bücher wohl einem Menschen im Schatten der Bäume als Lektüre

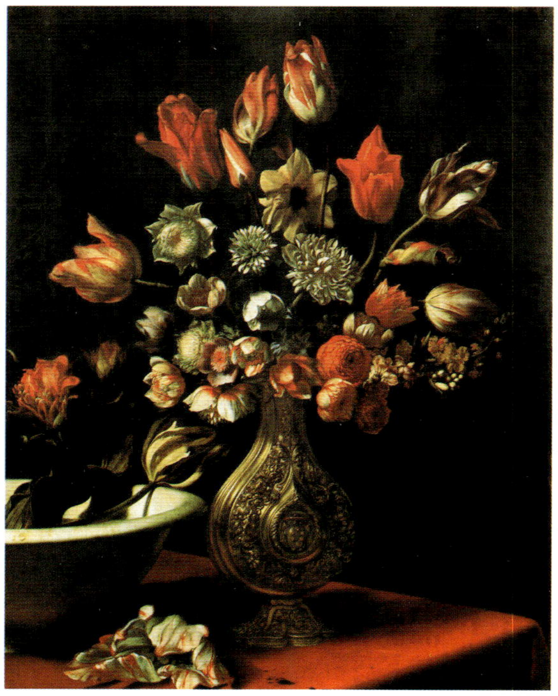

70. Carlo Dolci (1616-1688)
Bukett, 1660-1662
Öl auf Leinwand, 70 x 55 cm
Florenz, Galleria degli Uffizi

gedient haben. Gleichwohl widersetzt sich das Werk Dolcis einer rein anekdotischen Interpretation. Wie lassen sich in der Atmosphäre aristokratischer Feierlichkeit, die diese Darstellung ausstrahlt, die schwarzen Flecken erklären, die das Tafeltuch beschmutzen? Es ist höchst unwahrscheinlich, daß der Maler seine Lust am »realistischen Detail« so weit trieb, die Spuren der von den Stielen gefallenen Wassertropfen auf diese Art wiederzugeben und sein Gemälde just im Vorfeld des Medici-Wappens zu verunzieren. Das erneut aufgegriffene Detail der neben die Vase gelegten Blume nimmt hier einen bedrohlichen Unterton an. Die blutrot gestreifte Tulpe mit dem vom Stengel getrennten Kopf, die sich

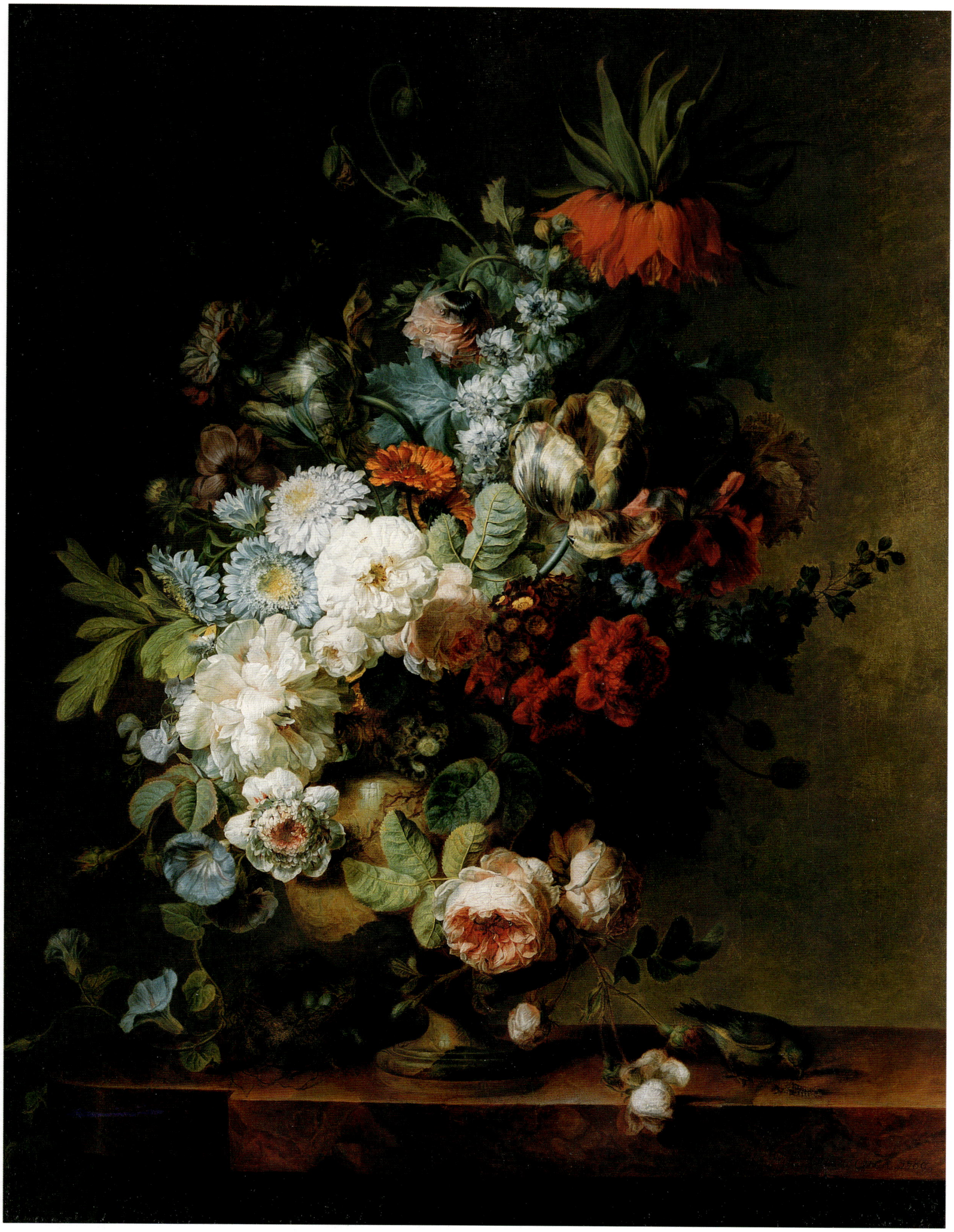

71. Cornelis van Spaendonck (1756-1840)
Blumenstilleben, 1789
Öl auf Leinwand, 91,5 x 73 cm
Paris, Musée du Louvre

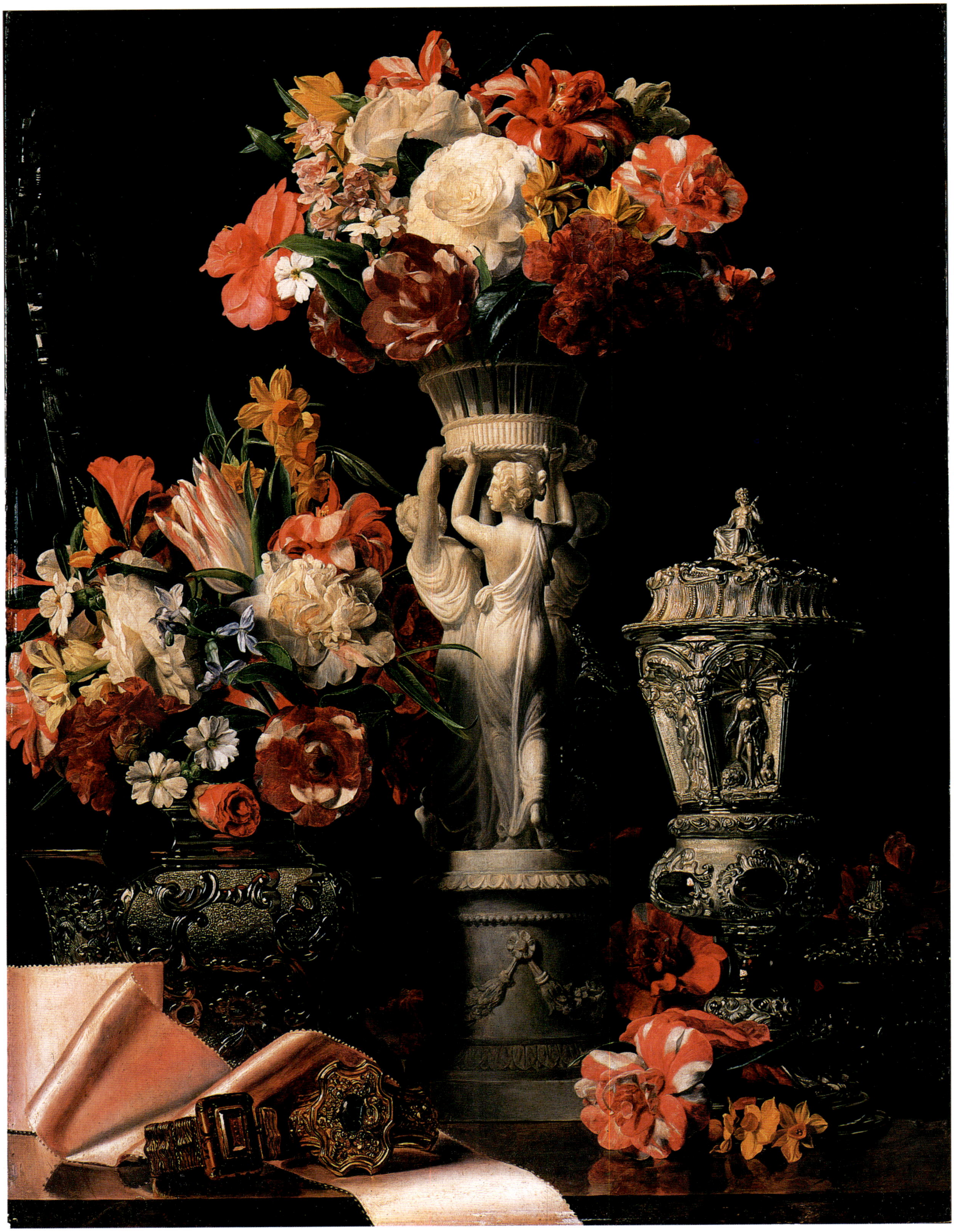

72. Ferdinand Georg Waldmüller (1793-1865)
Der Geburtstagstisch, 1840
Öl auf Eichenholz, 63 x 50 cm
Köln, Wallraf-Richartz-Museum

niemals dem Bukett zugesellen wird, bietet ein besonders brutales Bild von der Kurzlebigkeit der Blumen. Das Werk gibt sein Geheimnis nicht preis, doch muß man diese düstere und schonungslose Interpretation eines *Memento mori* zweifellos der persönlichen Sicht des Auftraggebers zuschreiben.

Bei Ferdinand Georg Waldmüller findet die Anekdote nicht mehr auf dem Umweg über Spuren menschlicher Präsenz Eingang ins Gemälde. Er faßt seine Blumenbilder vielmehr wie Details von Genreszenen auf. Statt seine Darstellung des *Geburtstagstisches* (Abb. 72) zentral um die beiden Buketts anzuordnen, erweckt der österreichische Maler mit der wohlkalkulierten Komposition den Eindruck, als handle es sich um ein isoliertes Teilstück aus einem größeren Zusammenhang. Der Titel des Gemäldes verstärkt diese Absicht, läßt er doch anklingen, daß das Interesse sich von den Blumen weg und hin zu ihrer Umgebung verlagert hat. Und in der Tat ist der Dekor reichhaltiger geworden. Das Gemälde öffnet sich auf ein Interieur, dessen im Dämmerlicht den Blicken entzogene Einrichtung man sich angesichts der hier ausgebreiteten Gegenstände – prachtvolle Goldschmiedearbeiten, ein Spiegel in einem getriebenen und vergoldeten Rahmen, Wandbespannungen aus rotem Brokat – als opulent vorzustellen hat. Die beiden goldenen Armbänder und das breite rosa Seidenband, aber auch die Drei Grazien, die den Korb mit den Kamelien halten, lassen in dem dargestellten Szenarium die Wohnung einer jungen Frau erkennen. Diese mit gespielter Nachlässigkeit verteilten Gegenstände erinnern an die Stillleben, die manchmal die Portraits dieser Epoche ausschmücken. Bei Ingres – um nur ein Beispiel zu nennen – treten häufig neben seinen Frauengestalten die Utensilien ihrer Privatsphäre auf: ein dekorierter Blumenständer, Visitenkarten oder Briefe, ein Fächer, eine Brille. Diesem Gestaltungsprinzip folgend, hat Waldmüller die Schauspielerin Elise Höfer an ihrer Frisiertoilette sitzend dargestellt, auf dem ein ganzes Silberservice funkelt und der nämliche Blumenkorb mit den Drei Grazien thront (1827, Wien, Historisches Museum der Stadt Wien). Dieselben Gegenstände erscheinen noch einmal zehn Jahre später in einer Szene mit dem Motiv der Dame bei der Toilette (1837, Lübeck, Museum für Kunst und Kulturgeschichte). Trotz der Abwesenheit der jungen Frau beschwört das von dem Maler arrangierte Stilleben eine stark persönlich geprägte Welt herauf. In diesem Bild sind die Blumen nur ein Accessoire unter anderen und bilden trotz ihrer intensiven Gegenwärtigkeit nicht mehr den Hauptgegenstand des Werkes. In Wirklichkeit hat Waldmüller mit dem *Geburtstagstisch* ein Portrait ohne Modell gemalt oder aber eine Genreszene ohne Protagonisten.

Zwischen den Blumen-»Ikonen« eines Brueghel und den nach der Natur gemalten Buketts und Blumenstücken der Impressionisten liegen drei Jahrhunderte, in deren Verlauf die seltensten Blumen, von den Hyazinthen bis zu den Chrysanthemen, fast zu etwas Alltäglichem geworden sind. Während im Jahr 1600 eine Tulpenzwiebel ein Vermögen kosten konnte, lieferte 1870 ein im Garten gepflückter Armvoll Dahlien den wenig begüterten Künstlern ein malerisches Motiv, das zudem billiger war als ein pro Stunde zu honorierendes Modell. Im Laufe des 19. Jahrhunderts verschwinden die narrativen Implikationen aus den Blumendarstellungen, und das durch sie eingeführte anekdotische Element wandelt sich zur »realistischen« Beschreibung des Standorts der Buketts. Diese Entwicklung belegt das Gemälde von Frédéric Bazille im Museum von Grenoble (Abb. 73), das ein Bukett im alltäglichen Rahmen des Ateliers oder vielleicht des Gewächshauses auf dem Familienbesitz von Méric zeigt. Mit ihren Zierleisten, der Konsole im nachempfundenen Rokoko-Stil und dem teppichbedeckten Taburett entspricht die Dekoration dem bürgerlichen Geschmack während des Zweiten Kaiserreichs. Der photographisch anmutende Anschnitt und die aus der Mitte verschobene Komposition lassen die Darstellung Bazilles wie eine flüchtige Momentaufnahme »im Vorübergehen« erscheinen – ein Eindruck, der jedoch widerlegt wird durch die Zusammenstellung von Pflanzenarten, die zu verschiedenen Jahreszeiten blühen. Der Ort, die Beschreibung des Zimmers, nimmt in Gauguins Gemälde mit dem Titel *Blumen, Stilleben* (1881, Oslo, Nasjonalgalleriet) um die mit Zinnien gefüllte Schale eher noch mehr Raum ein. Obwohl dem Blumenmotiv eine wichtige Position zuerkannt wird, zieht die musikalische Szene, die sich – teilweise durch einen Wandschirm verborgen – im Hintergrund abspielt, den Blick auf sich. In Wirklichkeit hat Gauguin diesen beiden »Sujets« in seinem Bild den gleichen Stellenwert verliehen. Durch die Verdichtung von Blumenbild und Genreszene zu einer einzigen Darstellung entwickelt der Maler hier eine Idee, die zwanzig Jahre zuvor von Degas (Abb. 83), Monet und Renoir formuliert worden war und die auch Waldmüller bereits vorausgeahnt hatte. Jetzt, Ende des 19. Jahrhunderts, ist das akademische System der Gattungshierarchie als Maßstab der Kunst endgültig überwunden. Gauguin und Degas feiern das Ende dieser Herrschaft durch eine so enge Verschmelzung ihrer Themen, daß der Betrachter über die ursprüngliche Bildintention in Verwirrung gerät: Ist die *Frau mit Chrysanthemen* nun als Portrait von Marguerite Valpinçon oder als prachtvolles Blumenstück zu betrachten?

Speziell im Thema der Girlande manifestiert sich während einiger weniger Jahrzehnte die langsam übergreifende, für die Geschichte der Blumenmalerei so typische Tendenz zur Banalisierung. Die Neuentdeckung der Girlande wird dem Erzbischof von Mailand, Federico Borromeo, zugeschrieben, der ihre bildnerische Umsetzung Brueghel, einem seiner Lieblingsmaler, anvertraut. Das erste bekannte Werk dieser Art, das in der Mailänder Pinacoteca Ambrosiana aufbewahrt wird, besteht aus einer Leinwand mit einem von Brueghel ausgeführten Blumenkranz, der das von Hendrik van Balen (1575-1632) auf einer Silbertafel gemalte Bild einer Madonna mit Kind als »Einsatzbild« umschließt. Bemerkenswerterweise fällt die finanzielle Bewertung der künstlerischen Leistungen sehr unterschiedlich aus: Brueghel erhält 300 Philippstaler, eine Summe, von der

73. Frédéric Bazille (1841-1870)
Blumen, 1868
Öl auf Leinwand, 130 x 97 cm
Grenoble, Musée de Peinture et de Sculpture

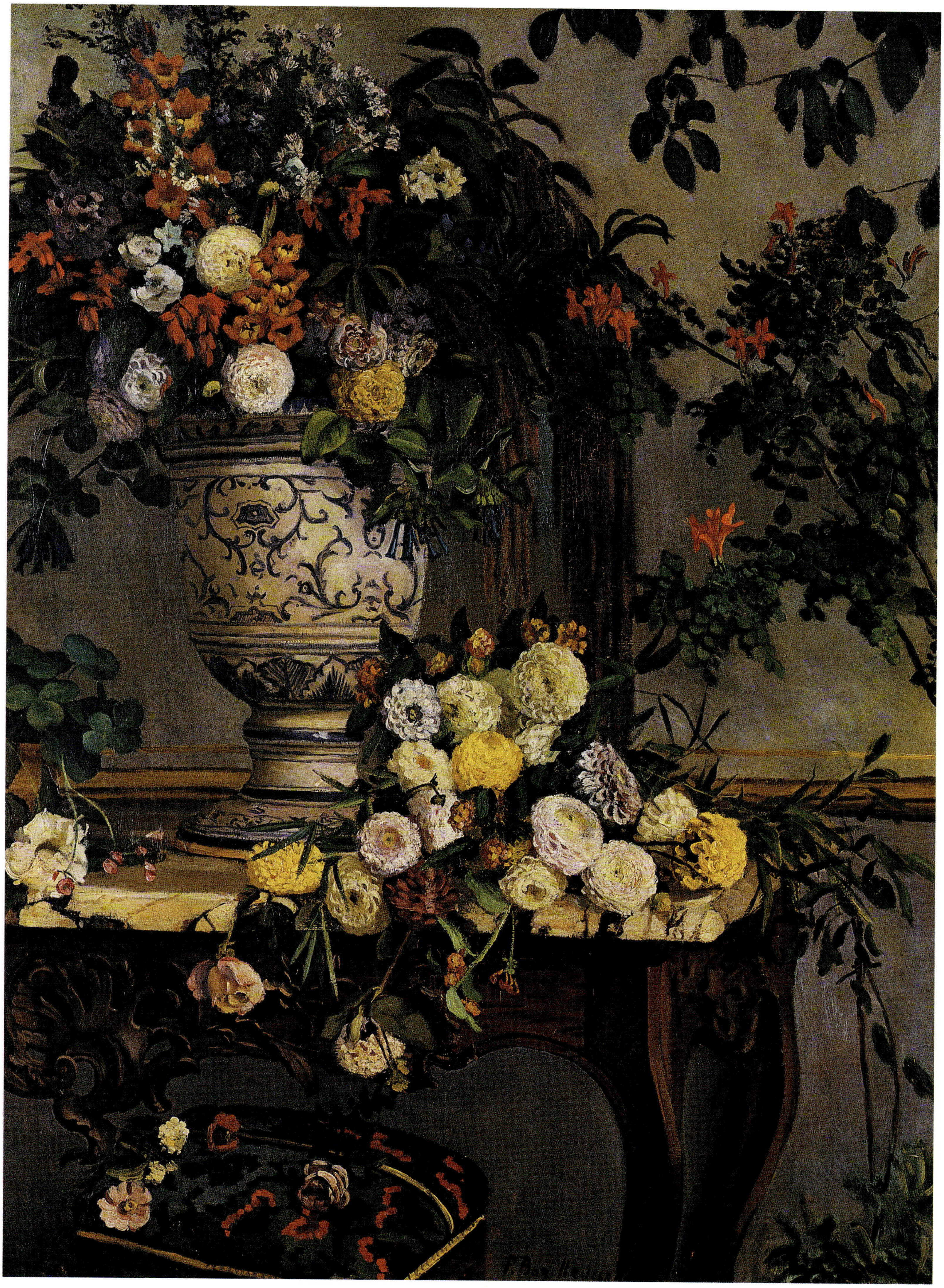

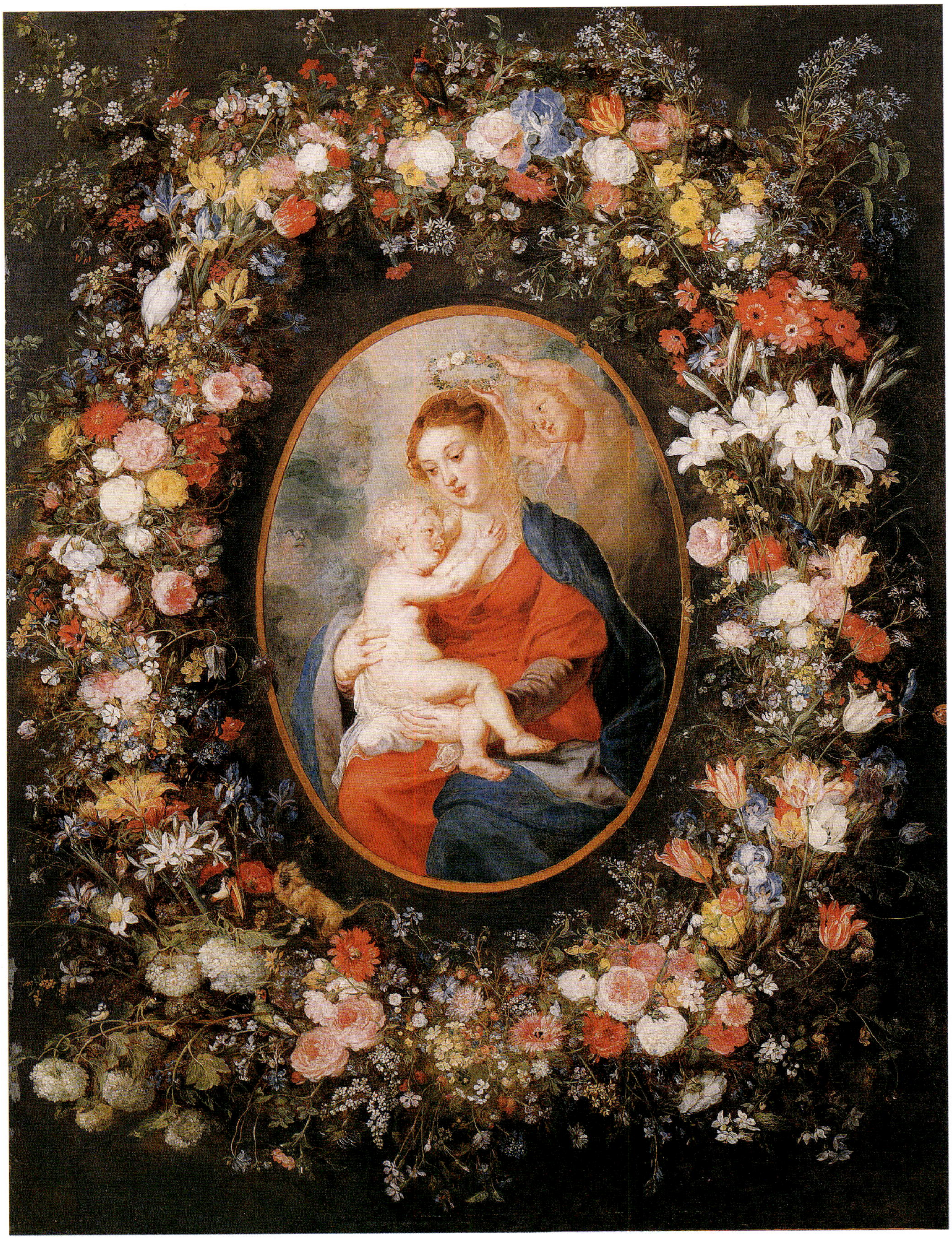

74. Jan Brueghel (1568-1625) und Peter Paul Rubens (1577-1640)
Die Jungfrau, das Jesuskind und ein Engel im Blumenkranz, um 1617
Öl auf Holz, 83,5 x 65 cm
Paris, Musée du Louvre

er Hendrik van Balen mit 12 Philippstalern entlohnt und vier weitere für den Rahmen aufwendet.[56] Brueghel führt im Auftrag des Kardinals noch etliche andere Versionen desselben Bildtypus aus, und zwar in Zusammenarbeit mit Rubens, von dem die Figuren stammen (Abb. 74). Der unmittelbare Erfolg dieser ikonographischen Erfindung beruhte ebenso auf der verblüffenden Virtuosität der Blumenmalerei wie auf dem theologischen Inhalt der Darstellung. Die Idee, das Bild der Jungfrau Maria mit einer Girlande zu umgeben, hat ihre Wurzeln in den niederländischen Stichen des ausgehenden 16. Jahrhunderts, die die Madonna im Rosenkranz darstellen, wobei die Rosen hier einfach durch eine Fülle verschiedener Blumensorten ersetzt wurden. Die »katholischen« Gemälde waren die Antwort auf die protestantischen Angriffe, denen sich der Marienkult besonders in den Niederlanden ausgesetzt sah, war doch 1566 bei einer Prozession ein Bild der Gottesmutter mit Steinwürfen verunglimpft worden.[57] Wie das erste von Brueghel und van Balen gemeinsam geschaffene Werk auch materiell anschaulich macht, hatte die Girlande den Zweck, nicht nur die Jungfrau, sondern auch ihr Bild hervorzuheben, das in seiner Funktion als Kult- und Gnadenbild auf einen unterschiedlichen Bildträger in Gestalt der in das Leinwandgemälde integrierten Silbertafel gemalt wurde. Nicht nur in religiöser Hinsicht, auch unter nüchternen wirtschaftlichen Aspekten erweist die Girlande ihre nobilitierende Wirkung, erhöht sie doch den Preis der Darstellung, die sie umrahmt, ganz beträchtlich, wie die unterschiedliche Bezahlung von Brueghel und van Balen offenbart. In jener Epoche erzielt ein gutes Blumenstück weit höhere Preise als ein großes religiöses Bild, und sei es von Rubens gemalt. Andererseits kann die Girlande auch Blüten enthalten, deren Zusammenstellung von religiöser Symbolik inspiriert ist. Folglich sind die als Attribute Mariens geltenden Blumen – etwa die Rose, das Veilchen, das Stiefmütterchen, der Heliotrop, die Hyazinthe – in diesen opulenten Gebinden reichlich vorhanden. Das weiße Lilienbukett, das sich in der Girlande des Gemäldes im Louvre (Abb. 74) aus Myriaden von Blumen hervorhebt, erscheint nicht zufällig an dieser Stelle – neben der Krönung Mariens –, sondern versteht sich hier im mariologischen Kontext als konkrete Anspielung auf die Reinheit der Jungfrau.

Die von Brueghel geschaffenen Girlanden finden rasch Nachahmer. Angesichts der großen Nachfrage nimmt sein Sohn Jan selbst das sich anbietende Geschäft in die Hand und verschickt Bildvarianten und Kopien nach Italien, Spanien und sogar nach Amerika. Die talentierten Nachfahren Brueghels führen dann andere religiöse Themen ins Zentrum dieser blühenden Blumengebinde ein: die Pietà, ins Gebet versunkene Heilige, Symbole der Eucharistie. Auch hier stehen die ausgewählten Pflanzen im Einklang mit dem zentralen Thema. Die Beweinung Christi durch die Jungfrau Maria in dem Gemälde von Daniel Seghers (1590-1661) und Erasmus Quellinus (1607-1678, Tourcoing, Musée des Beaux-Arts) ist von Blumen eingefaßt, deren Distelstengel oder dornengespickte Stiele wilder Rosen auf die Dornenkrone der Passion Christi anspielen, umgeben von immergrünem Blattwerk wie dem Efeu, der für die Auferstehung steht. Die glorifizierende Wirkung dieser Bildformulierung war auch der Aufmerksamkeit der weltlichen Herrscher nicht entgangen, die nicht lange zögerten, ihr eigenes ruhmreiches Konterfei an die Stelle der Heiligenbilder zu setzen. Seghers komponiert im Auftrag von Erzherzog Leopold-Wilhelm in Zusammenarbeit mit dem Portraitmaler Jan van den Hoecke üppige Girlanden, die mit ihrem stark leuchtenden Farbenspiel die in *Trompe-l'œil*-Manier dargestellte

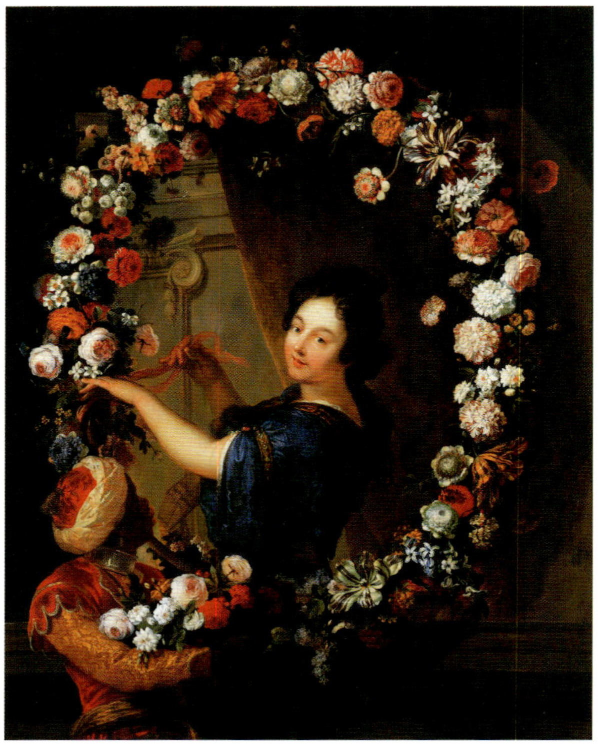

75. Jean-Baptiste Blin de Fontenay (1653-1715)
Frau mit Blumengirlande, ohne Datum
Öl auf Leinwand, 164 x 132 cm
Caen, Musée des Beaux-Arts

skulptierte Büste des Erzherzogs schmücken (Abb. 19). Wenn man sich in dieses Werk versenkt, kann es geschehen, daß Seghers' Kunst schließlich die ganze Aufmerksamkeit auf sich zieht und das eigentliche Thema der Darstellung, das Bildnis des Fürsten, in den Hintergrund rückt.

Die Schwelle vom Fürsten zum Höfling ist in wenigen Jahren überschritten. Jean-Baptiste Blin de Fontenay entwickelt ein Bildschema, das die Schönen seiner Zeit begeistert: Er setzt eine junge Frau in das Zentrum des Bildes, gerahmt von einem Blumen-

76. Nicola van Houbraken
Mutmaßliches Selbstportrait in einem Blumenkranz, um 1720
Öl auf Leinwand, 136 x 99 cm
Florenz, Galleria degli Uffizi

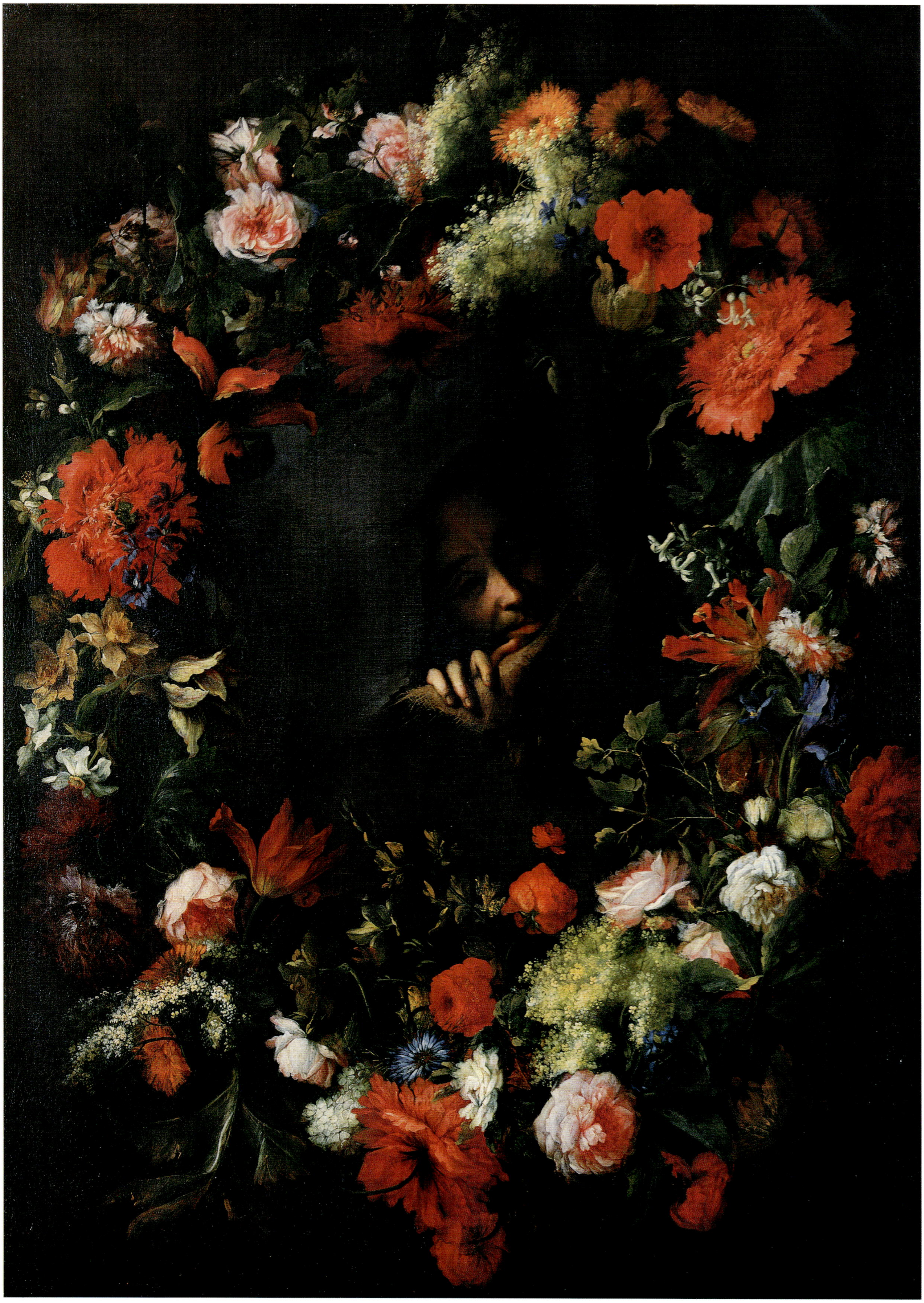

kranz, als dessen Schöpferin sie selbst auftritt, damit beschäftigt, die letzten Blüten um einen Reifen aus Weidenruten zu binden. In dem in Caen aufbewahrten Gemälde bringt ihr ein kleiner schwarzer Page einen Korb mit Rosen, die sie zur Vollendung ihres schönes Werks benötigt (Abb. 75). Die Farben der Blumen – vom reinen Weiß über ein zartes Rosa bis zum Purpurrot – lassen das Inkarnat ihres Gesichts anklingen. Ganz allgemein wird die Girlande hier zur Metapher des jugendlichen Schmelzes und der Frische des weiblichen Modells. Auf der anderen Seite der Alpen, genauer gesagt: in Rom, verbreitet Mario

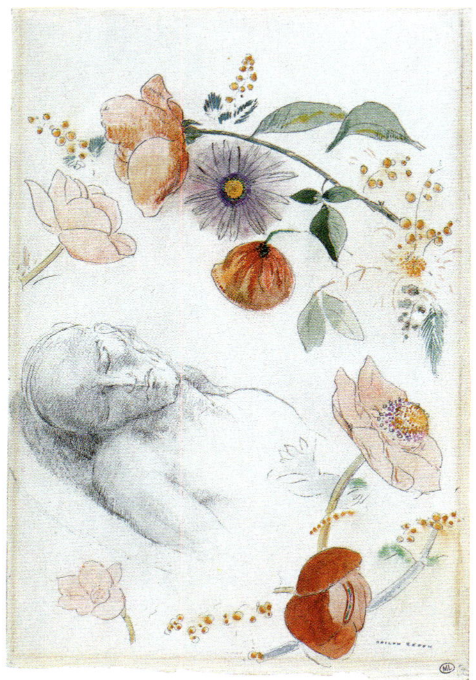

77. Odilon Redon (1840-1916)
Büste eines von Blumen umgebenen Mannes mit geschlossenen Augen, um 1890
Schwarze Kreide und Aquarell, 25,5 x 17,7 cm
Paris, Musée d'Orsay,
Département des Arts Graphiques

de' Fiori die Mode der mit farbigen Girlanden bemalten Spiegel, in denen die Züge der sich darin Betrachtenden im Rahmen eines Blütenkranzes erscheinen. Die originelle Formulierung des Gemäldes von Nicola van Houbraken in Florenz ist vielleicht von solchen Spiegeln inspiriert (Abb. 76). Dieser Künstler flämischer Abstammung, der in Livorno lebte, hat in einem virtuosen *Trompe-l'œil* eine Blumengirlande auf eine scheinbar von hinten durchstoßene Leinwand gemalt und läßt aus dem in der Mitte klaffenden Loch einen Kopf mit schwarzen Augen und schelmischem Blick auftauchen. Dabei könnte es sich um ein Selbstbildnis handeln, aber auch um das Konterfei seines Freundes, des französischen Malers François Rivière, der wie er in Italien lebte.

Beim Übergang vom Bild der Jungfrau Maria zum einfachen Portrait hat die Girlande jeglichen sakralen Charakter eingebüßt. Kardinal Borromeo hatte diese Entwicklung von Anfang an selbst heraufbeschworen, indem er die Blumen mehr bewunderte als das Bild, das sie einrahmen. Dieses Abgleiten ins Profane wird schließlich sogar zur Verdrängung der menschlichen Figur führen. Die Blumenkränze, deren Zweckbestimmung andächtiger Verehrung sich zugunsten ihrer höchst dekorativen Effekte verloren hat, werden nur mehr verwendet, um ein paar Vögel oder einen Schwarm bunter Schmetterlinge einzurahmen (Jean-Philippe van Thielen, 1618-1667, Bordeaux, Musée des Beaux-Arts), eine felsige Landschaft oder einen leeren goldenen Grund. Im Lauf des 19. Jahrhunderts taucht diese gleichzeitig prestigeträchtige und bezaubernde Dekoration unauffällig wieder auf, um als Rahmen für Frauenportraits zu dienen, wie etwa für das Bild *Huldigung an Königin Hortense* von Jean-Marie Regnier (Lyon, Musée des Beaux-Arts). Eine Erinnerung an diese kurzlebige Mode war vielleicht noch im Geist Odilon Redons lebendig, als er das von Blumen umgebene Brustbild eines Mannes mit geschlossenen Augen zeichnete (Abb. 77). Die zarten Blumen, flüchtige Motive eines farbigen Traums, vielleicht aber auch als Trauerkranz gemeint, formieren sich locker und harmonisch zu einem floralen Bogen um die liegende Gestalt.

Flora, Hortense und Marguerite

Männliche Bildnisse in einer Blumenaureole sind ein bevorzugtes Thema von Odilon Redon, das er im Rahmen seines Schaffens wiederholt aufgreift – zum Beispiel bei dem Portrait seines Freundes Paul Gauguin (Paris, Musée d'Orsay). Dabei mokiert sich der Maler ganz offensichtlich darüber, daß Blumen gemeinhin ausschließlich als weibliche Attribute betrachtet werden. Diese traditionelle Liaison läßt sich zu einer der ältesten Figuren des griechisch-römischen Pantheons zurückverfolgen: zu Flora, der Göttin des Frühlings und der Blumen, des Blühens, der Jugend und der Fruchtbarkeit. In den *Fasti* hat Ovid ein lebendiges Bild von ihr gezeichnet: Die Nymphe Chloris, von Zephir, dem Gott des Westwindes, überwältigt und zu seiner Gattin gemacht, wandelt sich zur Göttin Flora, die »über die Blumen waltet«. Sie kleidet sich in schimmernde Stoffe, und Blumen entsprießen ihrem Haar. Wie die Göttin Venus ist sie von Natur aus sinnenfreudig und empfiehlt den Sterblichen, den Frühling zu genießen, solange es Zeit ist, denn die alten und verblühten Rosen lassen als Erinnerung nur ihre Dornen zurück. Eine andere Version des Mythos besagt, daß Flora in Wirklichkeit eine römische Kurtisane war, die ihre

Reichtümer dem Volk gestiftet hatte. Zum Dank dafür wurde sie alljährlich in einem Frühlingsfest verehrt, den *Floralia*, die so beliebt wurden, daß der Senat die Geschichte von der Nymphe Chloris erfand, um den Ursprung des Festes vergessen zu machen, zu dem man sich nicht bekennen wollte. Seit der Renaissance hat Flora die Künstler zu mannigfaltigen Darstellungen angeregt, die abwechselnd die verschiedenen Aspekte ihrer Persönlichkeit hervorheben. In den im 17. Jahrhundert sehr verbreiteten Bildfolgen über das Thema der Vier Jahreszeiten oder der Fünf Sinne erscheint Flora als Verkörperung des Frühlings oder auch des Geruchssinns. Brueghel und Rubens haben dieses Sujet wiederholt gemeinsam behandelt (*Flora*, Dessau, Schloß Mosigkau; *Der Frühling und der Geruchssinn*, Madrid, Prado). Beide Gemälde folgen dem gleichen Darstellungstypus: Nackt unter ihren Schleiern, sitzt die Gattin des Zephir in einem Garten von beispielloser Üppigkeit, in dem alle Pflanzengattungen der Schöpfung in Töpfen oder Beeten zu erblühen scheinen.

Außer diesen rein allegorischen Versionen wird das Flora-Thema in einer bestimmten Kategorie von Frauendarstellungen verarbeitet, in denen die verliebte und erotische Natur der Göttin zur Geltung kommt. Vorbild all dieser Gemälde ist die *Flora* von Tizian (1488/89-1576) in den Uffizien, das sinnliche Ebenbild einer Kurtisane, die mit einer Handvoll Blumen »den Genuß ihres herrlichen Körpers«[58] anbietet. Es ist kein Zufall, daß sich das Sujet der Flora, die nicht mehr Göttin, sondern Hetäre ist, in Venedig weiterentwickelt, denn in der *Serenissima* leben die berühmtesten Kurtisanen der Renaissance. Sie sind begabte Musikerinnen, hochkultiviert und gelehrt, die es sich leisten können, ihre Bewerber aus den Reihen der Fürsten und Aristokraten auszuwählen. In dem großen Gemälde von Juan van der Hamen y Leben *Die Opfergabe an Flora* (1627, Madrid, Prado) leiht die junge, auf einem Füllhorn sitzende Frau, aus dem sich Ströme von Blumen ergießen, ihre Züge der hoheitsvollen, vornehm wirkenden Kurtisane. Die der Antike nachempfundene Statue eines Heros, die man hinter ihr inmitten der hell begrünten Bogengänge eines Gartens sieht, verweist zweifellos auf die hochgestellte Persönlichkeit, der sie ihre Gunst geschenkt hat. Im Zusammenhang mit seinem Pendant, das Pomona darstellt, die Göttin der Obstgärten, spielt dieses Bild zugleich auf den Kreislauf der Jahreszeiten an.

Während sich hinter den prächtigen venezianischen Flora-Darstellungen die idealisierten Portraits von Kurtisanen verbergen, zieht das Thema im 17. und 18. Jahrhundert größere Kreise. So zeigt das Pier Francesco Cittadini zugeschriebene Gemälde in Lyon (Abb. 78) eine nach der Mode der Epoche gekleidete junge Frau, deren Haar mit einem Blumenkranz geschmückt ist. Neben ihr erhebt sich auf einem Tisch, auf dem die Dame einen Spiegel postiert hat, ein ganz im Stil eines Blumenstillebens aufgebautes Bukett in einer goldenen Vase. Ein Korb mit Früchten und Gemüsen zu ihren Füßen nimmt den farbigen Akzent eines mit vielfarbigen Blüten gefüllten Korbes auf der anderen Seite auf. Dieses Bild, in dem sich die Gattungen der Allegorie und des Stillebens vermischen, ist als Portrait einer Frau in der Rolle der Flora interpretiert worden. Die Nelke, die sie in der Hand hält, könnte eine Verlobung symbolisieren und somit die Bezugnahme auf die Göttin des Frühlings rechtfertigen: als Anspielung auf die erotische und fruchtbare Natur der künftigen Verbindung.

78. Pier Francesco Cittadini (1616-1681)
Portrait einer Frau als Flora, 1. Hälfte 17. Jahrhundert
Öl auf Leinwand, 147 x 196 cm
Lyon, Musée des Beaux-Arts

Auch wenn das Bild der Göttin Schritt für Schritt von menschlichen Wesen verdrängt wird, so bleibt sie doch in den Gemälden lebendig, die Frauen und Blumen in einer sinnenfreudigen Atmosphäre in Einklang bringen. In einer Komposition, die Cittadinis Bild sehr nahe kommt, setzt Louise Moillon (1610-1696) eine kokett gekleidete Blumenverkäuferin an einen Tisch, auf dem die Requisiten ihres Handwerks ausgebreitet liegen: ein Korb, Blumen, kleine Buketts (Privatsammlung). Im Gegensatz zu der jungen Verlobten von der Hand Cittadinis, die in Träumerei versunken scheint, wirft die elegante Floristin dem Betrachter einen kecken Blick zu, der Anlaß zu gewissen Vermutungen über die Art ihres Geschäfts gibt. Der Bildtypus des Kleingewerbes, der sich bis in die Antike zurückverfolgen läßt, ist bereits früher mit der Liebe assoziiert worden. Laut Plinius soll – wie oben gesagt – der griechische Maler Pausias diese Art von Genreszenen ins Leben gerufen haben. Doch während im 16. Jahrhundert die flämischen, von einer robusten Köchin beherrschten Küchen- und Marktstücke den Mahlzeit-Stilleben den Weg gebahnt haben, scheinen die Bilder der Blumenverkäuferinnen eher in der Nachfolge der ersten Bukettbilder zu stehen. Denn wenn Louise Moillon um die kleine Kokette Körbe

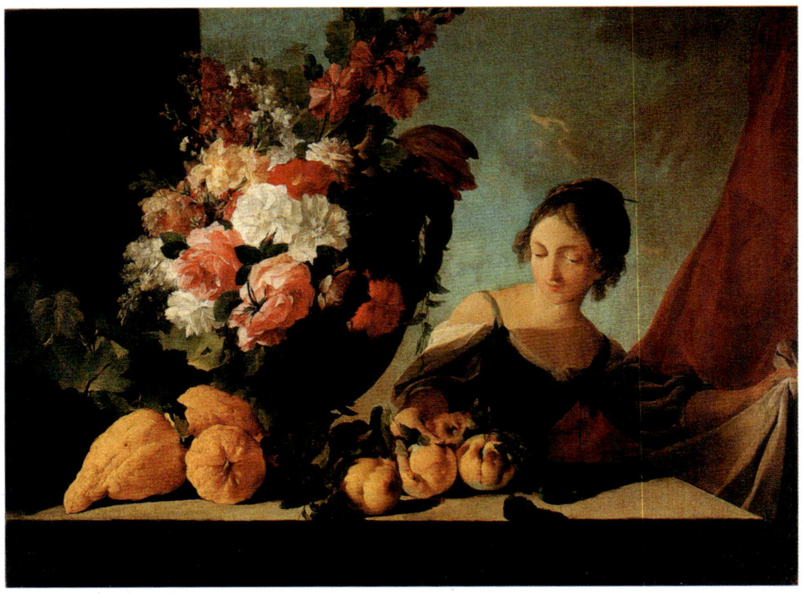

79. Louis-Joseph Le Lorrain (1715-1759)
Stilleben, 1745
Öl auf Leinwand, 95 x 131 cm
Düsseldorf, Galerie Lingenauber

und Vasen anordnet, die von Blumen überquellen, und wenn Cittadini die junge, als Flora posierende Frau mit Buketts umgibt, dann wirken diese integrierten Stilleben, als seien sie einem Blumengemälde entnommen. Die Titel dieser Werke – »Blumenverkäuferin«, »Gärtnerin« – bezeichnen artifizielle, allegorisch aufgeladene Bildtypen, die mehrere Gattungen miteinander kombinieren, wobei der Status der weiblichen Figur vage bleibt. Es gibt keinen Anhaltspunkt, der es dem Betrachter erlauben würde, die Identität der Frau zu bestimmen, die unvermittelt in dem Gemälde von Bernardo Strozzi im Habitus einer Gärtnerin auftaucht (Sammlung Silvano Lodi). Unerfindlich bleibt auch, ob sie selbst diese prachtvollen Blumen gezogen hat, die zusammen mit Früchten und Gemüsen, Krustentieren und einem Stück Federwild präsentiert werden. Das Stilleben mit der Gärtnerin findet seine ikonographische Entsprechung in dem Thema der Köchin, von dem eine berühmte Version von der Hand des genuesischen Malers auf uns gekommen ist (Genua, Palazzo Rosso). Gleich einer schönen Pflanze erscheint die junge Frau mit einem Teller Kirschen in der Hand, denen das Rot der Lippen antwortet, in einer stark weiblich

80. Simon Saint-Jean (1808-1860)
Die Gärtnerin, 1837
Öl auf Leinwand, 165 x 129 cm
Lyon, Musée des Beaux-Arts

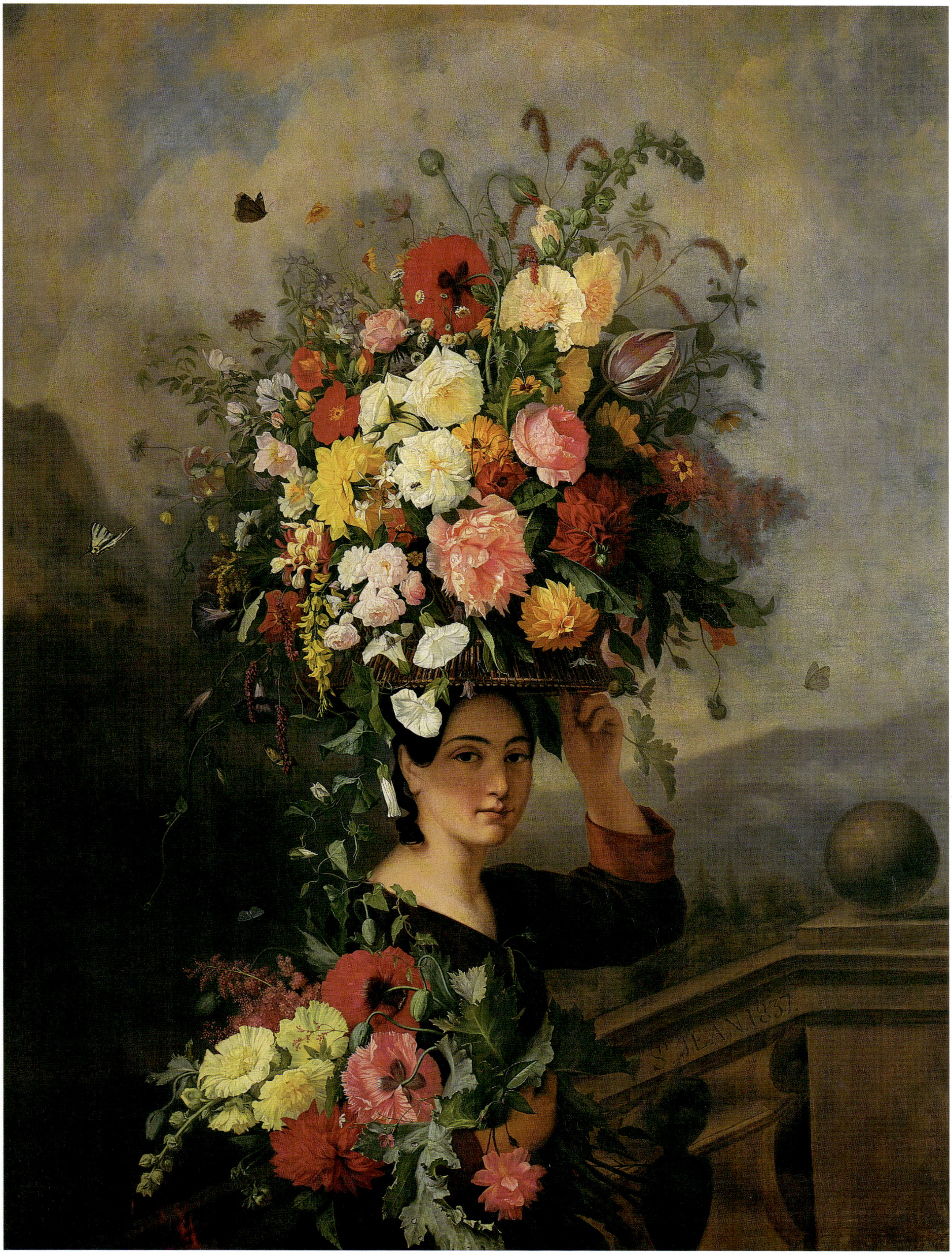
St. JEAN 1837.

geprägten Welt, die sich fruchtbringend-produktiv und üppig darbietet. Im gleichen Geist vereint später das große Gemälde des Franzosen Louis-Joseph Le Lorrain Elemente, die den Bereichen der Küche und des Gartens angehören (Abb. 79).[59] Die Geste der versonnenen Dienerin ist mehrdeutig: Sind diese schönen Früchte, die sie aus ihrer aufgespannten Schürze genommen hat und die sie dem Betrachter noch zögernd darzubieten scheint, nicht sinnfällige Zeichen für die Reize ihrer Jugend? Die roten und purpurnen Töne der Blumen und des Vorhangs erfüllen die gesamte Darstellung mit einem sinnlichen Fluidum, das zusätzlich betont wird durch das plastische Motiv des Vasenhenkels in Gestalt eines Frauenaktes, der unter den überquellenden Rosen hervorscheint.

Auch die Maler des 19. Jahrhunderts hören nicht auf, dem Vermächtnis der Göttin Flora Tribut zu zollen, wenngleich sie nicht namentlich genannt wird und die Bilder aufgrund der Vermischung der Gattungen ihren unbestimmten Charakter beibehalten. So kann man in der *Gärtnerin* des in Lyon ansässigen Malers Simon Saint-Jean (Abb. 80) ganz prosaisch eine Frau sehen, die gerade aus ihrem Garten kommt, beladen mit Blumen, die sie selbst gezogen hat. Der Maler, der hinter dieser Darstellung des *petit métier* (Kleingewerbe) ein Portrait seiner Frau versteckt, verweist dabei auf die mythischen und erotischen Wurzeln des Bildmotivs, das Genreszene, Portrait und Blumenstück in einem ist. Damit das volle und heiter-gelassene Gesicht nicht die gesamte Aufmerksamkeit auf sich zieht, zögert der Maler nicht, es in den Schatten des Korbes zu tauchen, über dem sich die leuchtenden Farben der Rosen und Winden entfalten. Obwohl Flora selbst in diesem Gemälde nicht zitiert wird, ist die Huldigung eines Malers an seine Frau, deren Anmut, Frische und Liebreiz er mit den gepflückten Blumen vergleicht, von ihrem Zauber geprägt. Frédéric Bazilles *Negerin mit Pfingstrosen* (Abb. 81) markiert das Ende dieser barocken Tradition.

Wie die Etymologie des Wortes »Defloration« besagt, ist die Blume auch ein Symbol der Jungfräulichkeit und der Geschlechtlichkeit, der Verführungskraft der Frau und ihrer Fähigkeit, das Verlangen des Mannes zu wecken. Von dieser Vorstellung ausgehend, vollzieht der in Nancy beheimatete französische Zeichner und Karikaturist Grandville (Jean Ignace Isidore Gérard) die Verschmelzung des Menschlichen mit dem Pflanzlichen, indem er die Frau in seiner 1846 veröffentlichten Serie mit dem Titel *Les Fleurs animées* als Blume darstellt und damit großen Erfolg erntet. Sein Landsmann, der Glaskünstler Emile Gallé, spricht stets von den Frauen als Blumen und vergleicht die Tänzerin Loïe Fuller mit einer Gladiole. In dem 1882 in Bayreuth uraufgeführten Bühnenweihefestspiel *Parsifal* bevölkert Richard Wagner den Zaubergarten Klingsors mit »Blumenmädchen«, die über teuflische und schier unwiderstehliche erotische Verführungskünste verfügen. Dieser offenbar tief im menschlichen Bewußtsein verankerte Gedanke der Affinität von Frauen und Blumen hat sich wohl auch Picasso aufgedrängt, der dem Portrait seiner Frau

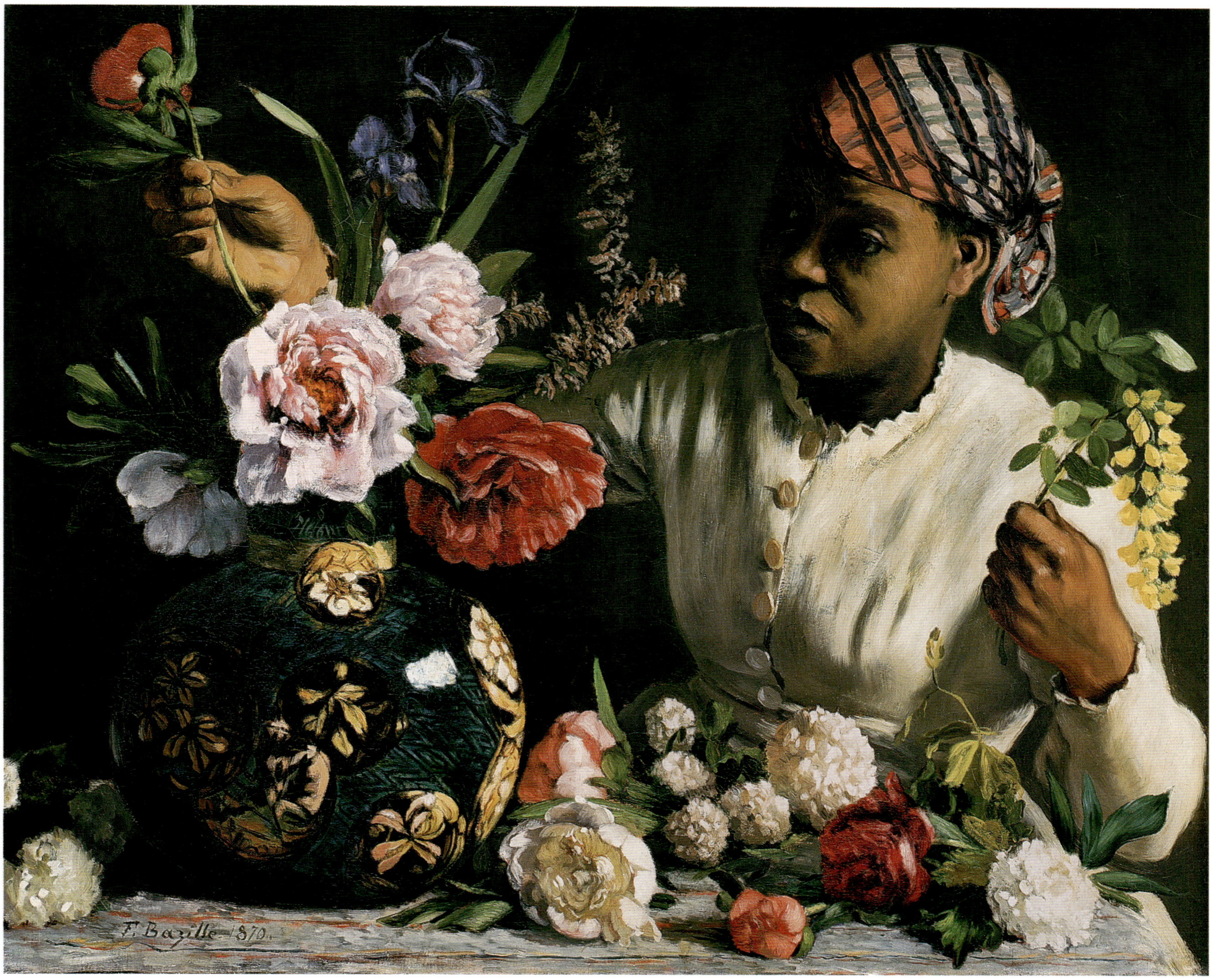

81. Frédéric Bazille (1841-1870)
Negerin mit Pfingstrosen, 1870
Öl auf Leinwand, 60 x 75 cm
Montpellier, Musée Fabre

Françoise Gilot eine vegetabile Gestalt verleiht (Abb. 82). Die erstaunliche Figuration dieser *Blumen-Frau* entsteht aus der harmonischen Verbindung eines sofort identifizierbaren Bildnisses mit einer metaphorischen Erscheinung, in der Eigenschaften zum Ausdruck kommen, für die der Maler fraglos empfänglich war. Wenn auch die malerische Metamorphose, wie sie Picasso hier praktiziert hat, eine Ausnahmeerscheinung bleibt, offenbaren sich doch ähnliche Absichten in zahlreichen Werken des 19. Jahrhunderts, die Frauen mit Blumen in Verbindung bringen. In diesen Zusammenhang gehören auch die weiblichen Vornamen, die dem floralen Repertoire entlehnt sind. In einem Aquarell voll zarter

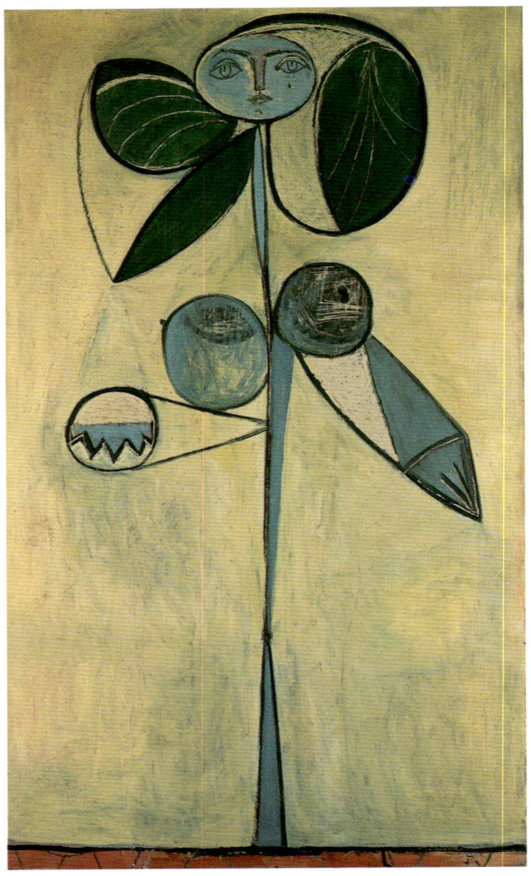

82. Pablo Picasso (1881-1973)
Die Blumen-Frau (Françoise Gilot), 1946
Öl auf Leinwand, 146 x 89 cm
Privatsammlung

Empfindung hat Cézanne das Antlitz der im Schlaf überraschten Hortense Fiquet, seiner späteren Frau, neben einer rosa Hortensie dargestellt (um 1885, Privatsammlung).[60] Indem er beiden Motiven dieselbe visuelle Bedeutung zuerkennt, erfreut sich der Maler offensichtlich daran, eine Äquivalenzbeziehung zwischen der Pflanze und der Frau herzustellen. Desgleichen spielen wohl die Sommerastern, die den größten Teil des herrlichen

Straußes auf dem Gemälde von Degas mit dem unzutreffenden Titel *Frau mit Chrysanthemen* bilden, auf den Vornamen von Madame Valpinçon an (Abb. 83). Der Maler hat einen Augenblick eingefangen, in dem die Dame, noch in Morgenkleidung, einen Moment ausruht, nachdem sie die Blumen im Garten gepflückt und zu einem Bukett arrrangiert hat. Die auf dem Tisch abgelegten Handschuhe und die halbleere Wasserkaraffe verweisen auf dieses kurz zuvor erfolgte Tun. In diesem Portrait, in dem das Modell durch die leuchtende Masse von Goldlack, Dahlien, Astern, Kokardenblumen und Flockenblumen an den Rand gedrückt wird, erscheinen die spätsommerlichen Blüten wie emblematische Sinnbilder der Lebenssituation dieser Frau: ihrer Rolle als Herrin des großbürgerlichen Hauses in ihrer voll erblühten Schönheit.[61] In etlichen anderen seiner Portraits hat Degas eine mit Blumen gefüllte Vase oder Schmuckstücke, Handschuhe und dergleichen als der weiblichen Sphäre entnommene Accessoires eingeführt. Wenn Odilon Redon die Gesichter seiner Auftraggeberinnen – insbesondere das Antlitz Violette Heymanns – mit einer Wolke phantasievoller Blüten umgibt, dann ist diese Aura als Metapher der Träumerei und der Gedanken seines Modells gedacht. Dasselbe gilt für das Bildnis der Madame Arthur Fontaine (1901, New York, Metropolitan Museum), die mit der Anfertigung einer Blütenstickerei beschäftigt ist. Die gedankliche Verbindung von Frau und Blume tritt nochmals in einem Pastell von Jean-François Millet hervor, der von Degas die Idee übernimmt, die Frau und das Bukett gleichwertig zu behandeln und eine Beziehung zwischen beiden herzustellen (Abb. 84). Hinter einem buschigen Margeritenstrauß, der in einer Tonvase auf einem steinernen Fenstersims steht, taucht das jugendliche Gesicht eines Mädchens aus dem Schatten, bei dem es sich um Marguerite, die Tochter des Künstlers, handeln könnte. Am Fuß der Vase liegen eine Schere und ein mit Stecknadeln gespicktes Nadelkissen. Hier setzt sich das in den Vordergrund gerückte Stilleben gegenüber der menschlichen Figur durch, von der es ein metaphorisches Portrait darzubieten scheint. Wie immer die Variationen über dieses weitverbreitete Thema auch aussehen mögen – von Courbet bis Bonnard und Matisse und von den englischen Präraffaeliten bis zu den deutschen Expressionisten –, verdichtet sich in der Darstellung eines Gesichts in Kombination mit einem Blumenbukett »das Weibliche« schlechthin. Ohne jedes nutzlose und überflüssige Beiwerk gestaltet Raoul Dufy in dem Gemälde *Jeanne und die Blumen* diese Beziehung der Äquivalenz, indem er einfach die Silhouette eines jungen Mädchens inmitten der Blüten eines bunten Straußes erscheinen läßt, der im Vordergrund auf einem Tisch steht (Abb. 85).

Im übrigen beschränkt sich die zwischen Blumen und Frauen bestehende Wesensverwandtschaft nicht auf simple ästhetische Analogien, sondern zeigt sich auch darin, daß die floralen Sujets von jeher ein bevorzugtes Betätigungsfeld für die Malerinnen gewesen sind. Während die Malkunst bis in die jüngste Zeit hauptsächlich von Männern ausgeübt

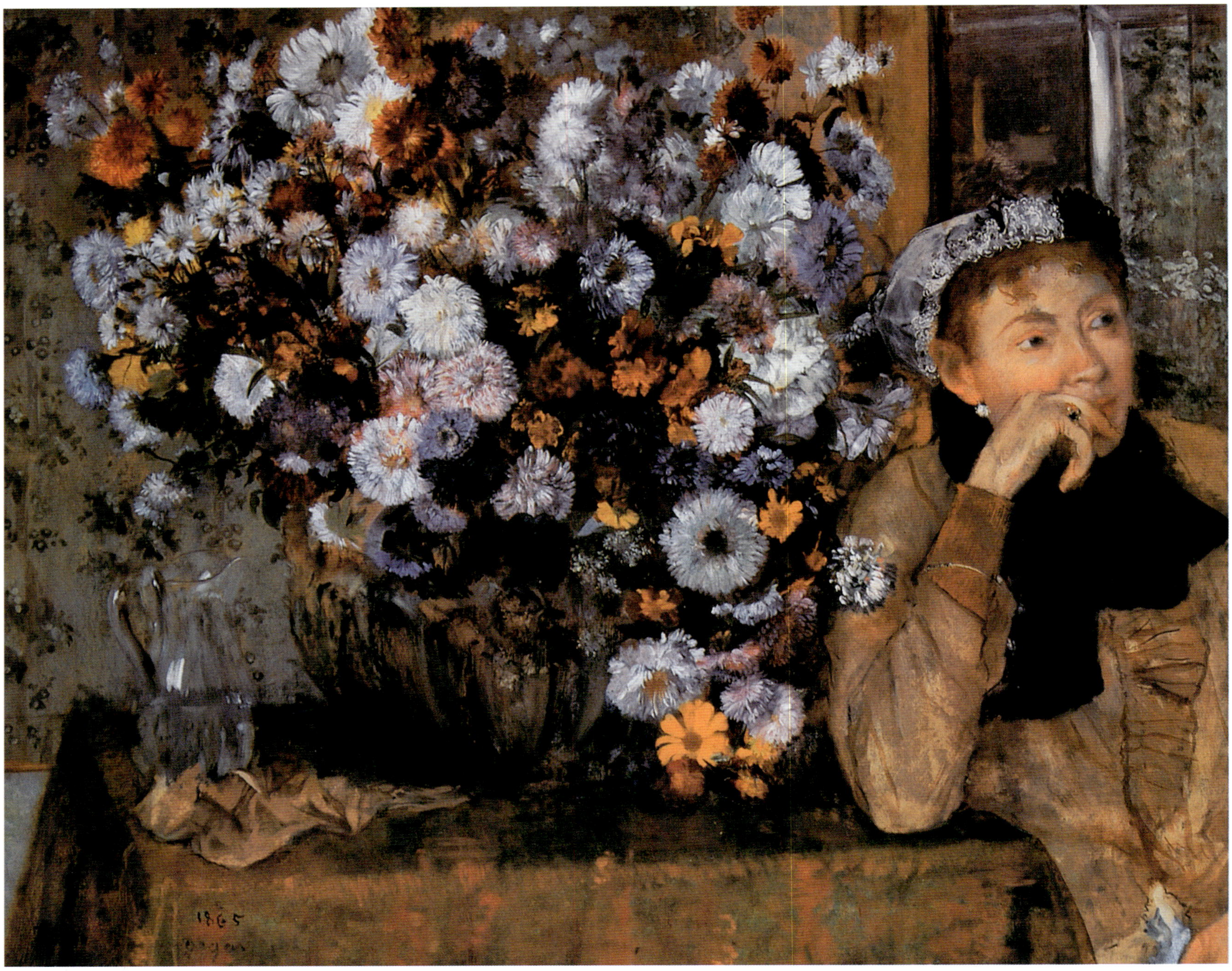

83. Edgar Degas (1834-1917)
Frau mit Chrysanthemen, 1865
Öl auf Leinwand, 73,7 x 92,7 cm
New York, The Metropolitan Museum of Art

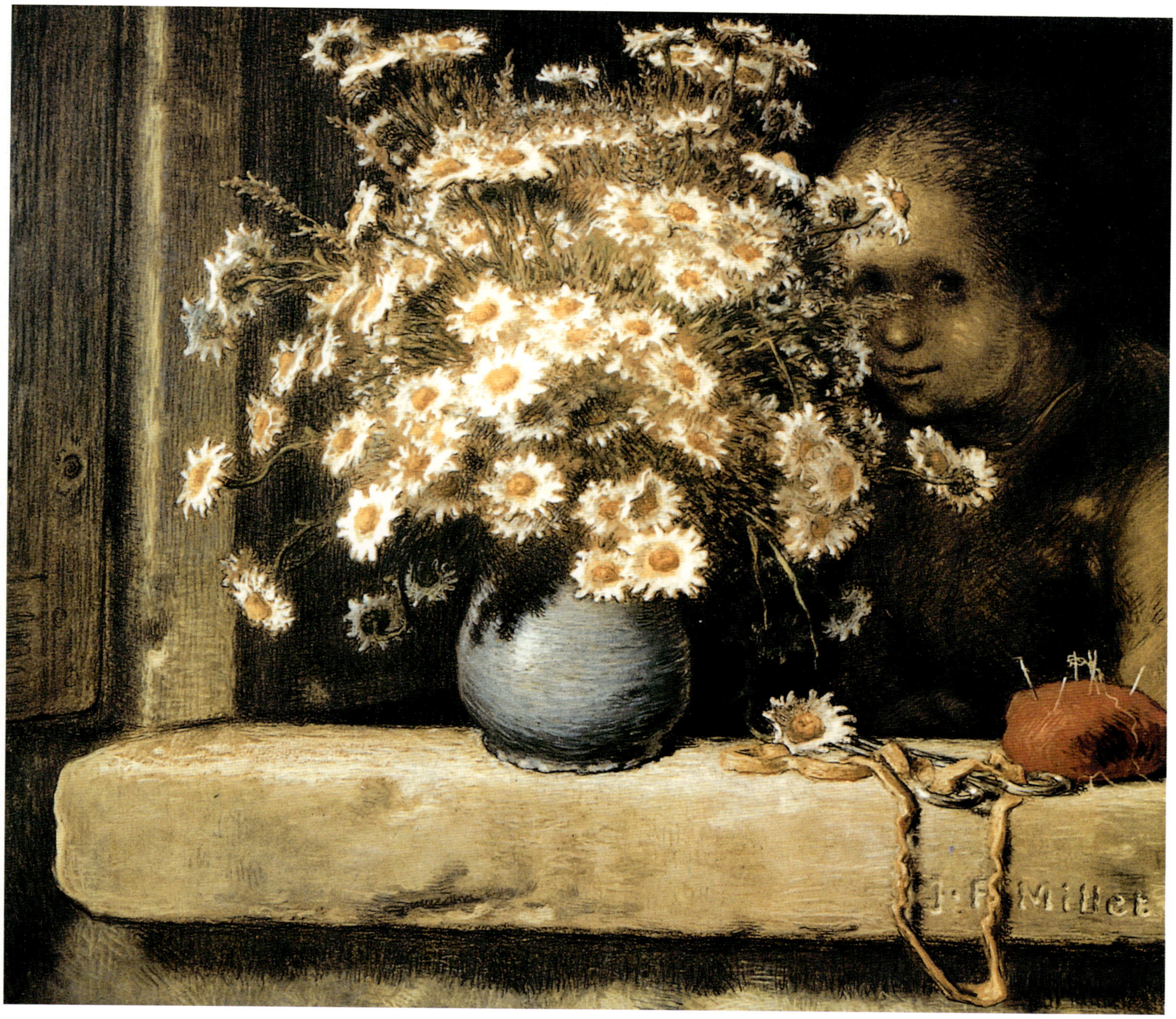

84. Jean-François Millet (1814-1875)
Der Margaritenstrauß, 1871-1874
Pastell auf Papier, 68 x 88 cm
Paris, Musée d'Orsay

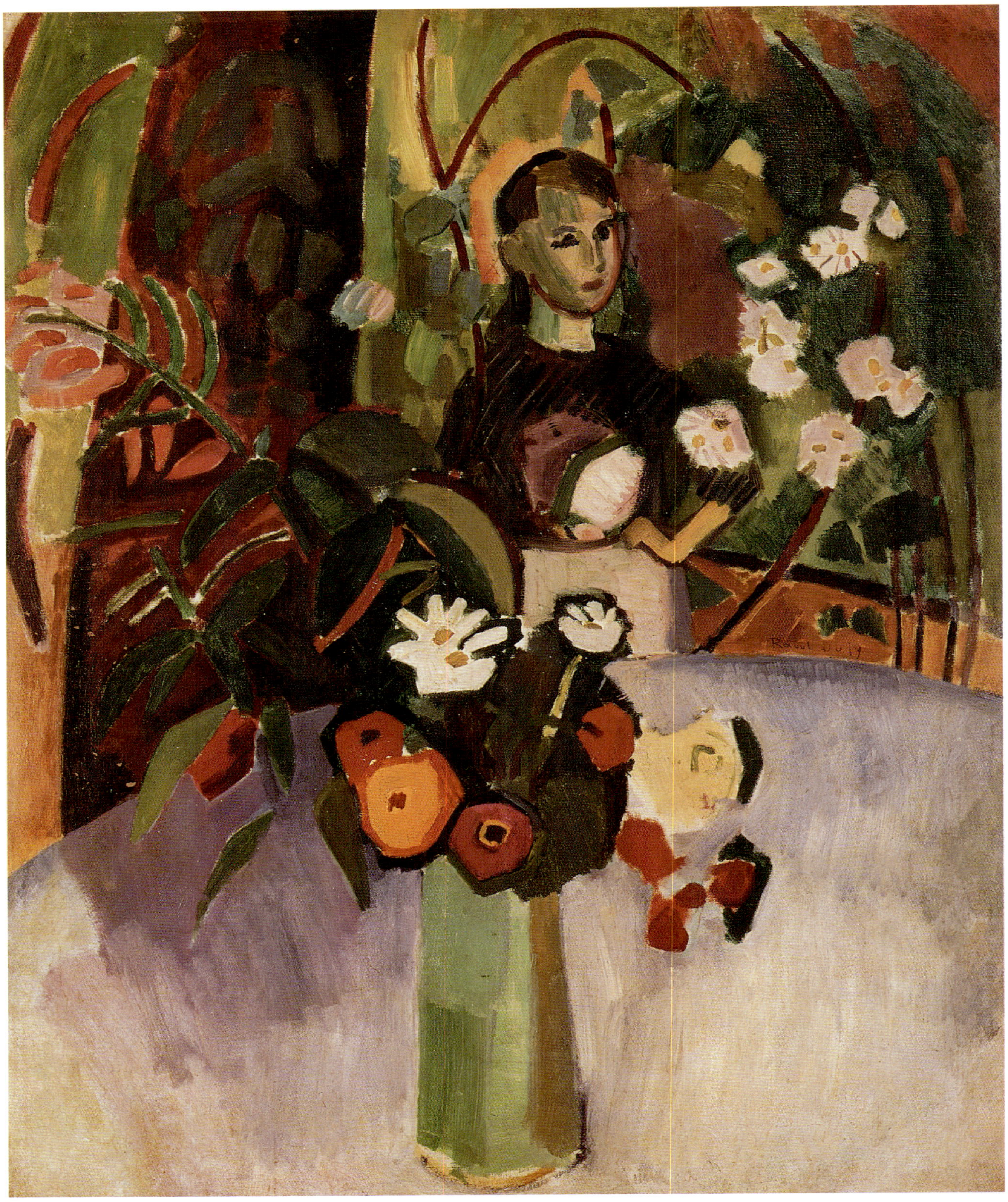

85. Raoul Dufy (1877–1953)
Jeanne und die Blumen, 1907
Öl auf Leinwand, 90 x 78 cm
Le Havre, Musée des Beaux-Arts

wurde, haben sich Frauen in der weniger hoch geachteten Gattung des Stillebens ausgezeichnet. Im 17. und 18. Jahrhundert glänzen Maria van Oosterwyck, Margareta Havermann und Judith Leyster in den Niederlanden, Elisabetta und Margarita Caffi in Italien, Louise Moillon, Madeleine Basseporte und Anne Vallayer-Coster in Frankreich mit ihrer Kunst der Blumendarstellung. Rachel Ruysch ist zweifellos zu ihrer Zeit auf diesem Gebiet die gesuchteste Künstlerin und ihren Malerkollegen Willem van Aelst oder Jan van Huysum absolut ebenbürtig. Das Portrait, das Constantin Netscher 1710 von ihr malt, bestätigt die außergewöhnliche Wertschätzung, die sich diese Frau durch ihr besonderes Talent erworben hatte. Netscher stellt die Künstlerin in ihrem Atelier dar, wo sie von einem kleinen Engel mit Lorbeer gekrönt und ihr Ruhm von einer allegorischen Gestalt mit einem Trompetenstoß verkündet wird. Während sie mit der Spitze ihres Pinsels einen Tupfer auf das in Vollendung befindliche Gemälde setzt, trägt Rachel Ruysch stolz eine Medaille mit dem Bildnis eines ihrer berühmten Auftraggeber zur Schau, nämlich Wilhelms von Oranien, der 1688 König von England geworden war.

Neben dieser professionell ausgeübten Malerei gilt auch das dilettantische Zeichnen und Aquarellieren von Blumenmotiven als angemessene weibliche Tätigkeit, die zur Ausbildung junger Mädchen aus guter Familie gehört und zusammen mit der Stickerei und der Musik einen Lieblingszeitvertreib der Damen bildet. Van Dael, Spaendonck und Redouté, dessen Rosendarstellungen weithin Berühmtheit erlangen, sind die Zeichenlehrer der noblen Gesellschaft. So erklärt sich wohl auch die steigende Zahl weiblicher Blumenmaler, deren Arbeiten es häufig an malerisch-plastischer Qualitäten mangelt. In der zweiten Hälfte des 18. Jahrhunderts stellen alljährlich etwa hundert Frauen in England ihre Blumenbilder aus, einem Land, das indessen keinen Anspruch auf eine fundierte Tradition auf diesem Gebiet erheben kann. Im folgenden Jahrhundert verurteilen in Frankreich die Salonkritiker das Überangebot von Stilleben, deren Schöpferinnen – darunter Namen wie Euphémie Maraton, Emma Desportes oder Céline de Saint-Albin – Georges Barral samt und sonders mit dem Verdikt abqualifiziert: »Gleich und gleich gesellt sich gern.«[62] Gestützt auf die traditionelle Hierarchie der Gattungen und die dementsprechende Abwertung der Stilleben-Malerei behaupten die Kritiker dieser »weiblichen« Disziplin, daß Frauen von Natur aus keinen Sinn für die künstlerische Umsetzung abstrakter Ideen besäßen, wie es die großen historischen Themen erforderten, und sich deshalb den Blumenmotiven zuwendeten, die in jeder Hinsicht anspruchsloser seien. So ist in einer Ausgabe der Gazette des Beaux-Arts aus dem Jahr 1860 zu lesen: »Das männliche Genie hat mit dem weiblichen Geschmack nichts zu tun. Lassen wir die genialen Männer große architektonische Projekte ersinnen, monumentale Skulpturen und erhabene Formen der Malerei. Mit einem Wort, lassen wir die Männer sich mit allem beschäftigen, was mit großer Kunst zu tun hat. Und lassen wir die Frauen sich mit denjenigen Kunstformen beschäftigen, die sie schon immer bevorzugt haben ... dem Malen von Blumen, diesen Wundern an Anmut und Frische, die es allein mit der Anmut und der Frische der Frauen selbst aufnehmen können.«[63] Sogar Manet scheint in dem Portrait, das er von seiner Schülerin Eva Gonzalès (Abb. 86) malt, diesem Vorurteil beizupflichten. Er stellt sie vor einer Staffelei sitzend dar, in ein Gewand gekleidet, das besser zu einer eleganten Gesellschaft passen würde als zu der malerischen Arbeit, die bekanntlich Farbspritzer und -flecken hinterläßt. Das Bukett, an das sie letzte Hand anlegt, ist bereits mit einem reich geschnitzten Rahmen versehen. Der Teppich mit dem Rankenmuster, die gegen den Stuhl gelehnte Zeichenmappe, die gerollte Leinwand, das kunstvolle Detail der zu Füßen der Dame liegenden Pfingstrose – all dies ist kaum eine getreue Wiedergabe der Arbeitsatmosphäre im Atelier einer Künstlerin. Hier wird ganz im Gegenteil der Eindruck erweckt, daß die junge Frau inmitten von Requisiten posiert, die höchst absichtsvoll für ein mondänes Gesellschaftsportrait arrangiert wurden. Bemerkenswert ist überdies, daß Eva Gonzalèz, deren Blumenbilder in der Tat dem Vergleich mit denen ihres Lehrers nicht standhalten können, zur Zeit der Entstehung dieses Portraits noch gar kein Bild dieser Thematik gemalt hatte.[64] Indem er der jungen Frau ein Gemälde mit Pfingstrosen zuordnet, entspricht Manet voll und ganz den in seiner Epoche vorherrschenden Ansichten über die Rolle der Frau in der Malerei, während er wohl gleichzeitig der jugendlichen Frische und Schönheit seines Modells eine Huldigung entgegenbringt.

Etwa fünfzig Jahre später wird die Amerikanerin Georgia O'Keeffe (1887-1986) solchen herablassenden Urteilen endgültig den Boden entziehen. Als bedeutende Persönlichkeit der New Yorker Avantgarde schafft sie zwischen 1918 und 1932 zahlreiche Gemälde, die Blumen in Nahsicht darbieten. Die abstrakte Bildeinstellung und die Intensität der Farben schockieren die Besucher ihrer Ausstellungen ebenso wie die Analogien ihrer schmalen und seidigen Blumenkelche und Blüten mit dem weiblichen Körper. Zu ihren Lebzeiten hat die Künstlerin diese sexuelle Sinnschicht ihrer Blumen bestritten und den Akzent vielmehr auf die Wahrnehmungserfahrung gelegt, die sie verkörpern.[65] Ihre Werke begnügen sich keineswegs damit, die florale Metapher der weiblichen Natur erneut auszuspinnen. Diese von einer Frau gemalten Blumen sind kein Rückgriff auf die weibliche Handarbeit – sie behaupten mit vollem Recht ihren Platz innerhalb der Geschichte der künstlerischen Avantgarde des 20. Jahrhunderts.

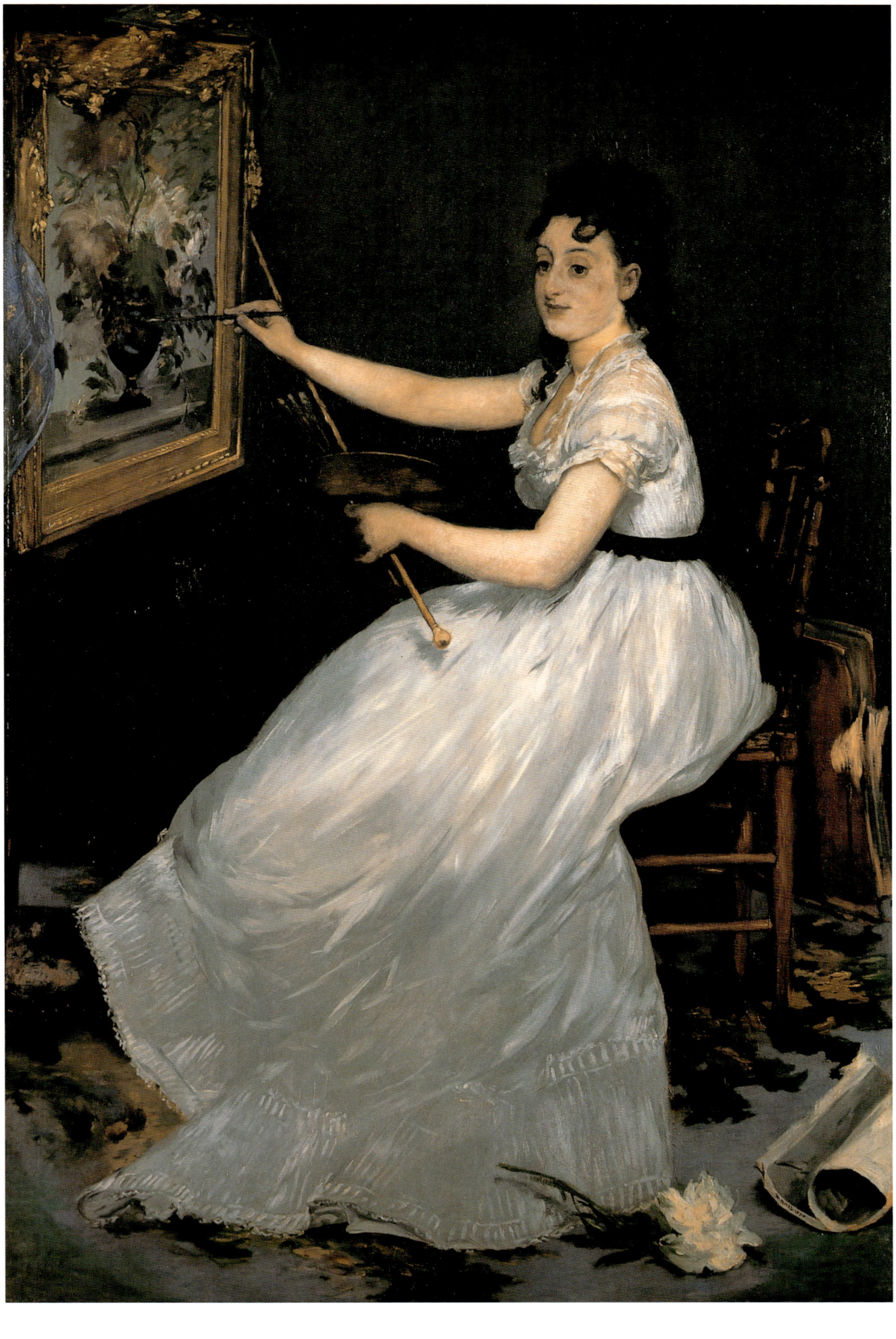

86. Edouard Manet (1832-1883)
Portrait Eva Gonzalès im Atelier, 1869-1870
Öl auf Leinwand, 191 x 133 cm
London, National Gallery

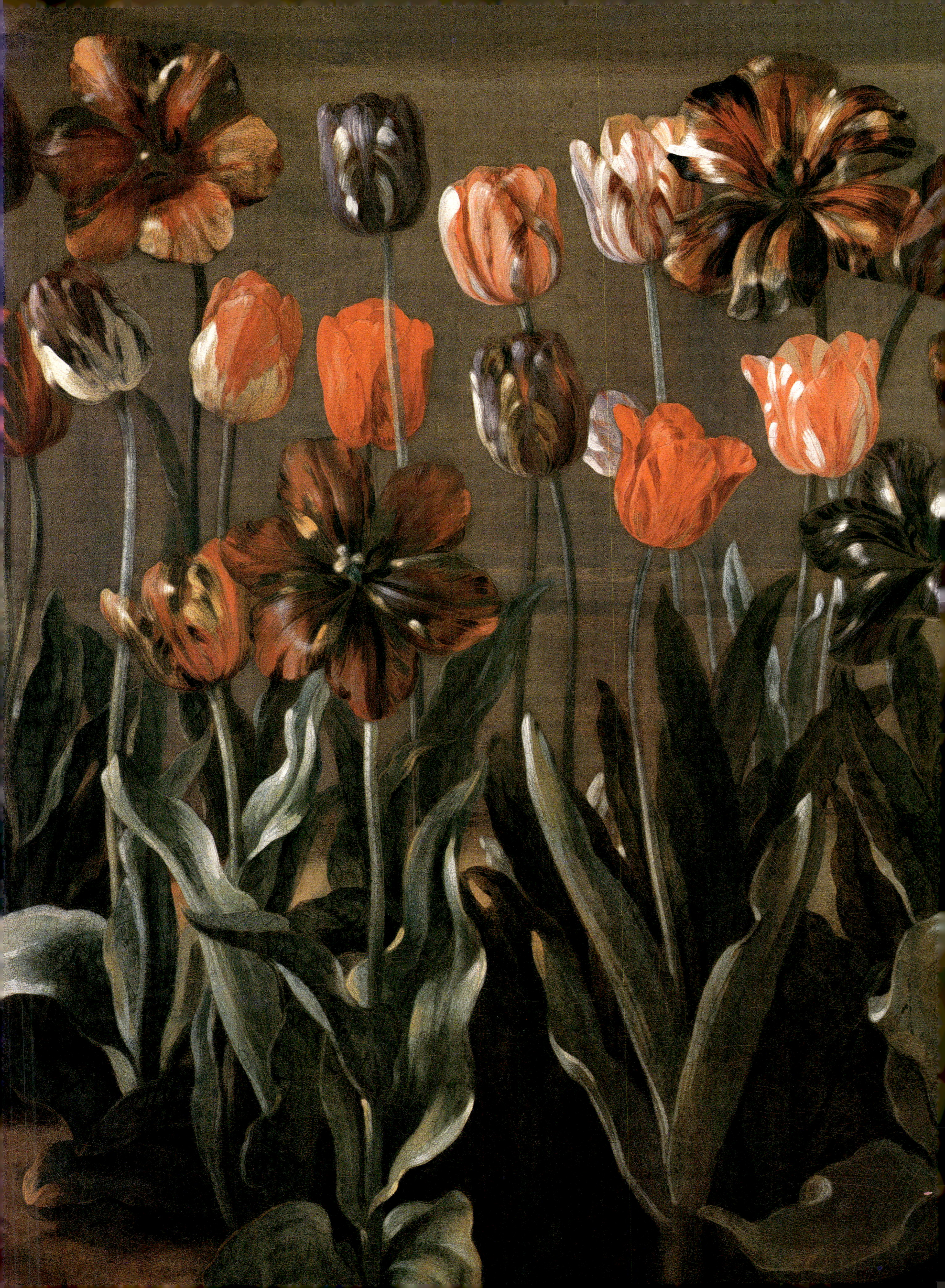

Von den Haarlemer Gärten zu den Seerosen von Giverny: Die Blumenzucht

Wißbegier, Neugier und Begehrlichkeit

Im Mittelalter waren die Pflanzen in den Gärten der Klöster und Burgen auf wenige Arten beschränkt. Zwar hatten die Römer die Obstbaumkultur auf breiter Front eingeführt und bestimmte Rosenarten, dazu die weiße Lilie, Veilchen und Vergißmeinnicht, Anemonen und Rittersporn gezüchtet und die Kreuzritter des französischen Königs Ludwig des Heiligen im 13. Jahrhundert die ungefüllte Nelke aus Tunesien mitgebracht; doch erst ab dem 16. Jahrhundert strömt infolge einer neuen Entwicklung und Blüte der Handelsbeziehungen eine Flut von bislang unbekannten Pflanzen in das westliche Europa, dessen florales Erbe in der kurzen Zeitspanne von 1600 bis 1615 um nicht weniger als 120 Pflanzenvarietäten bereichert wird. Mit den Gewürzen, dem Gold und den Edelsteinen bringen die Schiffe aus der Neuen Welt auch die Sonnenblume, die Wunderblume, die Kapuzinerkresse, die Tagetes und die Sammetblume mit. Aus dem Nahen Osten, vor allem aus der Türkei und dem Iran, kommen die Tulpe, die orientalische Hyazinthe, die Ringelblume und die Feuerlilie, der Flieder und die gelbe Rose. Die aus Persien stammende Kaiserkrone gelangt 1576 nach Wien, wo sie in den Gärten des Kaisers gezüchtet wird. Ihre beeindruckende Größe und die Länge ihres Stiels verschafft ihr einen prominenten Platz als Bekrönung der ersten Sträuße, die im 17. Jahrhundert von Brueghel, Bosschaert und Savery gemalt werden (Abb. 63). Fast drei Jahrhunderte liegen zwischen ihren Darstellungen und dem Gemälde van Goghs, das in einer Kupfervase zehn dieser leuchtenden Blütenkronen vereint, die im Jahr 1886 nichts Außergewöhnliches mehr sind (Abb. 87).

Die Malerei reflektiert und dokumentiert die von den neuen Entdeckungen ausgelösten Blumenmoden. Außer der heißbegehrten Tulpe werden während des gesamten 17. Jahrhunderts Narzissen, Nelken und Primeln sehr geschätzt. In Italien und Frankreich steht die Anemone, die sich leichter züchten läßt als die Tulpe, in dem Jahrzehnt von 1620 bis 1630 besonders hoch in Gunst – eine Modeströmung, der Jean-Michel Picarts in seltenen Farben prangende Exemplare huldigen (Abb. 53). Mit Ausnahme von einigen bescheidenen wildwachsenden Blumen wie Stiefmütterchen oder Alpenveilchen zeigt der Blumenkorb von Jacques Linard eine Zusammenschau der gesuchtesten Arten seiner

Jean-Baptiste Oudry
Blumenvase und Tulpenbeet (Detail aus Abb. 108)

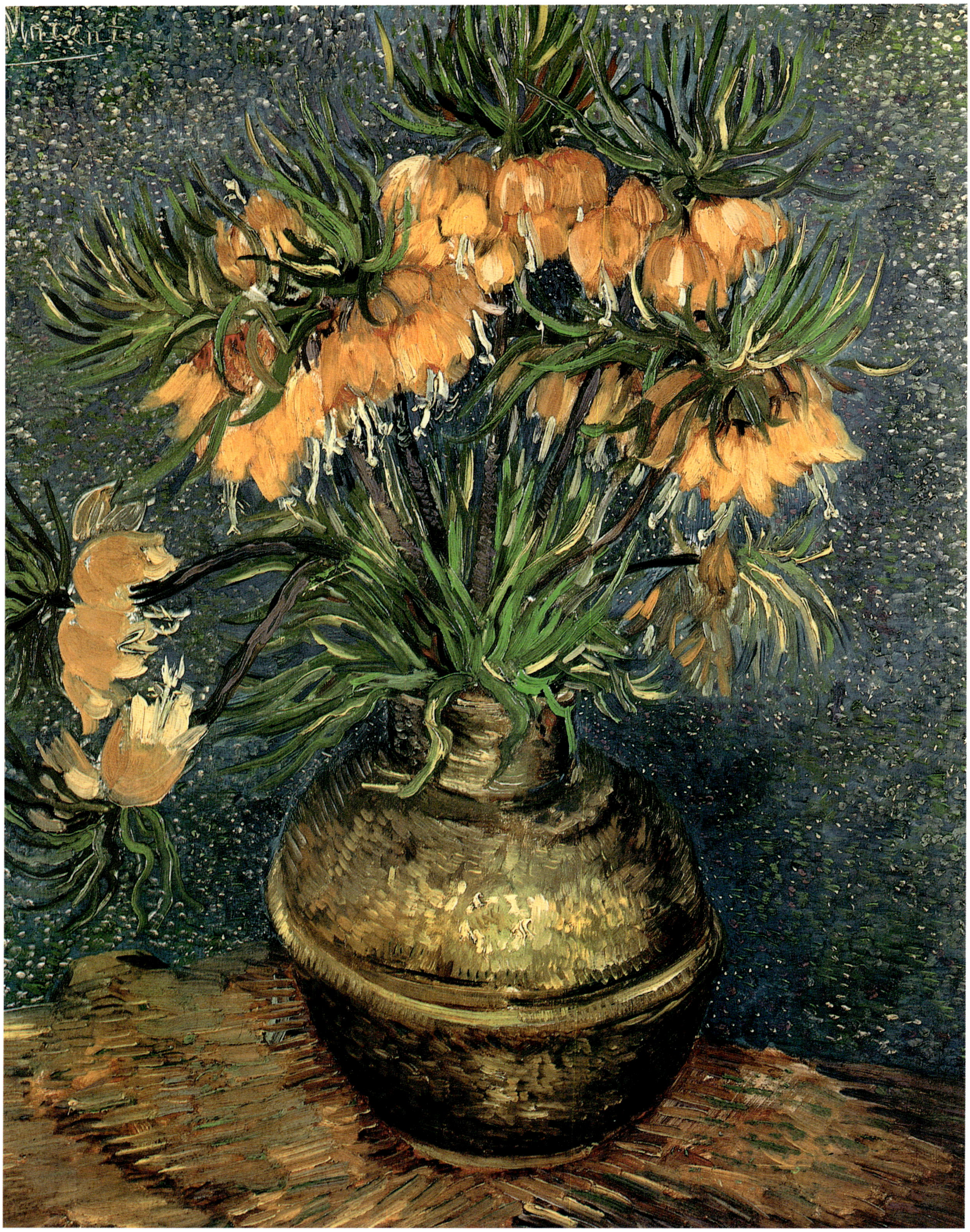

87. Vincent van Gogh (1853-1890)
Kaiserkronen in einer Kupfervase, 1886
Öl auf Leinwand, 73 x 60,5 cm
Paris, Musée d'Orsay

Epoche: Rosen, gestreifte Tulpen, zweifarbige Nelken, einfache oder gefüllte Anemonen, Primeln, Narzissen und Iris (Abb. 88). Aus China kommen im 18. Jahrhundert die Hortensie, die Chrysantheme und die Glyzinie, Blumen, die bald die klassizistischen Buketts schmücken werden, und aus Mexiko die Dahlie, die dem Schweden André Dahl, Schüler des berühmten Botanikers Carl von Linné, gewidmet ist. Um 1850 spiegelt sich die Begei-

88. Jacques Linard (um 1600-1645)
Blumenkorb, ohne Datum
Öl auf Leinwand, 48 x 60 cm
Paris, Musée du Louvre

sterung für diese Blume in dem Bukett von Eugène Delacroix (Abb. 47), später in den Bildern von Bazille (Abb. 73) und Fantin-Latour, in denen sich ihr schneeiges Weiß, ihr glühendes Orange, ihr tiefes Granatrot überschwenglich entfaltet. Manet bevorzugt die Pfingstrosen, die er selbst in seinem Garten in Gennevilliers zieht und zum Gegenstand einer Serie von Gemälden macht (Abb. 49 und 107). Diese Gattung – *Paeonia sinensis* – war 1787 von einem Arzt im Dienst der Ostindischen Kompanie in China in den Gärten des Kaiserlichen Palastes entdeckt worden. Nach England gebracht und in den Londoner Kew Gardens, dem Vorläufer der Royal Botanic Gardens angepflanzt, wird sie trotz ihres hohen Preises während des Zweiten Kaiserreichs eine der beliebtesten Sorten. Die Rosenzucht, die seit dem Mittelalter kaum Fortschritte gemacht hatte, empfängt neue Impulse durch die Einfuhr von Rosenpflanzen chinesischer und bengalischer Herkunft. Kaiserin

Joséphine, die Gattin Napoleons, ist eine leidenschaftliche Rosenliebhaberin und läßt im Garten ihres Schlosses Malmaison an die zweihundert verschiedene Rosenarten pflanzen. Joseph Redouté (1759-1840) gestaltet für sie eine erlesene Sammlung handkolorierter Stiche mit dem Titel *Les Roses*, während die Botaniker der Kaiserin huldigen, indem sie einer dieser Rosen den Namen *Josephinia imperatricis* geben. Ende des 19. Jahrhunderts wandelt sich der Geschmack: Orchideen werden nun die große Mode und schmücken Innenräume wie Dekolletés – zum Beispiel das der Odette de Crécy, einer Romanfigur aus Prousts *Auf der Suche nach der verlorenen Zeit.* Das Interesse an der Züchtung neuer, attraktiver Pflanzensorten ist bis heute ungebrochen: So wird uns für das 21. Jahrhundert eine ungewöhnliche Kamelie mit gelben und orangeroten Blüten angekündigt.

In der zweiten Hälfte des 16. Jahrhunderts, als die Blumenbuketts in der Malerei hervorzutreten beginnen und sich allgemein ein gesteigertes Interesse auf bislang in Europa unbekannte Pflanzenarten richtet, stehen die floralen Neuentdeckungen zunächst nur in wenigen Exemplaren zur Verfügung. In den Botanischen Gärten, die 1545 in Pisa und Padua, 1560 in Zürich, um 1577 in Leiden, 1579 in Leipzig, 1593 in Montpellier, 1621 in Oxford, 1626 in Paris (der künftige *Jardin des Plantes*) entstehen, werden die Pflanzen gesammelt und die exotischen Arten akklimatisiert, um sie dann in Verzeichnissen zu registrieren und zu studieren. Fürsten und adlige Herrschaften, aber auch Pflanzenliebhaber und dilettierende Botaniker betätigen sich als begeisterte Sammler und legen sich florale Kollektionen zu. Sie stehen miteinander in fachmännischem Briefwechsel und tauschen Pflanzen, Zwiebeln und Samenkörner aus. In einem im September 1606 aus Leiden gesandten Brief dankt Charles de l'Ecluse dem Florentiner Matteo Caccini für »die Zeichnungen der Tulpe und des Hahnenfuß und die kleine Schachtel [...] in der ich die Wurzel des Hahnenfuß und eine Tulpe gefunden habe«.[66] Kataloge und Handbücher der Gartenkunst – wie etwa das in Rom von einem Sieneser Jesuiten, Giovanni Battista Ferrari, im Jahre 1633 unter dem Titel *De Florum cultura* veröffentlichte Werk – kommen vermehrt auf den Markt. Ferrari bezeichnet die Gärten als »Theater rechtschaffener Vergnügungen«; er gibt an, welche Pflege man ihnen angedeihen lassen müsse, enthüllt das Geheimnis des doppelten Blütenstandes, gibt Rezepte zum Färben der Blumen und macht genaue Angaben über die sachgerechte Zusammenstellung von Buketts. Brueghel, der seit 1606 für den Brüsseler Hof des spanischen Statthalters in den Niederlanden arbeitet, hat dort freien Zutritt zu den Gärten des Erzherzogs Albrecht und der Infantin Isabella, wo er Zeichnungen seltener Pflanzenarten anfertigt. Einige der Blumen aus diesem Repertoire wird er alsbald kopieren und den üppigen Sträußen einverleiben, die er damals für den Mailänder Kardinal Federico Borromeo malt. Um eine Erinnerung an ihre vergänglichen Sammlungen festzuhalten, lassen die stolzen Besitzer ihre kurzlebigen Schätze auf Pergament oder Leinwand darstellen. Zwanzig Jahre lang begibt sich der Straßburger

Johann Walter jeden Frühling und Sommer regelmäßig nach Idstein bei Mainz, um im Auftrag des Grafen Hans von Nassau-Idstein ein prachtvolles *Florilegium* zu komponieren, in dem Ansichten der Gartenanlage mit ihren muschelverkleideten Grotten sowie »Portraits« der Blumen und Früchte, die auf dem Grund und Boden des Grafen gezüchtet werden, versammelt sind (Abb. 90). Ungeachtet seines allegorischen Charakters bietet der Stich mit der Darstellung des Frühlings als Jahreszeit eine genaue Beschreibung der von niedrigen Büschen eingefaßten und mit Kaiserkronen und vielfarbigen Tulpen locker bepflanzten Rabatten, der mit Kletterrosen bedeckten Spaliere und der Töpfe, in denen sich alle möglichen Pflanzen und Blumen entfalten. Der englische Schriftsteller John Evelyn, selbst ein Garten- und Pflanzenliebhaber, berichtet von einem Besuch, den er 1644 Pierre Morin d. J. abstattete, »der dank seiner seltenen Sammlung von Muscheln, Blumen und Insekten vom einfachen Gärtner zu einem der sachkundigsten und wissensdurstigsten Männer Frankreichs geworden ist. Sein Garten hat die Form eines exakten Ovals, er ist bepflanzt mit flach zugeschnittenen Zypressen, die eine Art Mauer bilden: seine Tulpen, Anemonen, Hahnenfuß, Krokusse usw. gehören zu den seltensten Arten und ziehen während der Blütezeit alle Blumenliebhaber an [...]. Bestimmte seiner Schmetterlinge und auch seiner schönsten Blumen hat er *en miniature* malen und einige sogar von den besten Künstlern in Öl abkonterfeien lassen.«[67] Abgesehen von ihrem Ruhm, der über die Grenzen des Landes hinausreicht, liegt das Interesse von Morins Sammlung in den Parallelen mit der zeitgenössischen Bukettmalerei, vereint sie doch gleichermaßen Blumen, Insekten und Muschelschalen oder Schneckenhäuser an ein und demselben Schauplatz. Dieses Anliegen verrät die eigentliche Zweckbestimmung der ersten floralen Stilleben, die darin besteht, das Erscheinungsbild einer ebenso raren wie rasch vergänglichen Spezies festzuhalten und ihm Dauer zu verleihen.

Ab den 1630er Jahren greift diese Passion einer Elite von Adeligen und Kennern auch auf das Volk über und zieht bald alle sozialen Schichten in ihren Bann. In den Niederlanden erlebt der Blumenhandel durch die Importe aus Amerika und dem Fernen Osten einen spektakulären Aufschwung. Die Holländer sind maßgeblich an der Entwicklung der Gewächshäuser beteiligt, deren Zweck es ist, den Markt mit neuen Arten zu versorgen. Bestimmte *Florilegien*, wie zum Beispiel der im Jahr 1612 von Emmanuel Sweerts veröffentlichte Sammelband, sind in Wirklichkeit Verkaufskataloge. Dort werden auf etwa hundert detailliert ausgeführten Bildtafeln die Varietäten vorgestellt, die in Amsterdam zur Verfügung stehen oder die der Kaufmann alljährlich an seinem Stand bei der Frankfurter Messe bereithält. Für die Tulpenzwiebeln, die einander fast so ähnlich sind wie ein Ei dem anderen und keine Vorhersage über Form und Farben der sich daraus entwickelnden Pflanze erlauben, lassen die Händler Aquarelle anfertigen, um den Interessenten das künftige Erscheinungsbild der Blüte vor Augen zu führen. So haben bedeutende Künstler

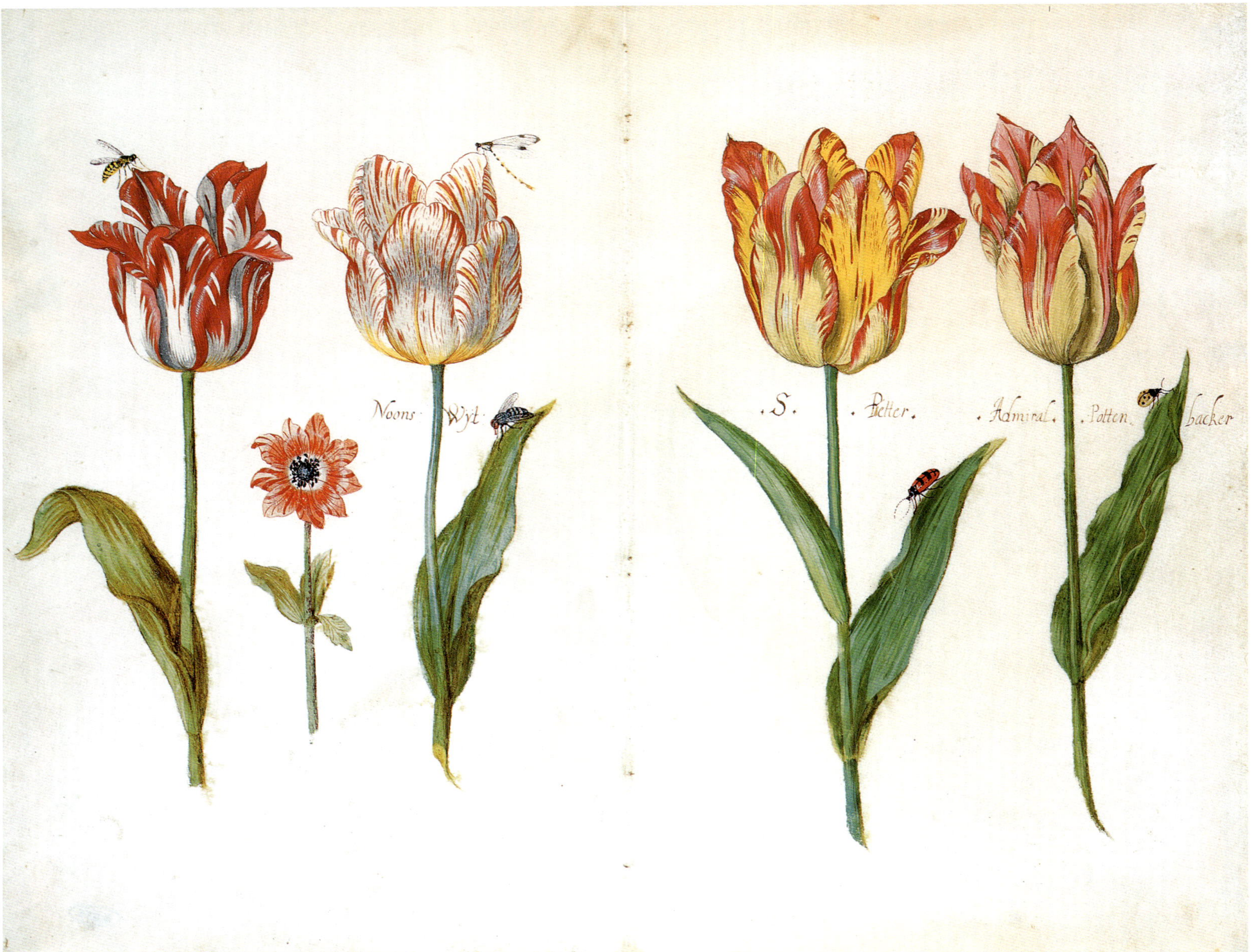

89. Jacob Marrel (1613/14–1681)
Drei Tulpen und eine Anemone, 1636
Gouache auf Pergament, 34 x 45 cm
Amsterdam, Rijksmuseum

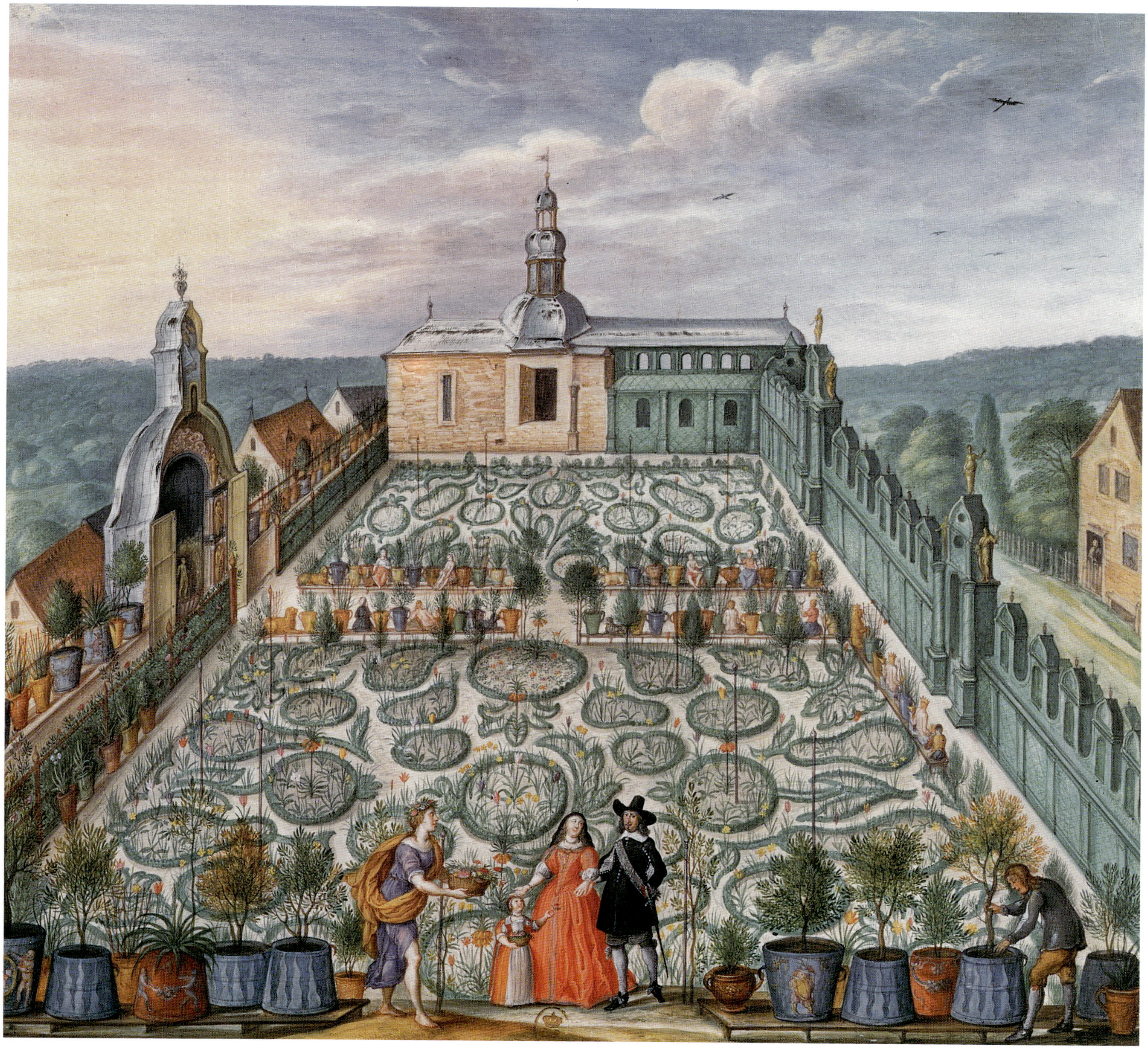

90. Johann Walter (1604-1677)
Florilegium von Nassau-Idstein,
erste Bildtafel der Allegorien der Vier Jahreszeiten: Der Frühling, 1663
Paris, Bibliothèque Nationale de France, Cabinet des Estampes

wie Jacob Marell oder Judith Leyster (1609-1660) die kapriziösen bunten Muster kostbarer Arten auf Dauer festgehalten (Abb. 89). Neben dem direkten Verkauf setzen die Züchter auch reisende Händler ein, die ihre Blumenzwiebeln und -knollen auf den Märkten und Messen, in den Städten und Dörfern fernab der großen Produktionszentren feilbieten.[68] Die Preise dieser Blumen variieren natürlich je nach ihrer Seltenheit, aber die Händler verfügen über eine große Artenvielfalt, mit der sie jeden Bedarf befriedigen können: von den einfarbigen Tulpen, die für einige Pfennige zu haben sind, bis hin zu den buntgeflammten und gestreiften bizarren Züchtungen wie *Viceroy* oder *Semper Augustus*, für die man etliche hundert Gulden bezahlen muß.

In den ersten Jahrzehnten des 17. Jahrhunderts kann es keine Blume mit der Tulpe aufnehmen, die eine wahre Manie auslöst. In der Türkei zur Zeit Suleimans des Prächtigen (1494-1566) intensiv gezüchtet, fasziniert sie zuerst den Prinzenerzieher im Hause Habsburg und Gesandten Kaiser Ferdinands I. bei der Hohen Pforte, Angerus Ghislari von Busbeck (1522-1592). Auf Bitten des Botanikers Charles de l'Ecluse, des damaligen Leiters der kaiserlichen Gärten, mit dem er in Korrespondenz steht, schickt Busbeck aus Istanbul einige Tulpenzwiebeln nach Wien. Ab 1560 verschaffen sich aristokratische und gelehrte Blumenliebhaber, die bereit sind, erhebliche Summen dafür zu zahlen, diese herrliche gärtnerische Neuheit zur Bereicherung ihrer Gärten in Brügge, Antwerpen oder Augsburg. Rembert Dodoens, Charles de l'Ecluse (Eclusius) und danach Mathias de l'Obel (Lobelius) veröffentlichen wissenschaftliche Beschreibungen der Tulpe und legen ein Verzeichnis der verschiedenen bekannten Arten an, deren Anzahl sich zu diesem Zeitpunkt auf einige Dutzend beläuft. Die Tulpe, die sich dem nordeuropäischen Klima ohne Schwierigkeiten angepaßt hat, eignet sich gut zur Artenkreuzung mittels einfacher Trennung von Brutzwiebeln. Professionelle und dilettierende Gärtner wetteifern in der Züchtung von Tulpenarten, die sich durch ihre Farben, die Zeichnung ihrer Muster oder die Form ihrer Blütenblätter voneinander unterscheiden. Im Gegensatz zur gewöhnlichen gelb- und rotgestreiften Tulpensorte *Gouda* werden die subtilsten Farbtöne gesucht: »die schönen Grautöne des Linnens, die Fleisch- und Rosenfarben [...] und vor allem die gesprengten, gestreiften und außergewöhnlichen Farben«.[69] Die *Semper Augustus*, deren Blütenblätter unregelmäßig in Weiß und Purpur geflammt sind, gehört mit der violettweißen *Viceroy* und den auf gelbem Grund rot oder blau gemusterten *Bizarden* zu den begehrtesten Tulpen. Kein Wunder also, daß der aus Haarlem, einem der bedeutendsten Zentren der Blumenzucht gebürtige Maler Hans Bollongier unter die gewöhnlicheren Blumen seines Buketts zwölf verschiedene Tulpensorten mischt (Abb. 91), unter denen oben links mehrere Exemplare der *Semper Augustus* und der *Viceroy* hervorstechen. Anomalien in Gestalt einer doppelt gefüllten Blüte oder einer besonders ausgeschnittenen oder zerfransten Form der Blütenblätter, wie sie etwa die von Nicolas Robert gezeichnete

Tulipa munstrosa zeigt (Abb. 5), treiben die Preise in die Höhe. Bestimmte Zwiebeln werden so hoch gehandelt, daß ein Vater ein solches Exemplar dem Verlobten seiner Tochter als Mitgift anbietet.

Die intensive Zucht und die Vervielfältigung der Arten führen in den 1630er Jahren zu einer Explosion der Nachfrage, die rasch in Spekulation mündet. Die Kurse steigen

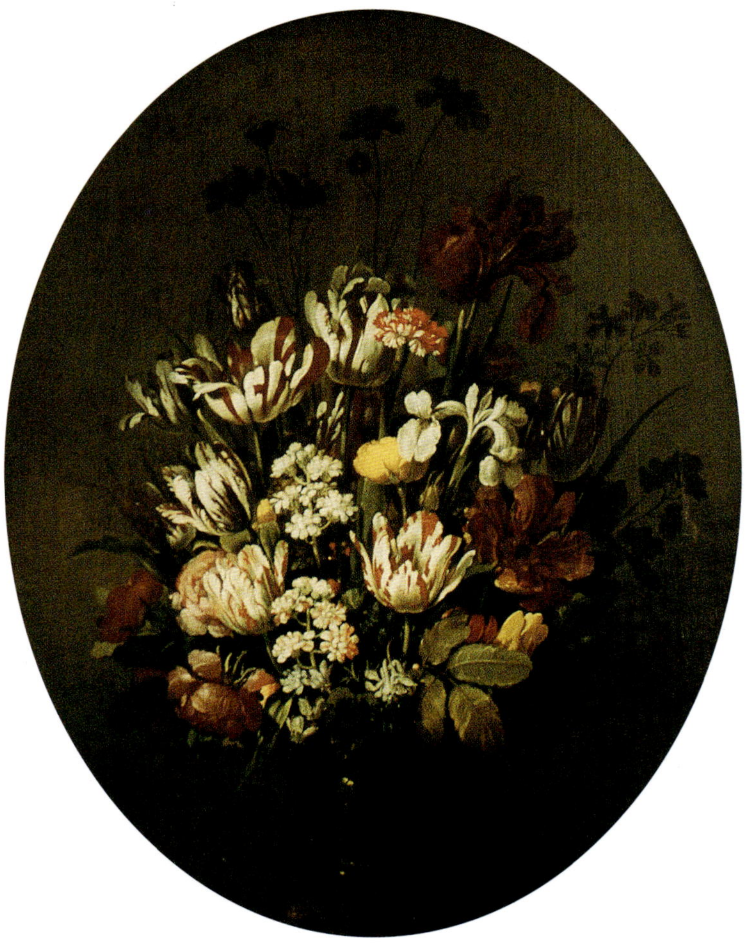

91. Hans Bollongier (etwa 1600–nach 1644)
Blumenstrauß, 1640
Öl auf Holz, 68 x 54,5 cm
Chalon-sur-Saône, Musée Denon

schwindelerregend: eine *Gouda*, die im Dezember 1634 dreißig Heller kostete, erzielt zwei Jahre später einen Preis von drei Gulden; eine *Scipio* klettert im Lauf einiger Wochen von achthundert auf über zweitausend Gulden.[70] Als der Kurs in den letzten Monaten des Jahres 1636 und den ersten Wochen von 1637 auf seinem Höhepunkt angelangt ist, finden drei Zwiebeln der *Semper Augustus* einen Käufer für dreißigtausend Gulden, während ein schönes, am Kanal gelegenes Haus in Amsterdam zehntausend Gulden wert ist. Für eine einzige *Viceroy* hat ein Landwirt »zwei Lasten Weizen und vier Lasten Roggen, vier fette Ochsen, fünf Kühe, ein Dutzend Schafe, zwei Fässer Wein, vier Fässer Bier, zwei Fässer

Butter, tausend Pfund Käse, ein gut ausgestattetes Bett, einige Kleidungsstücke und einen silbernen Becher sowie ein Boot, um das alles zu transportieren«, aufgewendet.[71] 1637, am Vorabend des Zusammenbruchs der Blumenbörse, erwirbt der Maler Jan van Goyen einige Tulpenzwiebeln, für die ihm 1900 Gulden und ein Gemälde von Salomon van Ruysdael sowie die Ausführung eines Historienbildes über das Judas-Thema abverlangt werden – eine Verpflichtung, die er nie einlösen wird. Just in diesem schicksalhaften Jahr malt Dirck van Delen die *Tulpe in einem Gendi* (Abb. 92). Die auf weißem Grund zartrosa geflammte Blüte über einem Stengel, der aus dem engen Hals der Vase in gerader Linie emporstrebt, gehört zur Gattung der *Generael van Gouda*. Daß der Maler sich dafür entschieden hat, im Gegensatz zu den herrschenden Gepflogenheiten nur ein einzelnes Exemplar zu malen, gibt einen Hinweis auf die Kostbarkeit der Tulpe, die sich allenfalls mit den Muscheln Ostindiens vergleichen läßt, die sie begleiten. Der strenge architektonische Rahmen trägt zum feierlichen Eindruck der Darstellung bei.

Dem jahreszeitlichen Rhythmus entsprechend, erfolgt der Handel mit Blumenzwiebeln zwischen Juni, dem Monat der Ernte, und Oktober, der Zeit der Neuanpflanzung. Die Tulpen, die in dieser Zeit gekauft werden, kommen erst im darauffolgenden Frühling zur Blüte. Auf dem Höhepunkt der »Tulpomanie« erwerben die Tulpenliebhaber sogar Zwiebeln, die noch in der Erde stecken, wobei sie auf der Basis des Gewichts spekulieren und statt der Ware ein Zertifikat mit dem Lieferdatum erhalten. Noch vor der Ernte werden diese Papiere durch Agenten, die ihre Geschäfte in den Herbergen abwickeln, gegen immer höhere Summen gehandelt. Anfang 1637 ist das Tulpenfieber so hoch gestiegen, daß sich die Preise mit jedem Tag verdoppeln, ja sogar verdreifachen.[72] Vielleicht ist es nur ein Gerücht, das eine bevorstehende Intervention des Staates ankündigt, um dieser maßlosen Spekulation ein Ende zu bereiten – doch es scheint auszureichen, um am 4. Februar in Haarlem einen radikalen Kurssturz auszulösen. In bescheidenerem Maßstab wird die Hyazinthe im folgenden Jahrhundert in England ähnliche Turbulenzen hervorrufen. Die Moralisten haben nicht versäumt, diese absurde Leidenschaft für eine Blume in ihren Pamphleten zu geißeln, wie etwa La Bruyère (1645-1696), der in seiner Publikation *Die Charaktere Theophrasts übersetzt aus dem Griechischen, zusammen mit den Charakteren und Sitten dieses Jahrhunderts* ein großartiges Portrait des »Sammlers« malt: »Der Blumenliebhaber hat einen Garten am Stadtrand; dorthin läuft er bei Sonnenaufgang, und von dort kehrt er bei Sonennuntergang heim. Sie sehen ihn wie angewurzelt inmitten seiner Tulpen und vor der *Solitaire* stehen: er macht große Augen, er reibt sich die Hände, er beugt sich herab, er schaut sie aus nächster Nähe an, er hat sie nie so schön gesehen, das Herz lacht ihm im Leibe; er verläßt sie und geht zur *Orientale*, von dort weiter zur *Veuve (Witwe)*, besucht die *Drap d'or (Goldschleier)* und die *Agathe*, von dort kehrt er sofort zur *Solitaire* zurück, wo er sich niederläßt, von Müdigkeit erfaßt wird und zu dinieren vergißt [...]

92. Dirck van Delen (1605-1671)
Tulpe in einem Gendi, 1637
Öl auf Holz, 38,5 x 29 cm
Rotterdam, Museum Boymans-van Beuningen

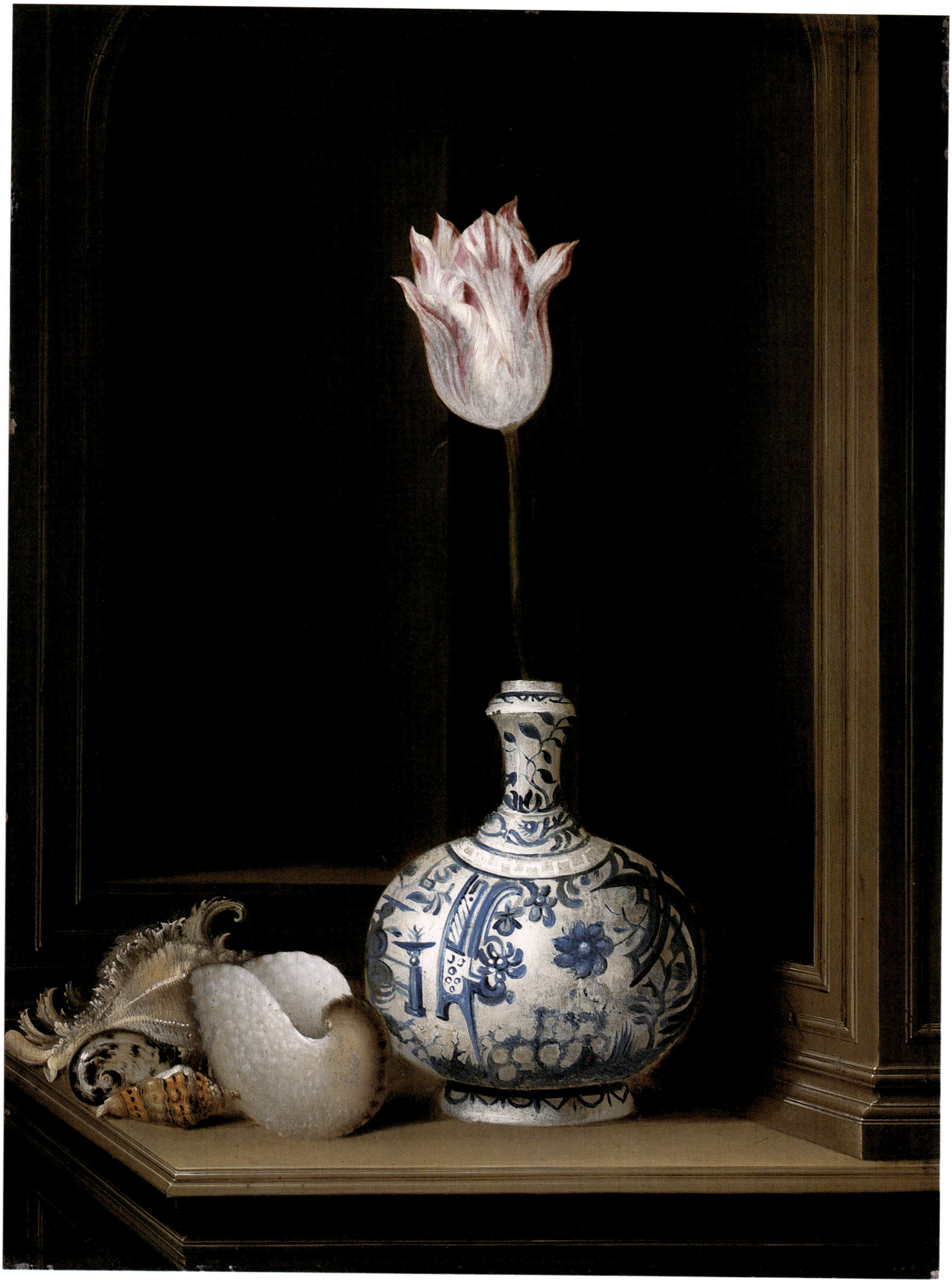

Gott und die Natur sind in allem enthalten, was er nicht bewundert. Er jedoch geht nicht weiter als bis zur Zwiebel seiner Tulpe, von der er sich nicht um tausend Ecus trennen würde, die er aber für nichts hergeben wird, wenn die Tulpen in Vergessenheit geraten und die Nelken höher geschätzt werden. Dieser vernunftbegabte Mann, der eine unsterbliche Seele, Ehrfurcht vor dem Göttlichen und eine Religion sein eigen nennt, kehrt müde und hungrig, aber höchst zufrieden mit seinem Tagesablauf nach Hause zurück: er hat Tulpen gesehen.«[73] Graphiken und Gemälde veranschaulichen die Folgen dieser unsinnigen Modetorheiten und Spekulationen. In einem holländischen Bild aus dem Jahr 1640 im Musée des Beaux-Arts von Rennes tauscht ein Mann, dessen Verrücktheit durch sein gestreiftes Gewand – das traditionelle Attribut des Teufels – angezeigt wird, eine Tulpe gegen den Inhalt seiner Börse. Der in diesem Werk enthaltene Vorwurf konzentriert sich in der abgeschnittenen Blume, die um schweres Gold gekauft wird, während sie doch innerhalb von ein paar Stunden verwelkt.

Die Verbindung von Blumen und Landschaft

Die neue Begeisterung für die Blumenzucht begründet und befördert den schlagartigen Erfolg der Bukettmalerei, ließen sich doch die kostbaren Exemplare der geflammten, gesprengten und gestreiften Tulpen, die in den Gärten nur während einiger Wochen blühen, auf Dauer in den Gemälden festhalten. Bis zur Mitte des 19. Jahrhunderts geben die Blumenbilder nicht etwa frische Sträuße wieder, die als Motiv für den Maler in den Gärten gepflückt wurden, sondern Buketts, die in Wirklichkeit nach Studien von Zuchtblumen entstanden sind. Diese Studien wurden nach der Natur als Gouache, mit Wasserfarben oder mit dem Zeichenstift unter Angabe der Farbwerte angefertigt oder aber aus den *Florilegien* und anderen botanischen Buchillustrationen kopiert. Wie aus der Korrespondenz Brueghels und Jan van Huysums hervorgeht, müssen die Künstler manchmal den Frühling abwarten, um ein Gemälde zu vollenden. So kann man nicht selten in den Gemälden Brueghels oder Bosschaerts oder später van Daels denselben Blumenentwurf wiederfinden, der von einem Bild auf das andere übertragen wurde. In diesen Darstellungen ähneln die Blumen kostbaren und erlesenen Objekten und erinnern eher an kunstvoll gefaßte Edelsteine als an natürliche Gewächse. Vielleicht ist es dieses Paradoxon, das Abraham Mignon in einem kleinen Detail eines seiner Bukettbilder anklingen läßt: Auf der Wölbung der gläsernen Karaffe spiegelt sich in einem winzigen funkelnden Reflex das Fenster des Ateliers (Abb. 93). Hinter den Sprossen erscheinen Himmel und Wolken, ein Dach mit rauchendem Schornstein und vielleicht sogar das Blattwerk eines Baums. Mit diesem Kunstgriff läßt der Maler ein Zitat jener Außenwelt, der die Blumen eigentlich angehören, in die »entrückte« Atmosphäre ihres jetzigen Standorts einfließen – wenn auch nur reduziert auf den mikroskopischen Maßstab eines Lichtreflexes.

Zu Beginn des 17. Jahrhunderts, als die Gartenkultur der neuen Gattung des Blumenstillebens den Weg bahnt und ihre spektakuläre Entwicklung befördert, finden sich in den Buketts keinerlei Anspielungen auf die Blumenzucht. Doch erweitert sich ab den 1650er Jahren die Thematik der Blumenstücke. Auf Otto Marseus van Schrieck geht die Erfindung eines ikonographischen Konzepts zurück, das sogleich Schule macht und von den größten Malern der Zeit aufgegriffen wird: etwa von Jan Davidsz. de Heem (1606-1684), Abraham Mignon (Abb. 93) und Rachel Ruysch (Abb. 69), aber auch Giuseppe Recco (1634-1695) in Italien und Juan de Arellano (Abb. 31) in Spanien. Im Dämmerlicht eines dickichtartigen Unterholzes läßt van Schrieck auf einem Fleckchen Waldboden eine Fülle unterschiedlicher Blumen wachsen, um die herum eine bedrohliche Fauna wimmelt. Trotz der hyperrealistischen Wirkung der naturgetreu wiedergegebenen Arten sind diese »Stilleben im Freien« keine Abbilder natürlicher Lebensgemeinschaften, sondern komponierte Phantasien von Fauna und Flora. In dem im Fitzwilliam Museum, Cambridge, aufbewahrten Gemälde mischen sich wildwachsende Pflanzen wie die Distel und gezüchtete Blumen wie Rosen und Nelken, die es damals in der freien Natur noch nicht gab (Abb. 94). Marseus van Schrieck erhält den Beinamen *Snuffelaer* (Schnüffler), weil er seine Zeit damit verbringt, überall nach fremdartig gefärbten oder gesprenkelten Schlangen, Eidechsen, Raupen, Spinnen, Schmetterlingen und außergewöhnlichen Gewächsen und Kräutern Ausschau zu halten. Er besitzt ein kleines Häuschen in Waterryck außerhalb der Stadttore von Amsterdam, wo er alle möglichen Kleintiere hält, die ihm als Modelle dienen. Er hat sogar gezähmte Schlangen, die nach der Aussage des französischen Reisenden Balthazar de Monconys, der ihn dort 1663 besucht, »in Pose verharren« können.[74] Ebenso wie bei den Buketts seiner Landsleute beinhalten die artifiziellen Kompositionen des Holländers eine moralische Lektion. Auf diesen Waldböden veranschaulichen Insekten, Reptilien und kleine Tiere das Drama der menschlichen Existenz. Schmetterlinge, Symbole der Hoffnung und der Auferstehung, umflattern die Distel, das traditionelle Sinnbild für die Unsterblichkeit der Seele – denn die Pflanze ist lebenskräftig, und ihre Blüte bewahrt auch in abgeschnittenem Zustand ihre ganze Schönheit –, während sich im Schatten der Blätter eine Schlange und eine Eidechse in Angriffshaltung gegenüberstehen – Kriechtiere, die mit dem Tod und dem Bösen verbunden werden. Otto Marseus van Schrieck bezieht den Betrachter auf höchst subtile Weise in das Bild ein, indem er einen tief angesetzten Blickpunkt verwendet, der den Eindruck vermittelt, als läge man auf dem Boden, gleichsam auf einer Ebene mit den Reptilien. In ihren Varianten dieser Unterholz-Bilder verstärken unter anderen Jan Davidsz. de Heem und Rachel Ruysch den irrealen Aspekt der Darstellung, indem sie dem Waldboden oder einem Baumstamm einen bun-

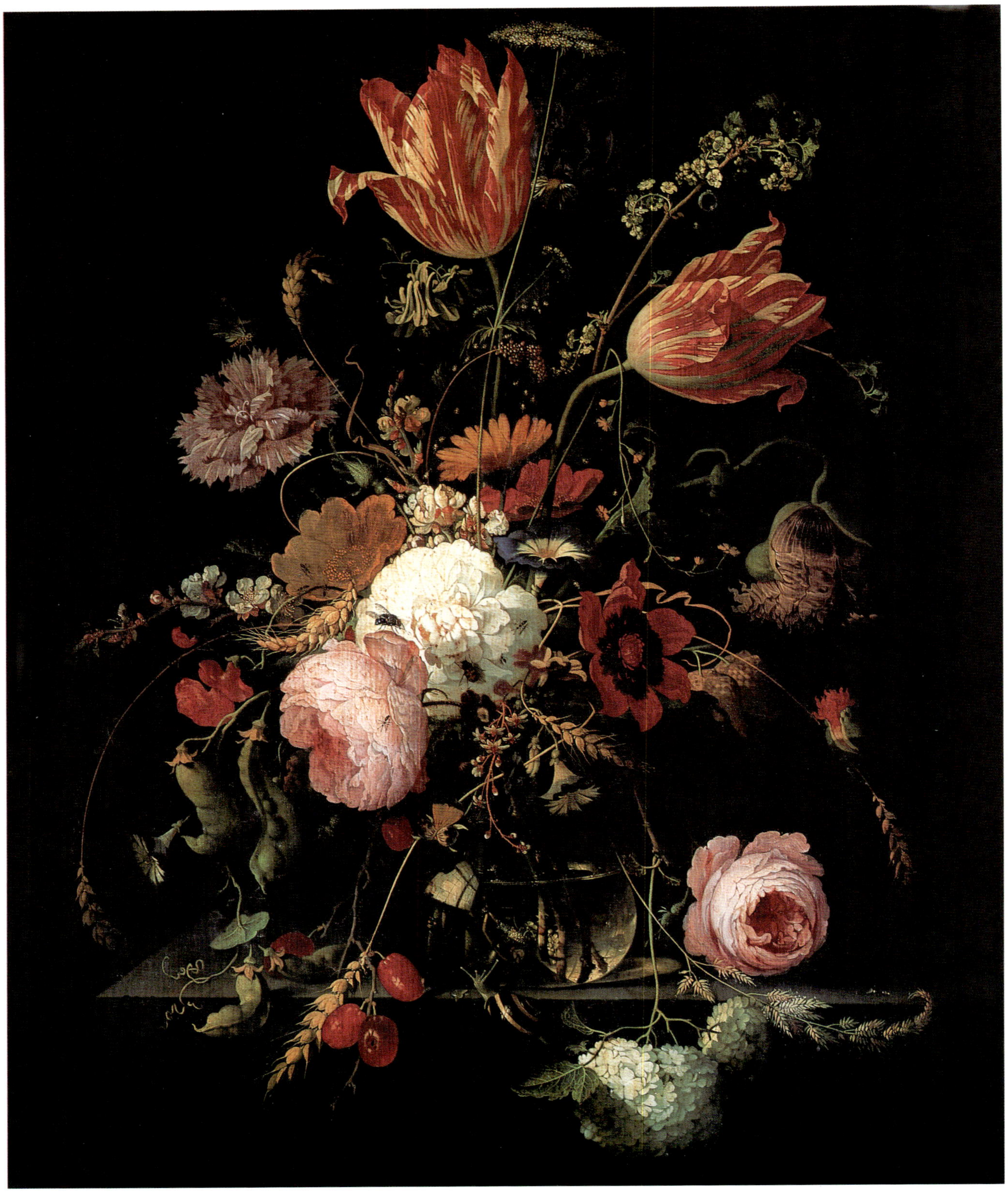

93. Abraham Mignon (1640-1679)
Blumen in einer Glasvase mit Wickenzweig und Schnecke, ohne Datum
Öl auf Holz, 48 x 42 cm
Paris, Musée du Louvre

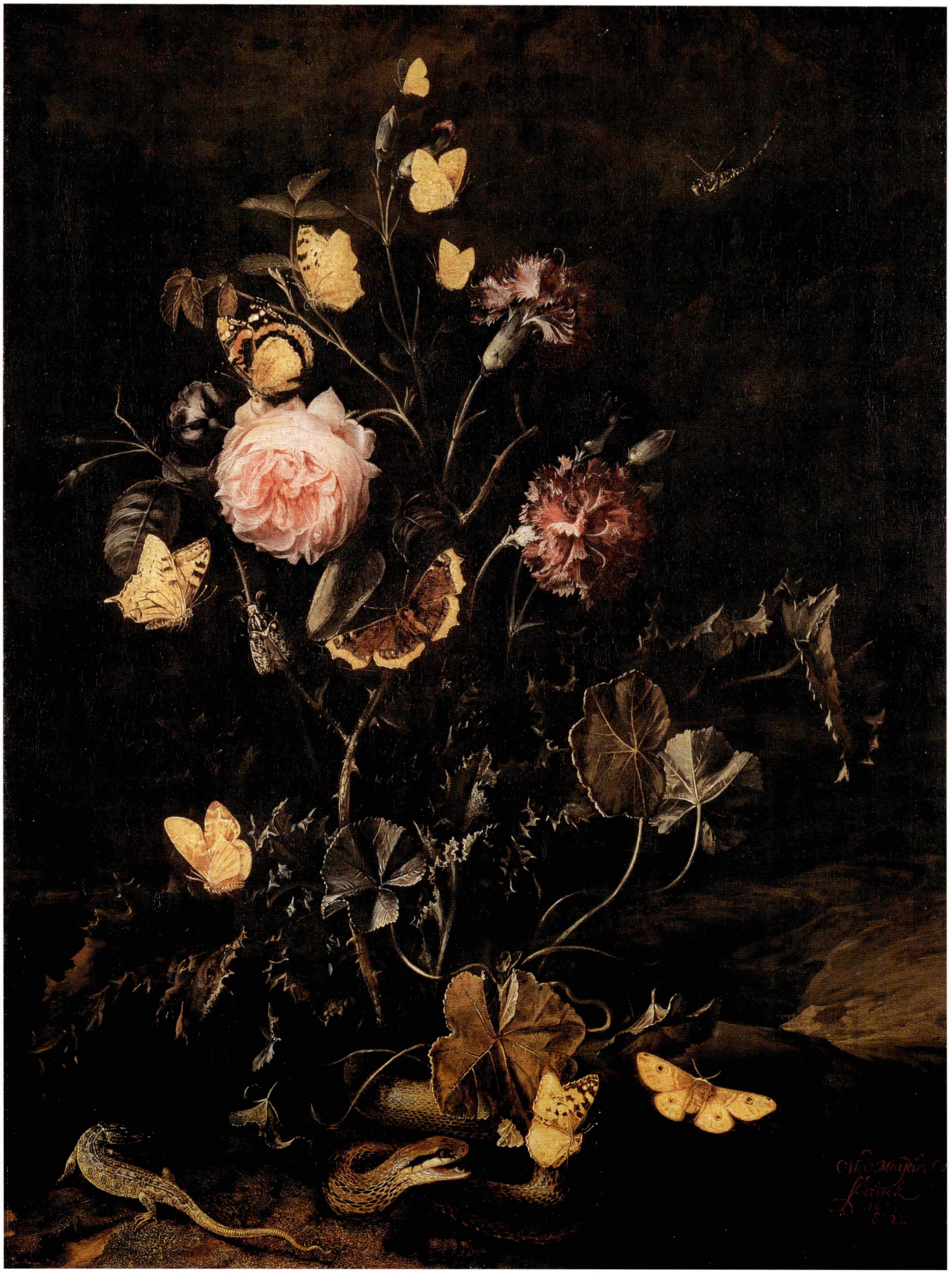

94. Otto Marseus van Schrieck (1619/20-1678)
Blumen, Insekten und Reptilien, 1673
Öl auf Leinwand, 69,5 x 52,7 cm
Cambridge, Fitzwilliam Museum

ten Strauß entspringen lassen, der sich aus besonders hochgezüchteten Pflanzenarten zusammensetzt, zum Beispiel makellosen Lilien, buschigen Pfingstrosen und vielfarbigen Nelken.

Im Unterschied zu einigen seltenen, zur Zeit der Tulpenspekulation realistisch gemalten Bildern von Tulpenbeeten (Jacob Gerritsz. Cuyp, 1638, Museum Dordrecht), sind die Gemälde von Marseus van Schrieck und seinen Nachfolgern nicht in der Absicht

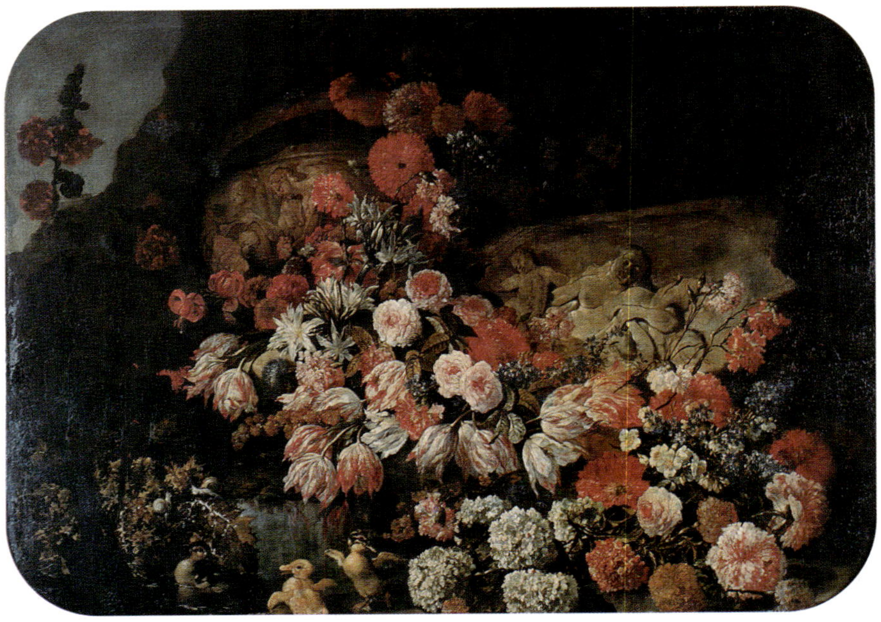

95. Paolo Porpora (1617-1673)
Blumen vor einem Marmorrelief, nach 1654
Öl auf Leinwand, 57 x 86 cm
Valence, Musée des Beaux-Arts

geschaffen worden, Zucht und Wachstum der Blumen zu schildern. In diesen imaginären Waldboden-Szenen machen sich vielmehr Tendenzen bemerkbar, die in der Barockmalerei Italiens Schule machen sollten. Während seines etwa zehnjährigen Aufenthalts im Süden (1648-1657) hatte Otto Marseus van Schrieck viele Beziehungen zu Mäzenen wie dem Großherzog von Toskana und zu Künstlerkreisen geknüpft. Der aus Neapel gebürtige Maler Paolo Porpora stand zunächst ganz im Banne des Holländers und ging in dessen Nachahmung so weit, daß bestimmte Gemälde des ersteren dem letzteren zugeschrieben wurden. Unter dem Einfluß des großen römischen Meisters der Blumenmalerei, Mario de'Fiori, verliert sich dann der düstere und unheilvolle Charakter seiner Malerei. Auch in den Bildern des Italieners wachsen erlesene Blumen auf einem unberührt-natürlichen und häufig steinigen Boden. Doch während sich van Schrieck auf die Darstellung seltener floraler Arten konzentriert, gefällt sich Porpora in der Inszenierung von überquellenden Kaskaden üppiger Blumen in einer Landschaftskulisse. Gleich einem Lavastrom ergießen sich in seinem Gemälde *Blumen vor einem Marmorrelief* Schneeball, Tulpen, Nelken, Goldwurzel oder Türkenbund in den Vordergrund des Bildraums, zum Rand eines kleinen Tümpels, wo sich drei Entenküken tummeln (Abb. 95). Am linken Bildrand erhebt sich eine Stockrose neben Buschwerk, in dem zwei Schnecken herumkriechen. Im Hintergrund tauchen aus dem Flor roter und weißer Blüten ein Basrelief und eine antike Urne mit den umrißhaften Gestalten lagernder Meeresgottheiten auf. Porpora befaßt sich ebensowenig mit dem natürlichen Wachstum der Pflanzen wie die niederländischen Maler. Obwohl er sie aus dem neutralen Rahmen befreit, der die Buketts üblicherweise umschließt, und sie in ihre ursprüngliche Umgebung versetzt, sind seine Blumenstücke dennoch gekünstelte und unnatürlich zusammengestellte Kompositionen, deren kraftvolles barockes Pathos und sinnenfreudige Atmosphäre jeglichen Realismus ausschließen. Auch wenn diese Rosen und Tulpen den Anschein erwecken, als seien sie zum Zweck ihrer malerischen Darstellung gepflückt worden, zeigen sie doch starke Affinitäten zur Landschaft, wie Charles Sterling im Hinblick auf diese Strömung der italienischen Barockmalerei hervorhebt: »Das ist ein Anreiz, die Blumen und Früchte in ihrem ganzen Überfluß und ihrer bunten Fülle wie einen vehementen Ausbruch des Pflanzenreichs, wie eine eruptive Verkörperlichung seines grenzenlosen Reichtums vor Augen zu führen [...] So scheint die Haut der Früchte und der Blüten wieder mit ihrem ursprünglichen Umfeld zu verschmelzen, sie bekennen sich dazu, Teil dieser farbenprächtigen Erde zu sein, die für den Maler die Ursubstanz der Welt ist.«[75] Die Verschmelzung des Blumenstillebens mit der Landschaft wird von Andrea Belvedere, der diesem barocken Genre eine vorromantische Stimmung unterlegt, für die nachfolgende Generation neu interpretiert. Über die in der Abenddämmerung verschwimmende Landschaft des Gemäldes im Palazzo Pitti (Abb. 96), in der einzelne Schlaglichter aufleuchten, scheint ein jäher Windstoß hinweggegangen zu sein, worauf die zartfarbenen, auf dem Wasserspiegel treibenden Blüten hindeuten. Als hätte Belvedere bewußt aus dem Werk seines Vorgängers zitiert, sind die Küken in dem Gemälde in Valence hier zu schönen großen Enten geworden und haben die Schnecken ihr vegetabiles Domizil nicht verlassen, während sich die Figuren der Sirenen und Tritonen weiterhin in weichen Umrissen auf der rötlich-gelben Wölbung der antiken Urne tummeln. Dessenungeachtet bleibt der Ort unbestimmt und erinnert mit seinen Wasserspielen und der auf einem Sockel stehenden Vase wohl an einen verlassenen Garten, der einer wildwüchsigen Vegetation anheimgefallen ist, die alles überwuchert, so auch den Stein zur Rechten, dessen Inschrift unleserlich geworden ist.

In Frankreich überträgt sich diese barocke Manier in gemäßigter Form auf Kompositionen wie *Blumen und Früchte* von Baptiste Monnoyer (Abb. 97). Trotz des Ungleichgewichts, das durch die Schrägstellung des Korbes eingeführt wird, zeichnet sich dieses Stilleben durch seinen gezügelten Überschwang aus: Der Maler hat die Blumen in dem Flechtwerk aus Weidenruten sorgfältig arrangiert und die Weintrauben und Pflaumen, die Granatäpfel und rissigen Feigen in Hinblick auf eine ausgewogene Komposition in den Ecken des Gemäldes angeordnet. Der abendlich verdämmernde Himmel erscheint weni-

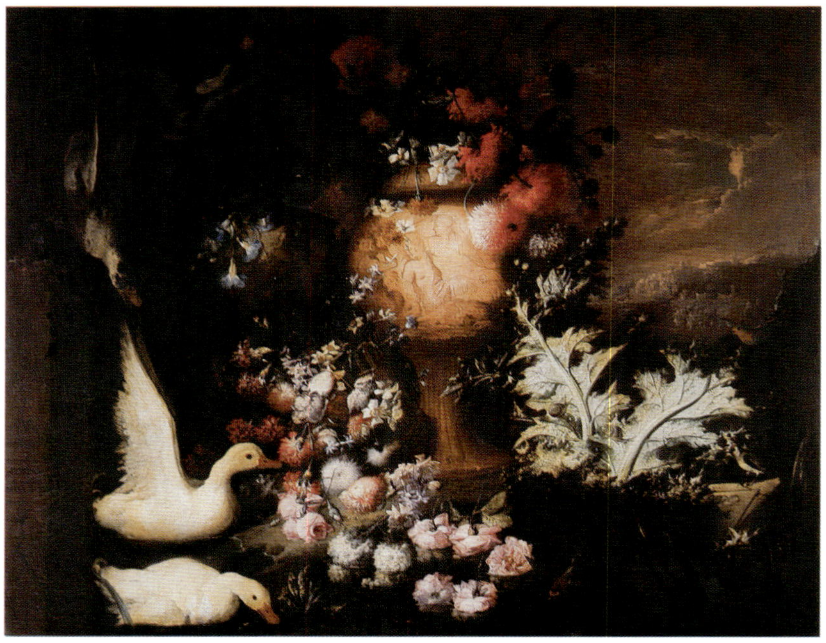

96. Andrea Belvedere (1652-1732)
Komposition mit Enten, Blumenkaskade,
ziselierter Vase und Distel, 1690
Öl auf Leinwand, 126 x 155 cm
Florenz, Palazzo Pitti

ger pathetisch als in dem Gemälde von Belvedere. Dennoch besteht zwischen dem Franzosen und dem Neapolitaner ein gewisser Zusammenhang, da nur sie in diesen gartenähnlichen Szenarien Schnittblumen zur Schau stellen, sie aber niemals in Form von Beeten abbilden. Wenngleich in die Natur eingebunden, präsentieren sich diese Blumen als etwas Aufgesetztes: abgeschnitten, in einem Korb arrangiert oder auf einem Boden plaziert, dem sie nicht entwachsen sind. Dieses Merkmal künstlicher Zusammenstellung ist um so offenkundiger, wenn – wie in dem Gemälde von Monnoyer – Frühlingsblumen zusammen mit Früchten präsentiert werden, deren Ernte in den Herbst fällt. Die *große Landschaft* des Flamen Jan Fyt, eines Zeitgenossen Paolo Porporas, bestätigt diesen Gegensatz (Abb. 98) in einer sinnfälligen Komposition. Eine urwüchsige Landschaft mit bewölktem Himmel und einem Felsen, dem ein Wasserlauf entspringt, dient als Folie für

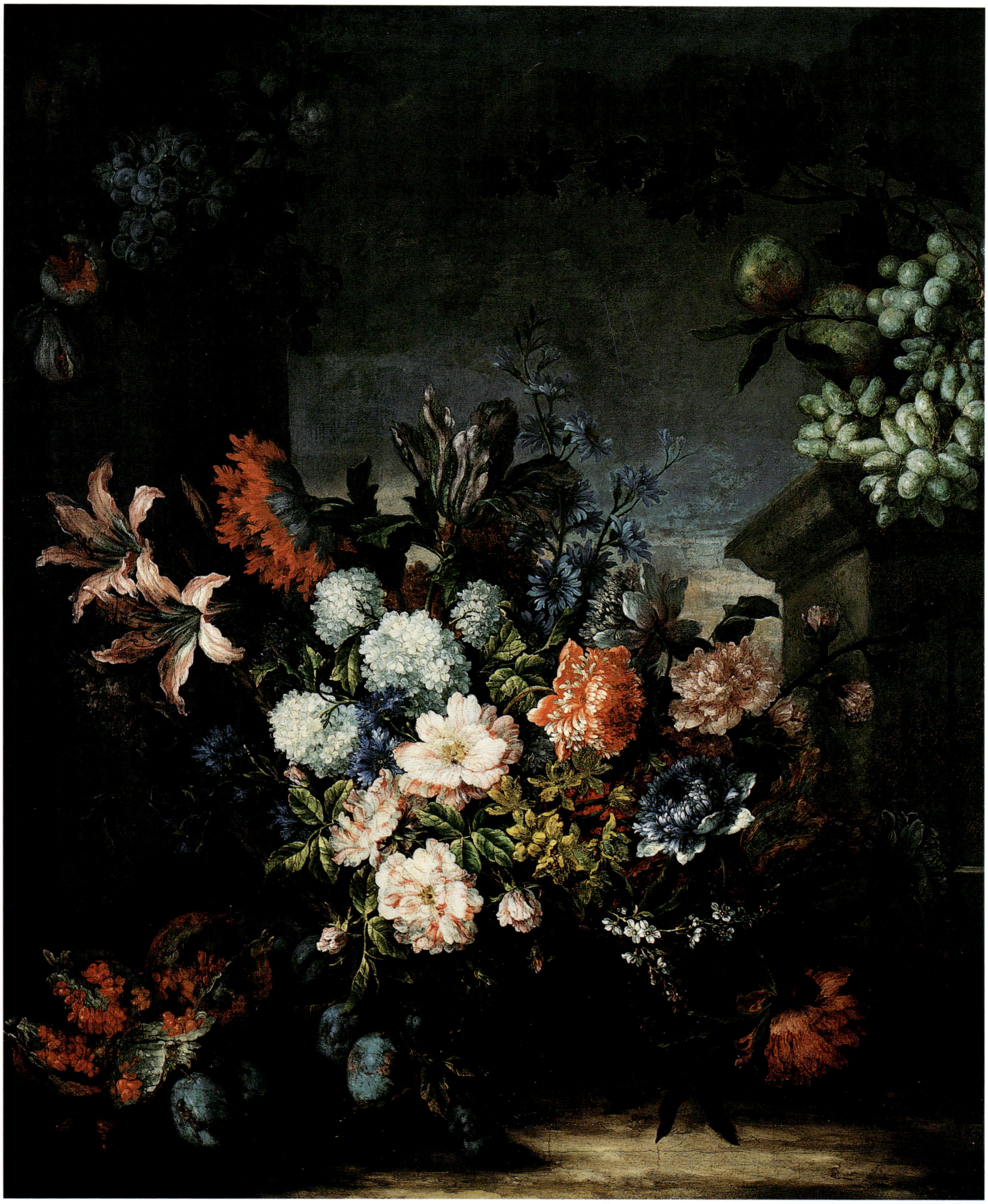

97. Jean-Baptiste Monnoyer (1631-1699)
Blumen und Früchte, ohne Datum
Öl auf Leinwand, 92 x 76 cm
Orléans, Musée des Beaux-Arts

ein kunstvoll inszeniertes Stilleben, das den Vordergrund besetzt, wo sich eine bunte Vielfalt von Früchten und Gemüsen am Fuß eines irdenen, mit Gartenrosen und Sammetblumen gefüllten Kruges ausbreitet. Im Gegensatz zu dem unkultivierten Charakter der Landschaft tritt die ordnende Hand des Menschen in dem sorgfältigen Arrangement des

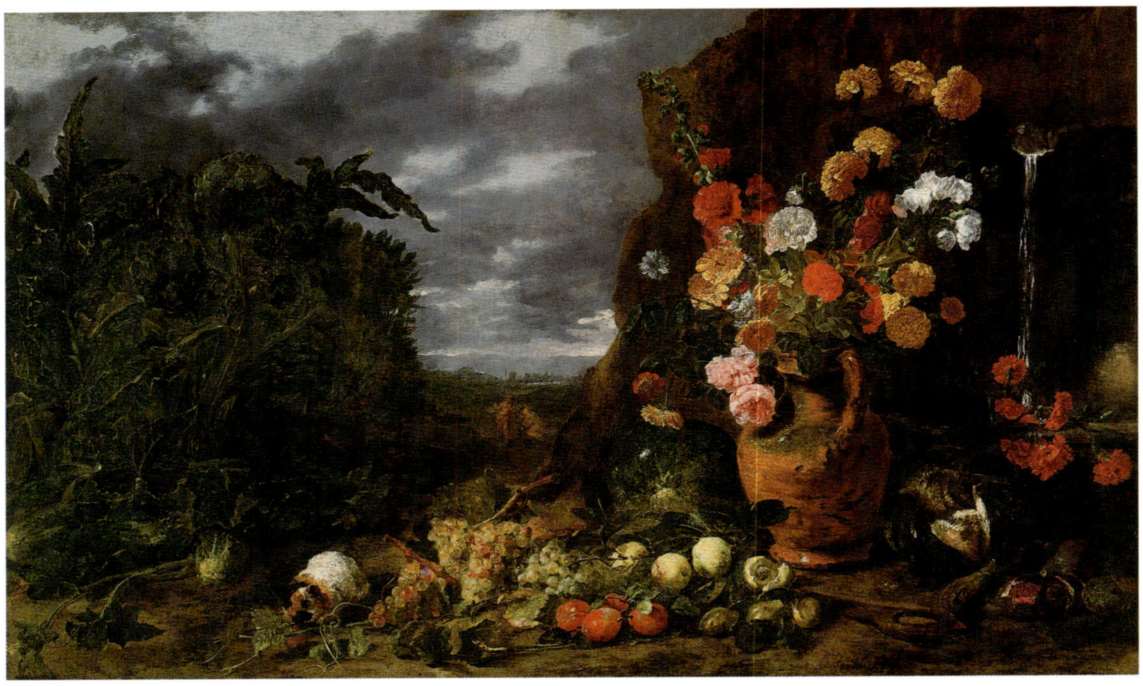

98. Jan Fyt (1611-1661)
Blumen, Früchte und Gemüse in einer Landschaft, ohne Datum
Öl auf Leinwand, 118 x 197 cm
Brüssel, Musées Royaux des Beaux-Arts

Blumengebindes um so deutlicher in Erscheinung. Auf diese Weise wirken sie eigentümlich fremd an diesem Ort, der doch ihr natürlicher Lebensraum ist.

Ehe die Blumenzucht zum Bildgegenstand wird, üben die Phantasie-Kompositionen, wie sie die Holländer, Flamen und Italiener zeitgleich hervorbringen, einen gewissen Einfluß auf die gemalten Buketts aus. Im 18. Jahrhundert zeichnet sich eine Tendenz ab, die Vasen aus dem Schatten des Ateliers in das kristallklare Licht des Tages zu versetzen. Die Anordnung bleibt indes unverändert: Die dem Repertoire der Gartenarchitektur (Balustrade, Mäuerchen, Bank) entlehnte tragende Unterlage wird von einem blauen Himmel hinterfangen. Manchmal erscheinen schön beschnittene Hecken, Sträucher und die Statuen eines Parks oder einige Silhouetten im Hintergrund – wie in den Werken von François Desportes (1661-1743), Jan van Huysum (Abb. 99), Paulus Theodorus van Brussel (1775–1795) oder Jan van Os (1744-1808). Doch ist das Ergebnis häufig eine erkünstelte

99. Jan van Huysum (1682-1749)
Blumenstrauß, gegen 1730
Öl auf Leinwand, 80 x 60 cm
Wien, Kunsthistorisches Museum

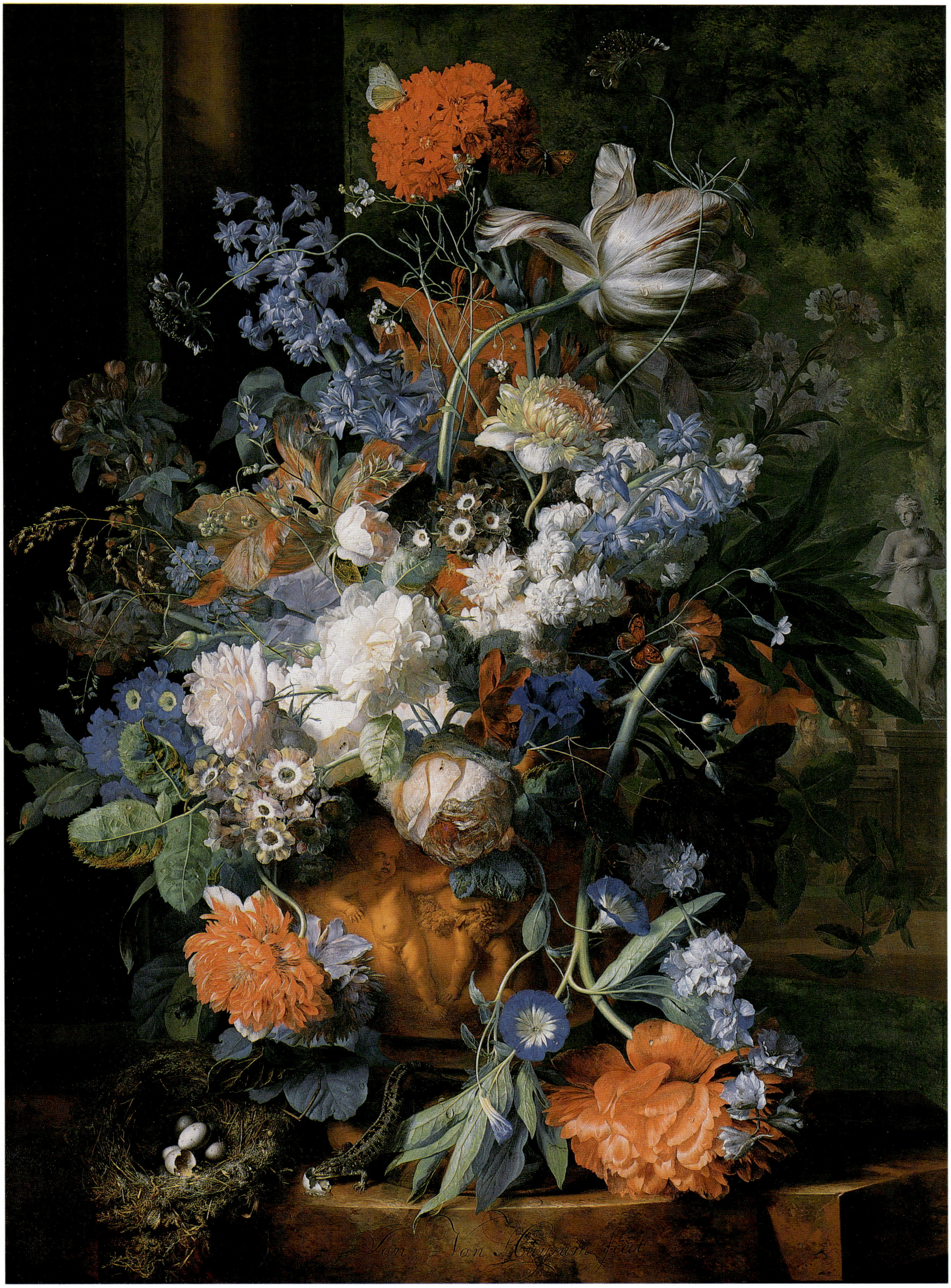
Jan Van Huysum fecit

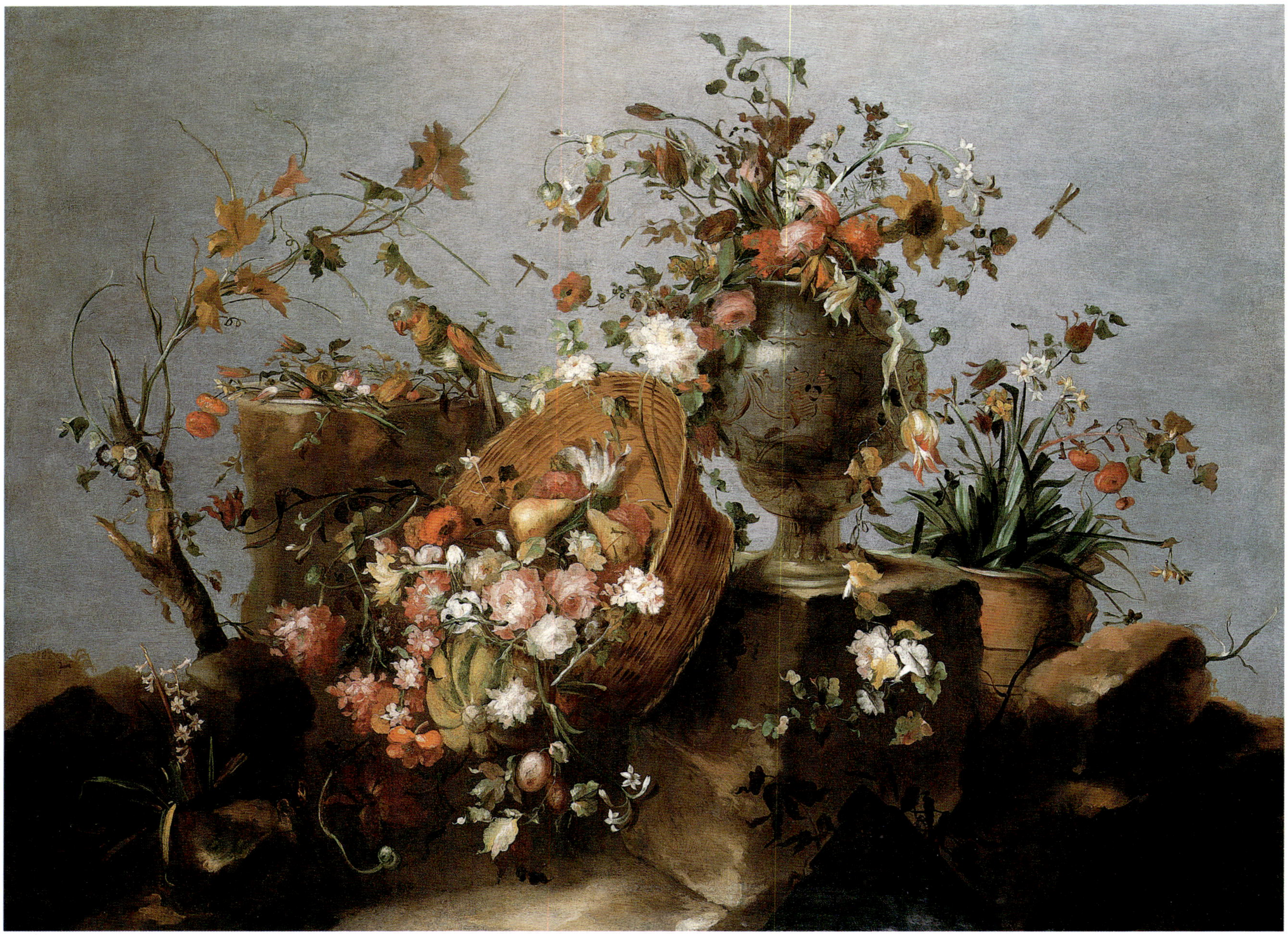

100. Pseudo-Guardi
Stilleben mit Blumen, einem Früchtekorb und einem Papagei, ohne Datum
Öl auf Leinwand, 144,8 x 199,4 cm
Privatsammlung

Scheinwelt, die eher an eine hinter dem Motiv ausgespannte bemalte Leinwand als an einen wirklichen Garten denken läßt.

Im Lauf des 18. Jahrhunderts zeichnet sich in Italien ein zaghafter Versuch ab, die Blumen natürlich und frei in der Erde wurzelnd darzustellen. Diese Thematik hat vor allem das Augenmerk der Venezianer auf sich gezogen, darunter insbesondere der unter dem Namen Pseudo-Guardi (Abb. 100) bekannte anonyme Künstler oder auch Elisabetta Marchioni. In einem im Prado in Madrid befindlichen *Stilleben* hat diese Malerin einen Tuff Nelken dargestellt, dessen Wuchs mit Hilfe von Stützen reguliert wird. Zur Linken, auf einem umgekehrten Silbertablett, das zweifellos zum Sammeln der Blumen benutzt wurde, warten noch Jasmin, gelbe Narzissen und eine Rose darauf, in die Vase gesteckt zu werden, die das Zentrum der Leinwand einnimmt. In der artifiziellen Zusammenstellung der im Boden wurzelnden Pflanze mit dem Bukett betont Elisabetta Marchioni den natürlichen Ursprung solcher kostbaren und exotischen Gewächse. Ihre ganz prosaische Art, Aufzucht und Pflege im einzelnen zu zeigen, ist ein offenkundiges Zeichen für die Demokratisierung der Gärtnerei, die in dieser Epoche langsam breitere Schichten zu erfassen beginnt. Der Fuchsschwanz oder die Hyazinthe im Topf erscheinen zuerst in den Gemälden von Henri Horace Roland de la Porte (1724-1793, Privatsammlung) oder Guillaume-Thomas Taraval (1701-1750, Dijon, Musée Magnin). Damit nehmen diese zu ihrer Zeit außergewöhnlichen Werke den Geschmack vorweg, den die Maler des folgenden Jahrhunderts an der Darstellung von Gewächshäusern und Gärten finden sollten.

Renoir und Bazille malen 1864 beziehungsweise 1866 auf den Boden gestellte Blumentöpfe mit frisch erblühten Frühlingsblumen (Abb. 101). Die ungewohnte Art der Präsentation stößt auch in dieser Zeit noch auf das Unverständnis der Kritiker, die an das distanzierte Gepränge der üppigen Sträuße van Daels und Spaendoncks gewöhnt sind. So verurteilt ein gewisser J. Ixe in der Ausgabe vom 9. Juni 1868 des *Journal de Montpellier* die Unbekümmertheit Bazilles, der »einfach einen Winkel mit eingetopften Blumen genommen und von einem schönen und sehr stilvollen Rahmen eingefaßt auf die Leinwand gesetzt hat, ohne vorheriges Austopfen oder irgendein anderes Arrangement, um diese bezauberndsten Wesen der Schöpfung, die Blumen, zur Schau zu stellen: Azaleen, Hortensien, verschiedene Geranienarten. Im düsteren Licht und in der kellerartigen und eiskalten Atmosphäre eines Gefängnishofes hat er diese Blumenstudie mit einem morbiden Pinselstrich gemalt, ohne Anmut, ohne Erbarmen [...] freilich nicht ohne tonalen Charakter und Harmonie, wie ich rasch hinzufügen möchte.«[76]

Tatsächlich werden die komponierten Phantasiesträuße der klassischen Stilleben nun Schritt für Schritt durch Bilder ersetzt, die von unmittelbarer Naturbeobachtung zeugen. In den ersten Jahrzehnten des 19. Jahrhunderts kündigt sich eine Entwicklung an, in deren Verlauf die Maler zunehmend ihre Ateliers verlassen und ihre Staffelei direkt vor dem

Motiv aufstellen. Die traditionelle Auffassung der Landschaft, aber auch des Stillebens und des Portraits, wird in ihren Grundfesten erschüttert. Die Buketts tragen nicht mehr jenen zeitlosen Charakter zur Schau, der den Erfolg eines Brueghel begründet hatte, sondern die auf dem Lande oder im Garten gepflückten Blumen werden so gezeichnet und gemalt, wie sie sich in der Vase präsentieren. Als Gustave Courbet wegen seiner Beteiligung an den Aktionen der Kommune von 1870 eine Gefängnisstrafe in Saint-Pélagie verbüßt, gibt er die Blumen auf der Leinwand wieder, die man ihm in seine Zelle gebracht hat, etwa den blühenden Kirschzweig, dessen zarte weiße und rosa Blüten aus der erdigen Dunkelheit hervortreten und die Farben und Düfte des Landes in Erinnerung rufen (1871, Paris, Musée d'Orsay). Im Gegensatz zu seinen impressionistischen Freunden lehnt Fantin-Latour es ab, im Freien (*en plein air*) zu arbeiten. Er pflückt die Blumen lieber in seinem Garten in Buré im Département Orne, um den Strauß, den er malen will, selbst zusammenzustellen, oder setzt sich mit seiner Staffelei vor ein paar Töpfe mit violetten Stiefmütterchen, eine kletternde Kapuzinerkresse oder eine mit bengalrosa Blüten übersäte Gruppe von Rhododendron-Sträuchern. Eine Ecke im Gewächshaus mit einigen Werkzeugen, einem Schubkarren, einer Gießkanne gehört zu den neu aufgekommenen Motiven, die sich großer Beliebtheit erfreuen und von Kleinmeistern ebenso aufgegriffen werden wie von innovativen Künstlern. Die nebeneinander aufgereihten Geranientöpfe aus dem Gewächshaus von Jas de Bouffan, seinem Vaterhaus in der Nähe von Aix, liefert Cézanne den Vorwurf zu mehreren Aquarellen (Abb. 102).

Die Schwelle von der Darstellung der im Garten oder im Gewächshaus gezogenen und gepflegten Pflanzen bis zu der Schilderung ihres Wachstums in freier Natur wird vor dem Ende des 19. Jahrhunderts überschritten. Als eigenständige Werke und nicht als Studien konzipiert, präsentieren die von Millet um 1867/68 locker skizzierten Pastelle verschiedene Partien des Wiesenbodens, wo im grünen Gras hier ein Tuff Schlüsselblumen wächst (Abb. 103), dort Löwenzahn und zierliche Gänseblümchen oder auch ein Büschel gelber Narzissen blühen. Die Beobachtung der ländlichen Flora, deren Beschreibung botanische Kenntnisse verrät, entbehrt nicht einer gewissen pantheistischen Poesie, die bereits in dem Brief durchklingt, den Millet im Dezember 1865 an Emile Gavet schreibt, den künftigen Empfänger dieser drei Zeichnungen: »Wir haben wirklich herrliche Nebel- und märchenhafte Rauhreif-Ansichten jenseits aller Vorstellungen gehabt. Der auf diese Weise geschmückte Wald war bewunderungswürdig schön, aber ich weiß nicht, ob die bescheideneren alltäglichen Dinge wie die Brombeersträucher, die Kräuter und endlich die Reiser aller Art nicht im Verhältnis dazu die schönsten von allen waren.«[77] Das gleiche Thema wird von Ernest Quost (1844-1931) – einem Künstler, den van Gogh hoch schätzte – in einer akademisch geprägten Darstellung behandelt. Das quadratische Format des Bildes enthält ein in Aufsicht gesehenes, mit wilden Gräsern bewachsenes

101. Auguste Renoir (1841-1919)
Blumen im Gewächshaus, 1864
Öl auf Leinwand, 130 x 98,4 cm
Hamburg, Hamburger Kunsthalle

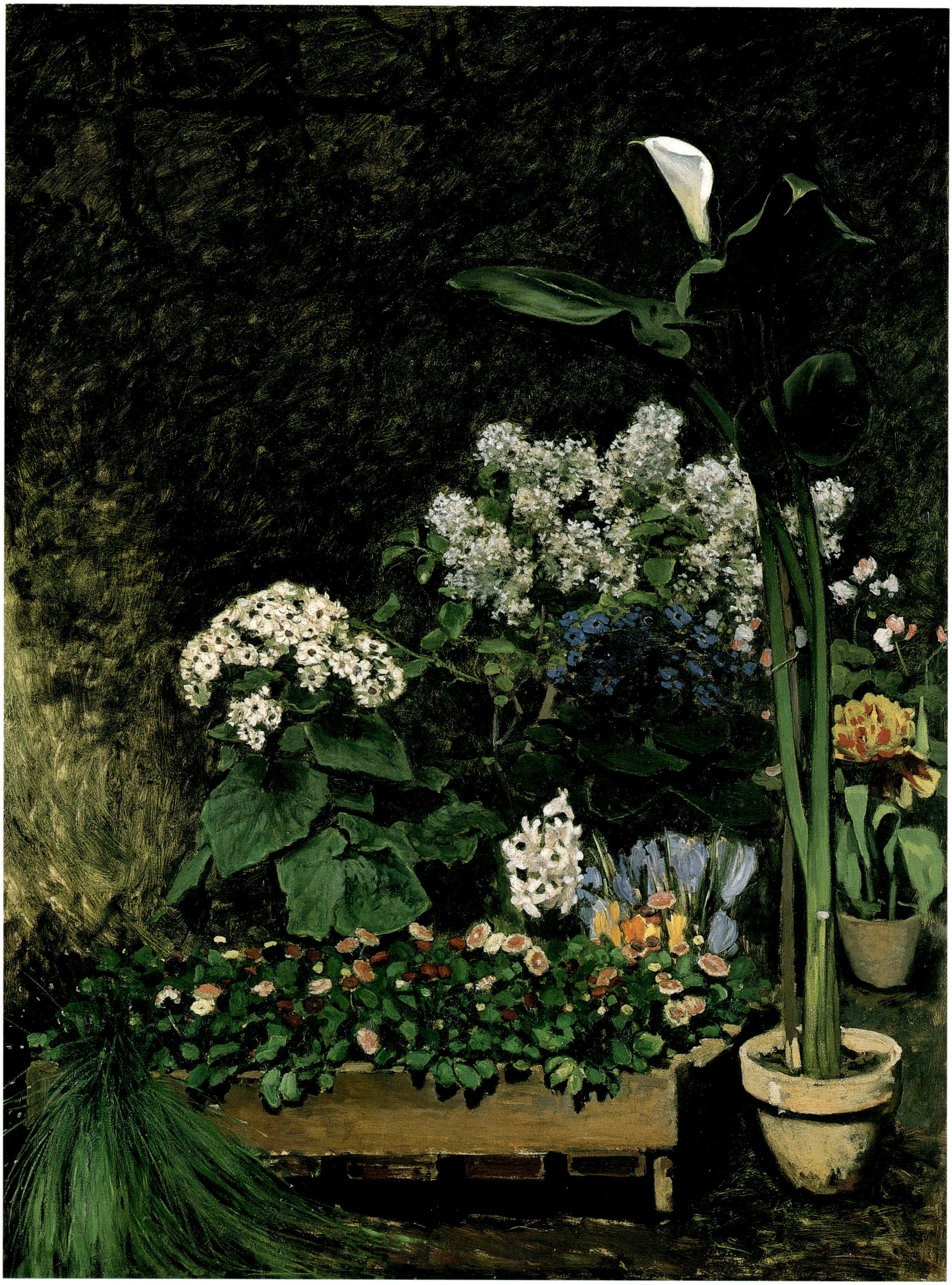

Wiesenstück, aus dem Frühlingsblumen, Narzissen und wilde Hyazinthen aufleuchten (Roubaix, Musée d'Art et d'Industrie). Die blühenden Bäume des Frühlings fesseln Künstler wie den Schweizer Ferdinand Hodler (1853-1913), der von den lila Dolden eines Fliederstrauchs in einer Wiese voll Löwenzahn angezogen wird (1890, Genf, Musée d'Art et d'Histoire), oder van Gogh, der die Zweige eines blühenden Mandelbäumchens isoliert

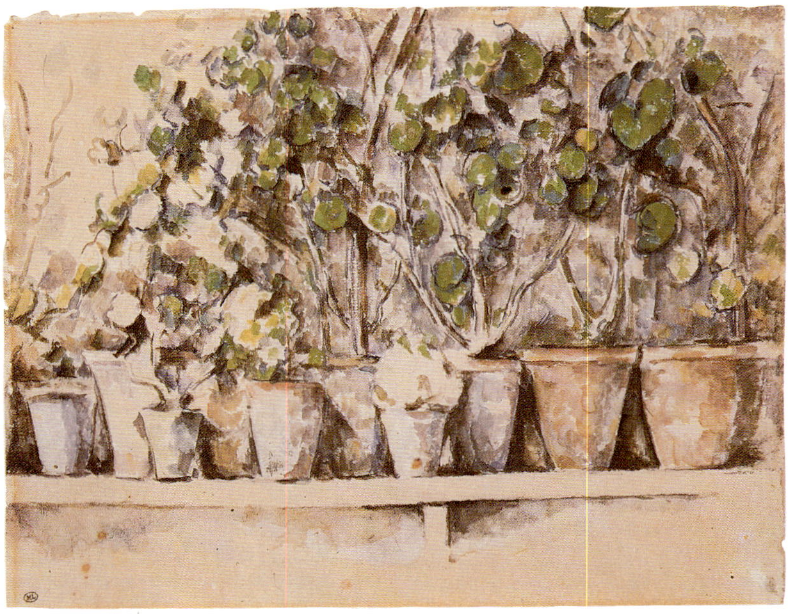

102. Paul Cézanne (1839-1906)
Blumentöpfe, um 1885
Bleistift und Aquarell auf beigefarbenem Papier, 23 x 30 cm
Paris, Musée d'Orsay, Département des Arts Graphiques

gegen einen himmelblauen Grund stellt (1890, Genf, Musée d'Art et d'Histoire). Monet zieht der Nahsicht den panoramischen Blick vor, um das farbige Leuchten einer *Wiese mit gelben Iris in Giverny* wiederzugeben (1887, Paris, Musée Marmottan) oder das scharlachrote Flirren und Flimmern von blühendem *Klatschmohn* in einer grünen Talsenke (1887, St. Petersburg, Ermitage). Mit diesen Darstellungen finden die Blumen wieder zurück zu ihren Wurzeln, von denen sie in den Bildern der Barockmaler buchstäblich abgeschnitten waren, und sprießen und blühen nun im regelmäßigen Rhythmus der Jahreszeiten aus der Erde.

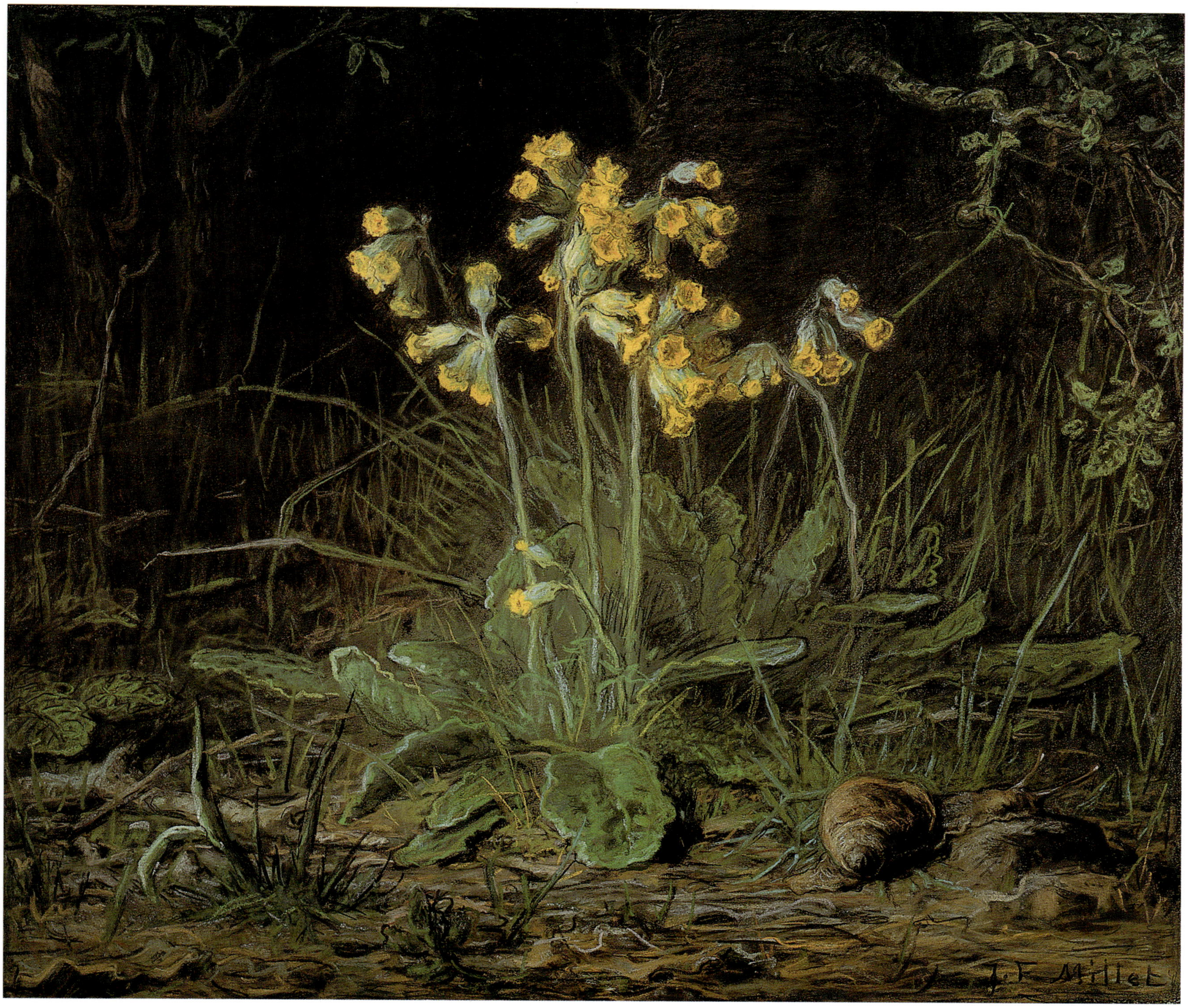

103. Jean-François Millet (1814–1875)
Schlüsselblumen (Primeln), 1867/68
Pastell auf Papier, 40,2 x 47,8 cm
Boston, Museum of Fine Arts

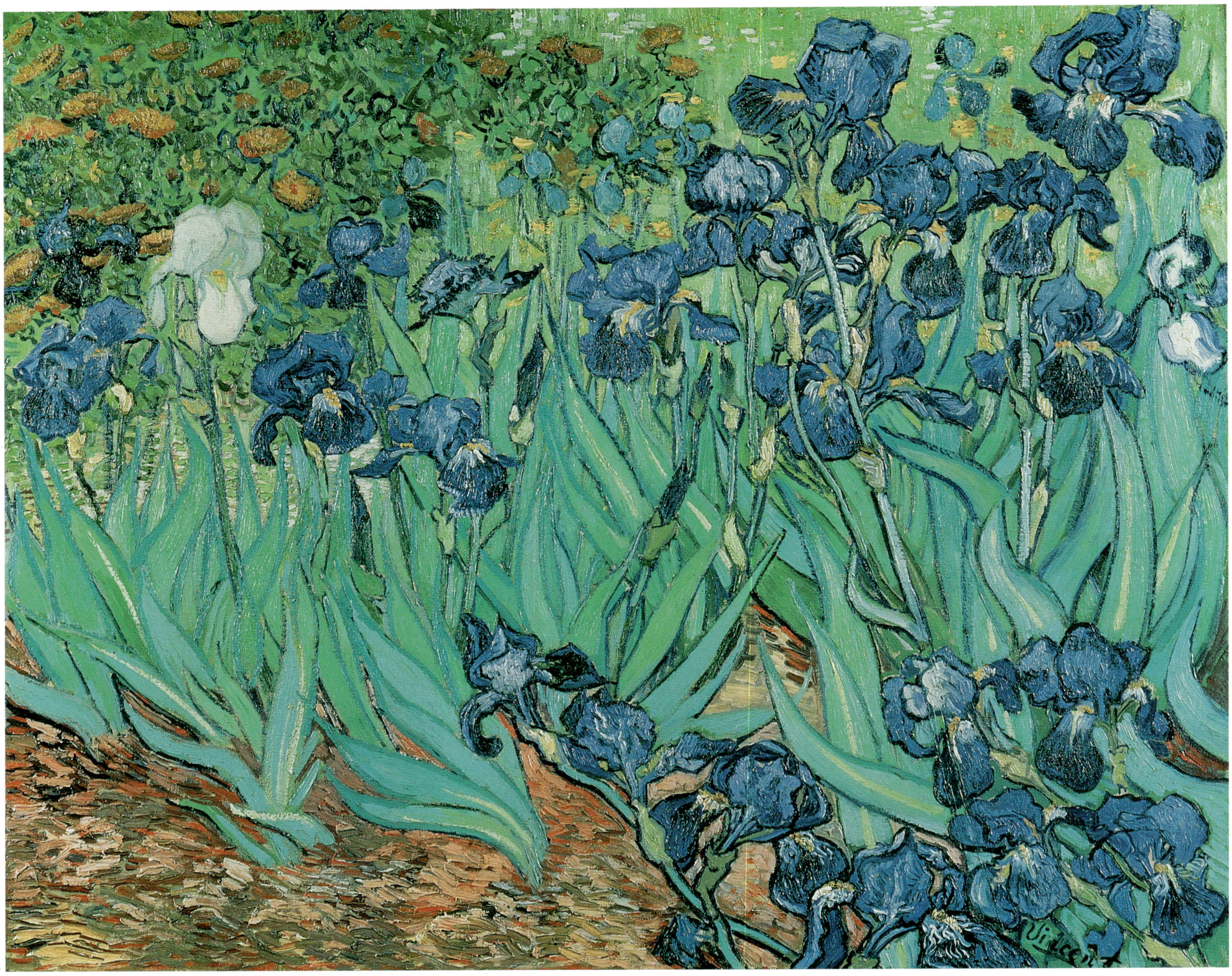

104. Vincent van Gogh (1853-1890)
Iris, 1889
Öl auf Leinwand, 71 x 93 cm
Privatsammlung

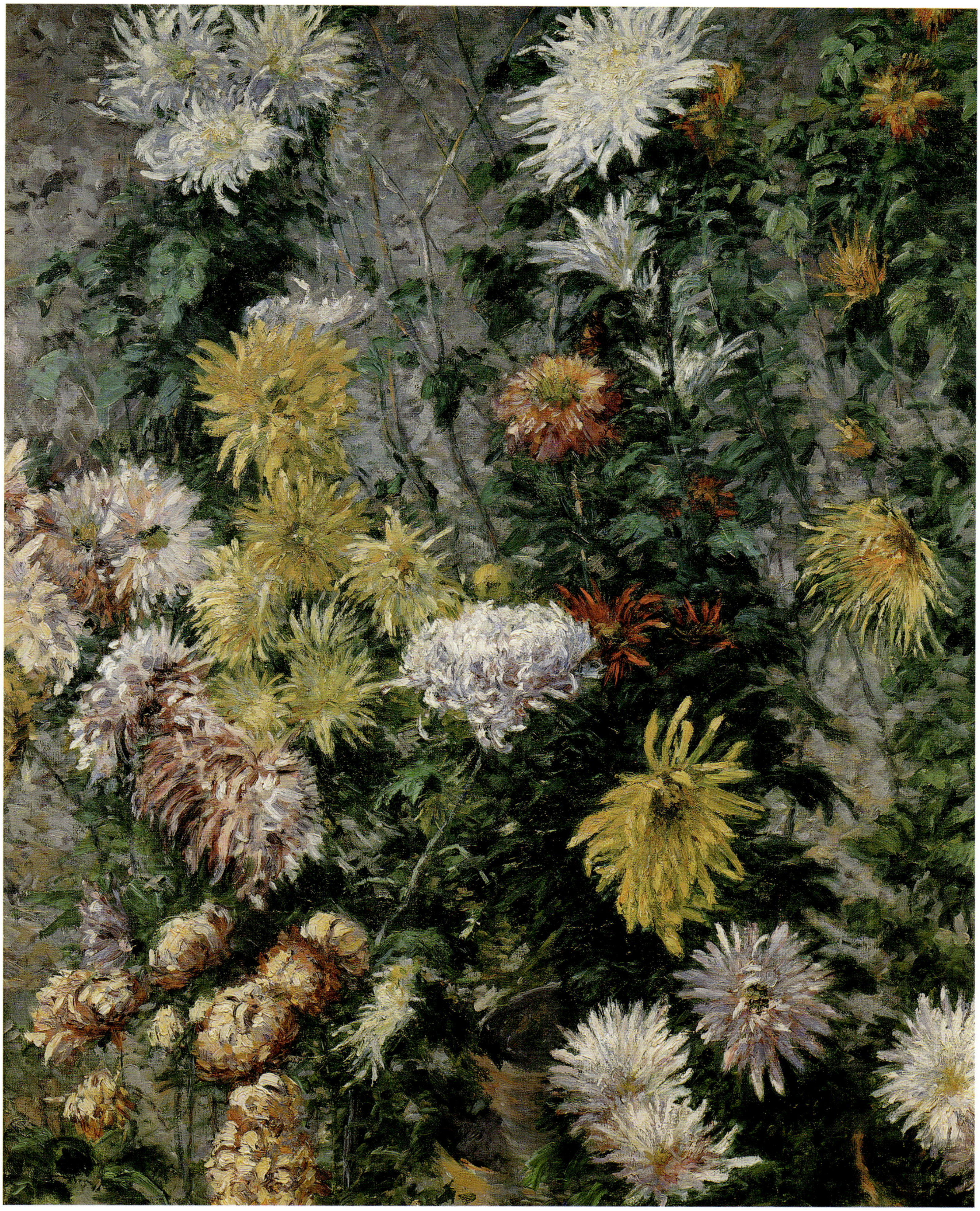

105. Gustave Caillebotte (1848-1894)
Weiße und gelbe Chrysanthemen im Garten von Petit-Gennevilliers, 1893
Öl auf Leinwand, 73 x 60 cm
Paris, Musée Marmottan

Der Garten als Ort, an dem die Blumen mit Sorgfalt und leidenschaftlichem Eifer gezüchtet und gepflegt werden und der den idealen Rahmen ihrer Entfaltung bildet, ist ein malerisches Thema, das den Künstlern des 19. Jahrhunderts neue, faszinierende Perspektiven eröffnet. Im letzten Jahrzehnt des 19. Jahrhunderts schlagen Gustave Caillebotte und Vincent van Gogh einen Sonderweg ein, indem sie ihr Motiv gleichsam aus dem üppigen Flor der Blumenbeete herausschneiden, so daß nur mehr ein dynamisches Geflecht aus Stengeln und Blüten auf der Leinwand erscheint. Etwas rötliche Erde, ein blühendes Wiesenstück genügen van Gogh, um die Umgebung seiner *Iris* anzudeuten (Abb. 104). Trotz des Bildtitels, der sie im Garten von Petit-Gennevilliers ansiedelt, geben die *Chrysanthemen* Caillebottes nichts von dem Ort preis, an dem sie erblühen (Abb. 105). Im Gegenteil: Der Raum wird zugunsten eines grauen Fonds getilgt, der mit dem dunklen Gold und dem schneeigen Weiß der Blumen verschmilzt. Zahlreiche Maler werden nach dem Beispiel Caillebottes mit diesem Thema ihre formalen Erkundungen bis an die Grenzen der Abstraktion vorantreiben. Wenngleich der Garten einen bevorzugten Platz innerhalb der von den Impressionisten eingeführten »modernen« Sujets einnimmt – Caillebotte stellt verglaste Frühbeete im Gemüsegarten dar, Monet *Junge Mädchen in einem Dahlienbeet* (Abb. 109), Renoir im Schatten von Bäumen sitzende Paare –, so ist das Thema doch nicht ganz neu, sondern die Frucht einer sehr langsamen Entwicklung.

Das Motiv des Gartens, das als Wandschmuck in den Villen der römischen Antike und später in den Pfalzen des Mittelalters gedient hatte, tritt in der zweiten Hälfte des 16. Jahrhunderts, gleichzeitig mit der Herausbildung der Bukettmalerei, als autonomes ikonographisches Thema zunächst nur sehr verhalten in Erscheinung. Die Funktion der Gartenbilder – es handelt sich vorwiegend um Stiche und Malereien auf Pergament, in selteneren Fällen um Leinwandgemälde – besteht darin, die Erinnerung an berühmte Gartenarchitekturen zu bewahren. So wird deren künstlerische Gestaltung dokumentiert und verbreitet, wie zum Beispiel die Anlage von Château Gaillon, die Jacques Androuet Du Cerceau (1576) gezeichnet hat, die Medici-Villen in der Toskana, gemalt von Giusto Utens (1599), oder die Gärten des Grafen von Nassau-Idstein (Abb. 90). Die Boskette, Beete und Wasserspiele von Versailles liefern unzählige Motive für vielfältige Darstellungen, von den graphischen Blättern des Israel Sylvestre bis zu den Gemälden von Hubert Robert, die alle Veränderungen festhalten, denen der Park des Sonnenkönigs im Wandel der Zeiten und der Moden unterworfen wird. In diesen topographischen Bestandsaufnahmen, die meist von einem erhöhten Standpunkt aufgenommen sind, um die räumlichen Dimensionen zu veranschaulichen, erscheinen jedoch nur wenige Blumen – ein Tatbestand, der ihrem geringen Stellenwert im damals dominierenden Stil der »französischen Gärten« Rechnung trägt. Dieser bevorzugt vielmehr rechteckige teppichartige Rasenflächen in strenger geometrischer Ordnung, häufig gesäumt von mit Hyazinthen und Goldlack durchsetzten Rabatten, die wiederum von kunstvoll beschnittenen Buchsbaumhecken begrenzt sind. Erst Ende des 18. Jahrhunderts führen die Engländer unregelmäßig gestaltete Parkanlagen ein, die aus malerischen Baumgruppen und üppigen Blumenbeeten bestehen und den Eindruck des natürlichen Wachstums erwecken. Damals hören die Gärten auf, zum Zweck der Orchestrierung subtiler Farbharmonien lediglich die Palette der Grüntöne durchzuspielen. Gleichwohl besitzt die Gartenkunst schon seit langem geheime Affinitäten zur Malerei, wie der Umstand beweist, daß einerseits André Le Nôtre, der große Gartenarchitekt des Sonnenkönigs, eine Lehre im Atelier des Malers Simon Vouet absolvierte und andererseits Hubert Robert – besser bekannt für seine Gemälde antiker Ruinen – Pläne für die kleine Meierei der Königin in Versailles oder den Park von Méréville lieferte.

Die zeitgenössischen feierlichen Buketts in ihren unbestimmten Räumen nehmen zuweilen durch ihr Beiwerk indirekt Bezug auf solche Ziergärten. Eine Schale oder ein Korb, die dazu gedient haben, die Blumen aus dem Garten herbeizuholen (Abb. 70) oder die in den Korb gelegten Bücher (Abb. 106) sind Anspielungen auf seine Existenz. Indessen scheint sich die Idee, ein selbständiges Bildthema aus diesem Fundus zu schöpfen, nicht durchsetzen zu können, solange die Gärten als Reservoires kostspieliger Pflanzen das Vorrecht einer Elite von Aristokraten und Intellektuellen und somit ein unerreichbarer Luxus für breitere Schichten bleiben. Die zunehmende Beliebtheit der Gartenkunst wie auch vielleicht der Erfolg der Maler, die Zuchtblumen und natürliche Landschaften in ihren Bildern miteinander verbinden, haben der Herausbildung eines neuen ikonographischen Typus im Laufe des 18. Jahrhunderts Vorschub geleistet. In direkter Nachfolge der von der Generation eines Monnoyer und Blin de Fontenay eingeleiteten Richtung stattet Alexandre-François Desportes den Hintergrund seiner Tierbilder mit ornamentalen Gruppen erlesener Pflanzen aus, deren strenge Aneinanderreihung verrät, daß sie im Atelier nach der Vorlage von Studien gemalt wurden. Manchmal kommt hinter den Rosenstöcken, den üppigen Pflanzen der Mohnblumen, den riesigen Pfingstrosenbüschen ein der klassischen Antike nachempfundenes architektonisches Detail zum Vorschein, was vielleicht bedeutet, daß dieser imaginäre Ort sich in der Nähe eines Gartens befindet. Jean-Baptiste Oudry, der mit Desportes die Vorliebe für Rassehunde und Jagdtrophäen teilt, ist der Schöpfer eines durch seine Einzigartigkeit hervorstechenden Werkes. Die Röntgenaufnahme des Gemäldes *Blumenvase und Tulpenbeet* (Abb. 108) hat nämlich an den Tag gebracht, daß das Bild nach der Bemalung in mehrere Teile zerschnitten und völlig neu komponiert wurde. Zum jetzigen Zeitpunkt ist nicht bekannt, ob Oudry selbst als Autor dieser Veränderungen zu gelten hat. Wenn dem so wäre, könnte diese Entscheidung als Indiz für die Schwierigkeit der Gestaltung eines noch nie dagewesenen Sujets aufgefaßt werden. Immerhin muß der Künstler dem Gemälde große Bedeutung beigemessen haben, führt er es doch als erstes von elf Bildern auf, die er im Salon von 1745 vorstellt, nicht ohne ihm im Katalog eine lange Beschreibung zu widmen. Die in der Vase prangenden Hyazinthen, Primeln, Schwertlilien (Iris), die Mohnblumen,

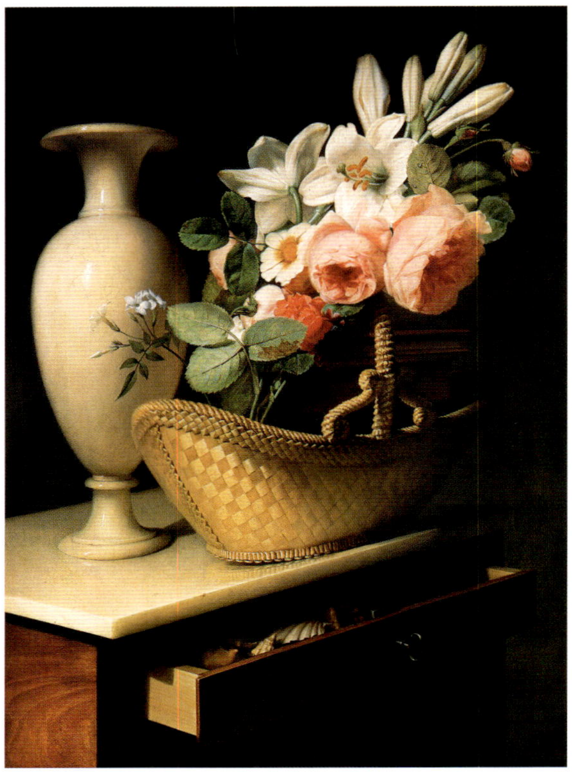

106. Antoine Berjon (1754-1843)
Korb mit Lilien- und Rosenstrauß
auf einer Kommode, 1814
Öl auf Leinwand, 66 x 49,5 cm
Paris, Musée du Louvre

Nelken, Anemonen und der Hahnenfuß stammen ebenso wie die im Beet wachsenden gestreiften Tulpen aus dem Garten von Monsieur de La Bruyère, für den das Gemälde bestimmt war. Dieser Auftrag verknüpft das Werk mit der Tradition der Blumensammlungen – wie jene der Familie Morin. Der aus Südasien stammende Falter der Spezies *Atlas atticus*, der zwischen dem Bukett und dem Blumenbeet seine rotgoldenen Flügel ausbreitet, ist als der größte Schmetterling der Welt bekannt. Auf dem Mauersims posiert eine weitere »Kuriosität«: ein Papagei aus den Tropen, der die türkisfarbenen Federn an seinem Hals aufblitzen läßt. Doch das Ungewöhnlichste in Oudrys Gemälde ist die kate-

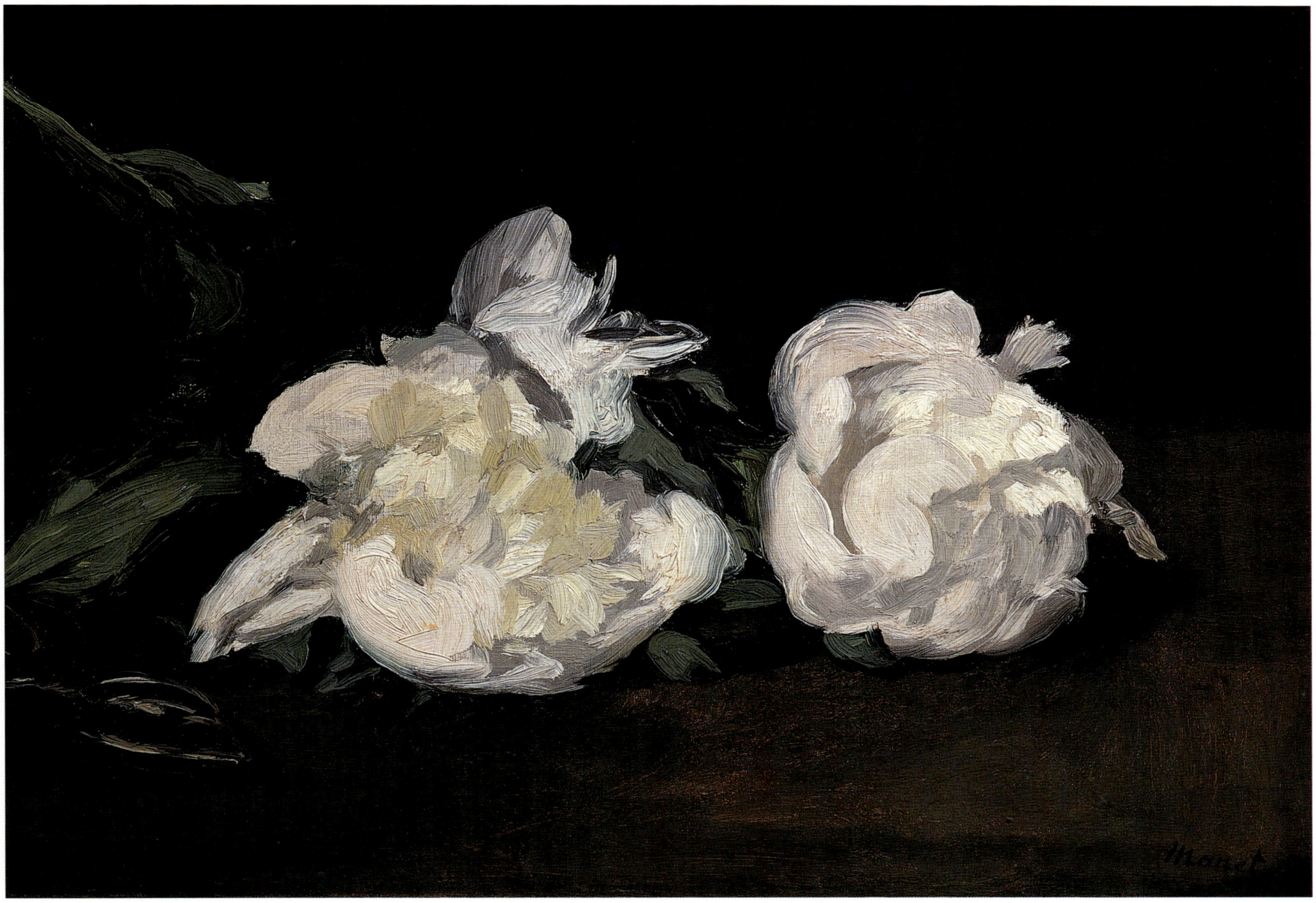

107. Edouard Manet (1832–1883)
Weiße Pfingstrosen mit Blumenschere, 1864
Öl auf Leinwand, 31 x 46,5 cm
Paris, Musée d'Orsay

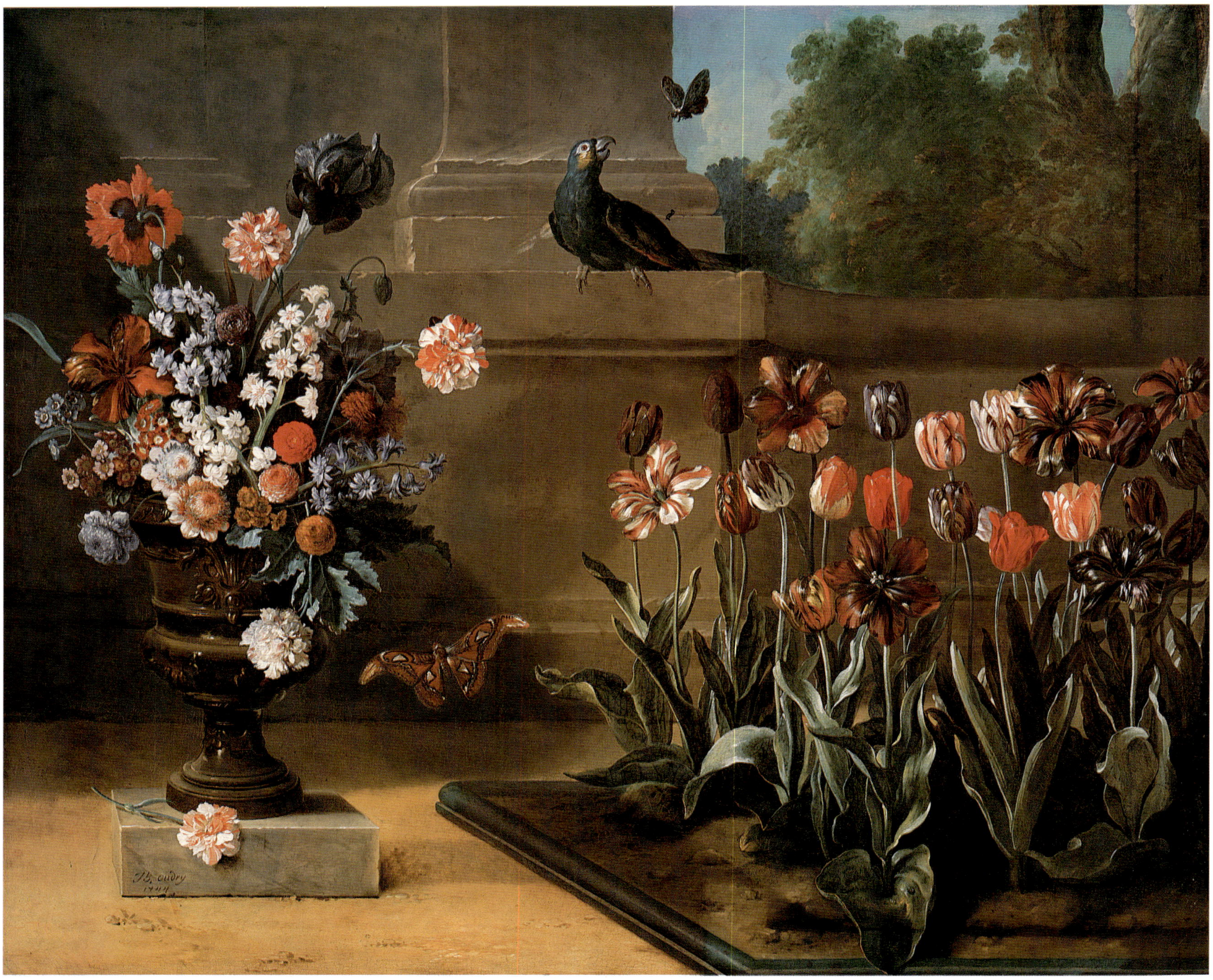

108. Jean-Baptiste Oudry (1686-1755)
Blumenvase und Tulpenbeet, 1744
Öl auf Leinwand, 129 x 162 cm
Detroit, The Detroit Institute of Art

gorische Trennung zweier unterschiedlicher Welten: der ungezähmten Natur jenseits der Mauer, aus der das gewöhnliche Nachtpfauenauge herüberfliegt, und der raffinierten exotischen Flora, die mit großer Sorgfalt in den Gärten kultiviert wird. Durch diese charakteristische Differenzierung wird der Maler zum Wegbereiter des Gartens als Bildthema. Wenngleich in der speziellen Gattung der *Florilegien* nicht unüblich, war ein derartiges Sujet bislang zweifellos niemals mit soviel Aufwand und in seinem so großen Format behandelt worden.

Das 18. Jahrhundert, in dem Oudry lebt und wirkt, findet großen Geschmack an Gartenanlagen. Diese Neigung spiegelt sich in den Genreszenen, die vermehrt im Schatten der großen Bäume weitläufiger Parks spielen: etwa die amourösen Begegnungen und *Fêtes galantes* von Watteau, die Ballette im Freien von Lancret, die ländlichen Feste von Fragonard. Doch trotz Oudrys beispielhaftem Vorstoß setzt sich die Wiedergabe des Gartens als Stätte der Blumenzucht nicht durch. Erst um das Jahr 1830 kündigt sich mit einer bescheidenen Folge von Aquarellen in der Heimat des »englischen Gartens« ein neues Interesse für den Blumengarten an. Ein junger Künstler namens Samuel Palmer, der sich auf dem Land bei Shoreham niedergelassen hat, stellt in ebenso kühnen wie für diese Epoche unerhörten Farbharmonien Landschaften und Gärten dar. Die üppigen Formen der Bäume und Blumen liefern ihm das geeignete Motiv, um die Schönheiten der Natur ekstatisch zu feiern: »Es kommt vor, daß man die natürlichen Landschaften als Vision sieht und sie einem dann ebenso schön wie die Kunst erscheinen.«[78] In gewisser Weise könnte dieses Bekenntnis des Engländers auch auf Monet zutreffen, der in die Anlage seines Gartens in Giverny genausoviel schöpferische Kraft eingebracht hat wie in seine Kunst: »Außer meiner Malerei und meinen Blumen interessiert mich nichts auf der Welt.«[79]

Seit der zweiten Hälfte des 19. Jahrhunderts wird der Garten ein bevorzugtes Sujet jener Maler, die für die visuellen Reize einer Natur bar jeder Künstlichkeit und Raffinessen empfänglich sind. Dieses malerische Anliegen der Impressionisten deckt sich mit ihrer persönlichen Gartenliebhaberei. Manet, Renoir, Monet, aber auch Gustav Klimt in Österreich und Emil Nolde in Deutschland betätigen sich als Amateurgärtner und machen die Ergebnisse ihrer gärtnerischen Bemühungen häufig zum Gegenstand ihrer Malerei: Renoir malt die Rosen in einem Glas, die er in Cagnes zieht (Paris, Musée d'Orsay), während Manet sich von den Pfingstrosen inspirieren läßt, die er in seinem Garten in Gennevilliers frisch geschnitten hat (Abb. 107). Das gärtnerische Interesse der Künstler ist indes keine »Erfindung« der Impressionisten. Wir besitzen vielmehr Zeugnisse dafür, daß es bereits im 17. Jahrhundert vorhanden war. Die Erinnerung daran hat ein Maler namens Roch Voisin festgehalten, der in Paris zwei Gärten sein eigen nannte, in denen er an die fünfzehntausend Tulpenzwiebeln angepflanzt hatte.[80] Die seltensten Arten dienten

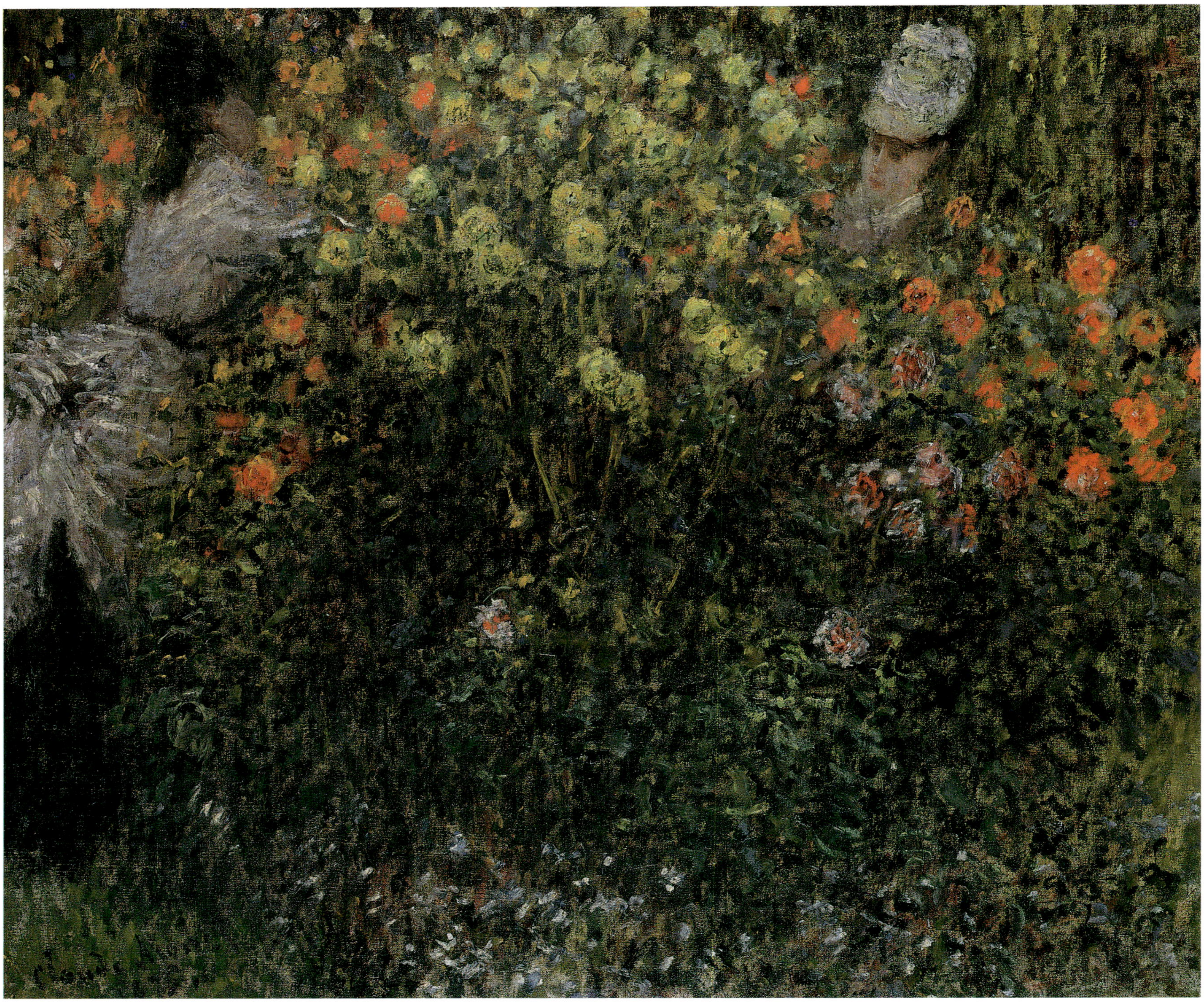

109. Claude Monet (1840-1926)
Junge Mädchen in einem Dahlienbeet, um 1875
Öl auf Leinwand, 54 x 65 cm
Prag, Národni Galeri

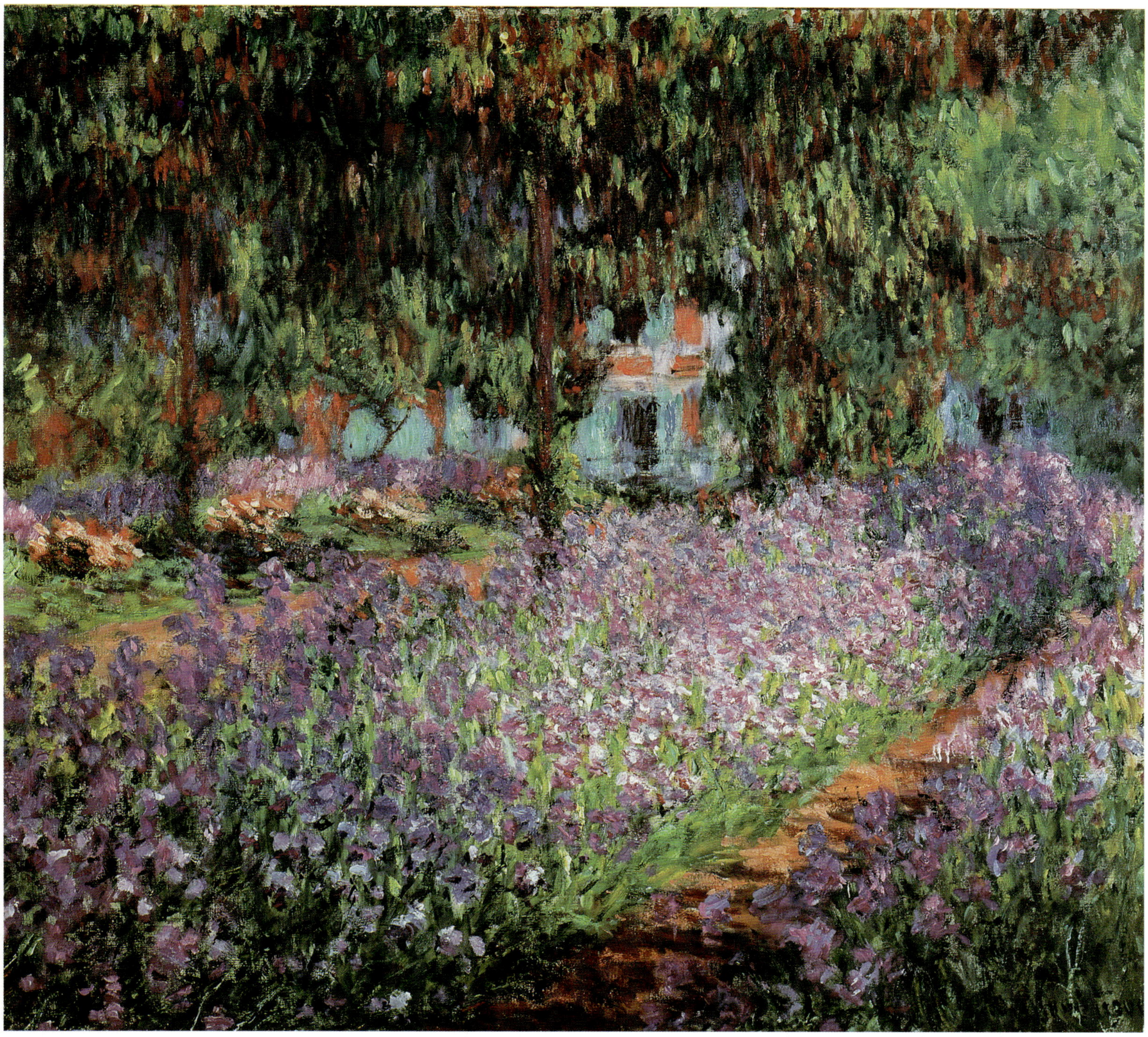

110. Claude Monet (1840-1926)
Der Garten des Künstlers in Giverny, 1900
Öl auf Leinwand, 81 x 92 cm
Paris, Musée d'Orsay

als Tauschobjekte zwischen ihm und dem Bildhauer Simon Guillain. Ein derartiges Einvernehmen der Blumenliebhaber untereinander erinnert an die Freundschaft, die Claude Monet mit seinem Malerkollegen Gustave Caillebotte oder dem Politiker Georges Clémenceau verbinden sollte. Monets Korrespondenz mit dem letzteren ist voller Anspielungen auf ihre jeweiligen Anpflanzungen, an Sendungen mit Samen und Wurzeln, an das beglückende Gefühl beim Erblühen einer Staude von rosa Goldlack. In einem auf den 12. Juli 1923 datierten Brief liefert Clémenceau eine reichlich von der Malerei seines Freundes inspirierte Beschreibung der Landschaft, die er tagtäglich vor Augen hat: »Der Garten ist der Mensch: das ist es, was ich bei Ihnen zuhause denke, und das ist es, was ich bei mir zuhause sage. Ihre kleine Wasserpfütze nennt sich hier Atlantik. Den Himmel über mir, habe ich noch einen zweiten Himmel im Wasser, das mir die wollüstigen Wellen in ihrer Nacktheit vorführt, während es leise Vornamen vor sich hinmurmelt. Mein Garten schließlich ist eine Wildnis aus allen erdenklichen Grüntönen, die man auf der Palette findet und die wie in einem liebevollen Ringen von allen Farbschattierungen des Regenbogens umschlungen scheinen, als hätte dieser einen bunten Regen niedergehen lassen. Das läßt sich einfach nicht beschreiben. Man muß es mit eigenen Augen sehen.«[81]

Im 17. Jahrhundert widmet sich Jacob Marrel, der gute Beziehungen zu den holländischen Blumenzüchtern unterhält und prachtvolle Pflanzen-Portraits für sie gestaltet, auch dem Blumenhandel, ebenso wie zu einem sehr viel späteren Zeitpunkt der naive Maler Bauchant (1873-1958), der dieses Metier jedoch später aufgibt, um sich ganz der Bukettmalerei zu verschreiben. Es ist im Grunde nicht verwunderlich, daß die Künstler zu Gärtnern werden: Gérard de Lairesse erklärt in seinem Malerei-Handbuch, das 1707 unter dem Titel *Groot Schilderbook* in Haarlem erscheint, jeder Blumenmaler, der diesen Namen verdiene, solle einen Garten besitzen, da es eine leidige Sache sei, die für die Werke erforderlichen Motive eigenhändig herbeizuschaffen.[82] Mit der Beschreibung seines Hauses in Auzouer in der Touraine, wo er bis 1955 Blumen zieht und abbildet, charakterisiert Bauchant die enge Verbindung der beiden Sphären seines täglichen Lebensraums, die sogar manchmal austauschbar sind: »Mein Atelier ist nicht übermäßig groß, für die großen Gemälde habe ich den Garten, und alle meine wohlgeordneten Bücher sind meine guten Kameraden. Ich sehe um mich herum nur Blumen, meine Freundinnen, meine zwei Tagwerk Rebland und in der Entfernung die Farbe der Ernte.«[83]

Doch es ist das Anwesen von Claude Monet in Giverny, bei dem die Verwandlung des Gartens in ein Kunstwerk mit einer bislang nie gekannten Pracht gelingt. Marcel Proust erkennt in dieser Gartenanlage laut seinem 1907 im *Figaro* veröffentlichten Artikel »mehr eine echte Transposition von Kunst als das Modell für ein Bild, ein Gemälde, schon im Einklang mit der Natur ausgeführt, die unter dem Blick eines großen Malers aufleuchtet«.[84] In demselben Aufsatz erklärt der Schriftsteller die Vorüberlegungen, die zu

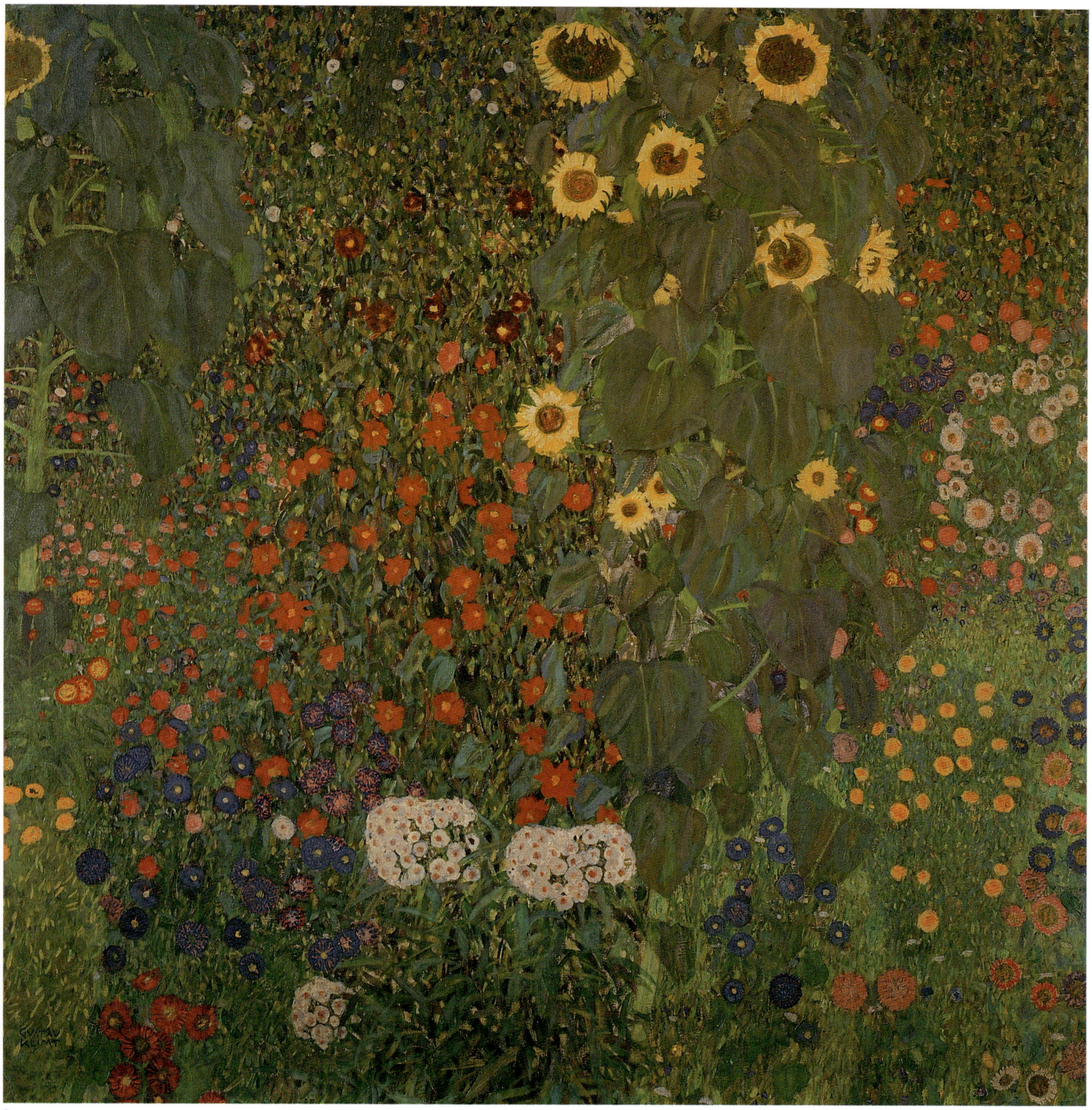

111. Gustav Klimt (1862-1918)
Garten mit Sonnenblumen, 1905/06
Öl auf Leinwand, 110 x 110 cm
Wien, Österreichische Galerie im Belvedere

den Anpflanzungen geführt und diese geleitet haben, und offenbart so die Absichten eines Künstlers, der weit mehr ist als ein einfacher Gärtner. »Ich fühle genau, wenn [...] ich eines Tages den Garten von Claude Monet sehen kann, werde ich dort eine Anlage erblicken, die mehr von Tönungen und Farben als von Blumen erfüllt ist und die weniger dem herkömmlichen Blumengarten als vielmehr dem Farbengarten eines Koloristen entspricht, wenn man das so sagen darf, voll von Blumen in einer Zusammenstellung, die nicht unbedingt natürlich ist, da sie so gesät wurden, daß sie nicht gleichzeitig mit denen blühen, deren Nuancen in einer rosa und blauen Fläche endlos zusammenklingen und harmonieren. Diese kraftvoll zum Ausdruck gebrachte Absicht des Malers hat mit Ausnahme der Farbe gewissermaßen alles entmaterialisiert.« Trotz des Einsatzes von fünf Gärtnern – von denen einer allein mit der Pflege des Seerosenteichs betraut war – bezeugt eine Notiz von der Hand Monets in seinen Rechnungsbüchern die Genauigkeit, mit der er seine Pflanzungen anlegt: »Stockrosen (Malven) gesät: 1. Reihe: purpur, 2. Reihe: weiß, 3. Reihe: rot, 4. Reihe: violett, 5. Reihe: gelb, 6. Reihe: cremefarben, 7. Reihe: rosa.«[85] Dieses sensible Empfindungsvermögen für die Wirkung der monochromen Akkorde bezeugen zahlreiche Gemälde, die Monet inmitten der Schmuckbeete seines *clos normand* (normannischen Gartens) geschaffen hat. In dem Bild *Der Garten des Künstlers in Giverny* bedecken die vibrierenden violetten und malvenfarbigen Pinselstriche, mit denen Monet die üppige Vegetation der Irisbeete gestaltet hat, über die Hälfte der Leinwand (Abb. 110). Von oben lassen die Bäume ihre grünen, rot und braun gemaserten Blätter auf die Blumen herabregnen. Unter den flimmernden Pinselstrichen entdeckt das erfahrene Auge die verschwommenen Formen eines rosa Hauses mit türkisfarbenen Fensterläden. In diesem Bild gleichen die Blumen der von Proust beschriebenen Vorstellung: Sie sind Träger reiner Farben, Anlaß und Vorwand für den Maler, leuchtende Farbpigmente auf die Leinwand zu setzen.

»Die Farben der Blumen zogen mich unwiderstehlich an, und fast plötzlich war ich beim Malen. [...] Die blühenden Farben der Blumen und die Reinheit dieser Farben, ich liebte sie.«[86] Es ist der Maler Emil Nolde, einer der bedeutendsten Vertreter des deutschen Expressionismus, der diese Monet so verwandten Ideen äußert. Wie jener entwickelt Nolde eine wahre Leidenschaft für Gärten – was sicherlich mit Kindheitserinnerungen verknüpft ist – und wird sein ganzes Leben hindurch für jedes der von ihm bewohnten Häuser einen Garten entwerfen. Die Offenbarung aber findet in Alsen statt, auf einer Ostseeinsel, wo der Maler und seine junge Frau Ada ein Fischerhäuschen mieten. Ab 1906/07 entsteht dort eine Reihe von Gemälden, in denen er die Gärten seiner Nachbarn – etwa den von Frau Burchard – zum Vorwurf nimmt. Die Blumen der überbordenden Beete verschwinden in dem dichten Gewebe der aus blauer, roter, gelber und grüner Farbe zusammengesetzten Pinselstriche – kaum ist die unauffällige Silhouette der Besitzerin in

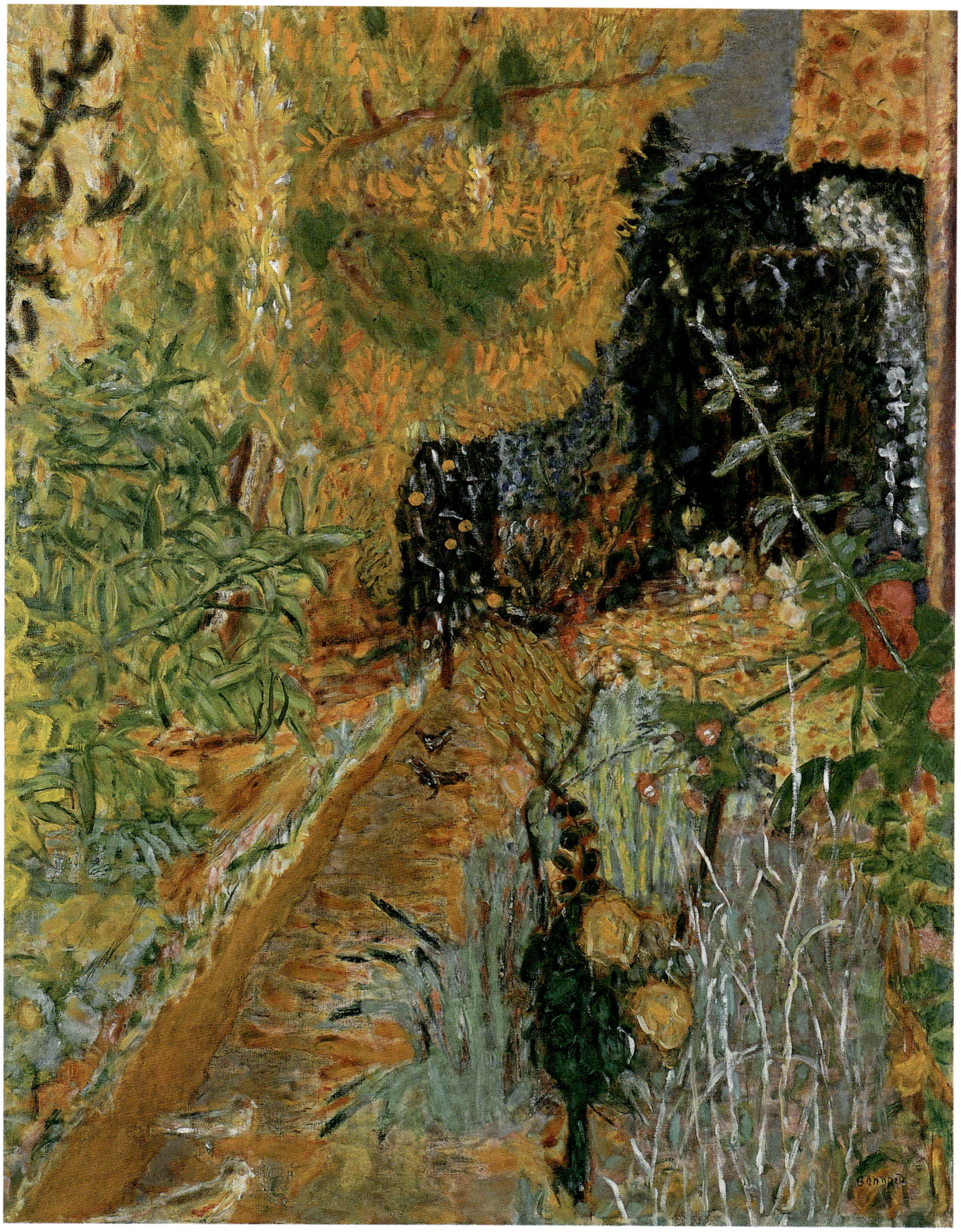

112. Pierre Bonnard (1867-1947)
Der Garten, 1936
Öl auf Leinwand, 127 x 100 cm
Paris, Musée du Petit Palais

der linken oberen Ecke dieses lodernden Teppichs zu erkennen. Wie Monet isoliert Nolde durch einen eng begrenzten Ausschnitt nach Art der stark fokussierten Bildeinstellung einer photographischen Nahaufnahme Massen von farbintensiven Blumen und läßt jedes unnötige Detail der Gartenanlage außer acht, die hier nur als Ort der Begegnung von nie dagewesenen und kühnen Farbharmonien interessiert.

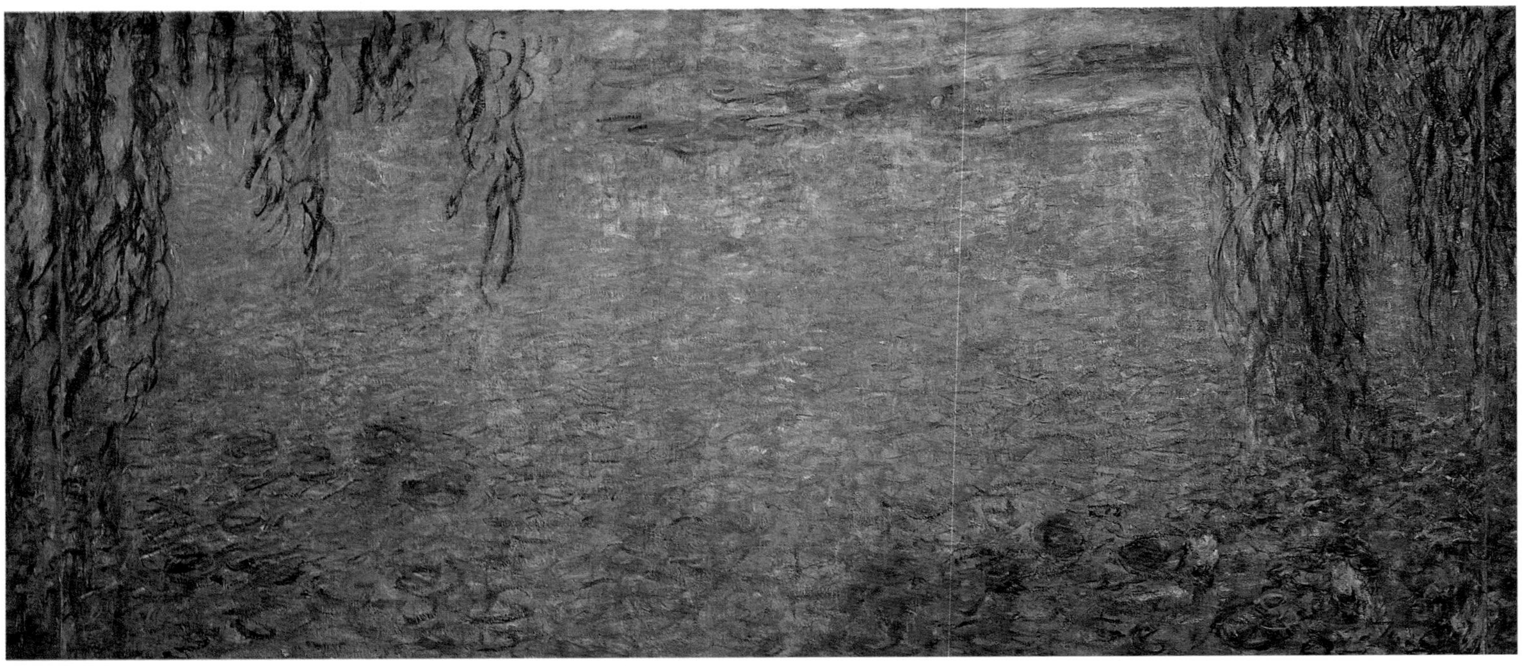

113. Claude Monet (1840-1926)
Seerosen – Wasserstudie, Der Morgen (Mittelteil), 1916-1926
Öl auf Leinwand, 200 x 425 cm
Paris, Musée de l'Orangerie

Als funkelnde Mosaiken entfalteter Blütenkronen offenbaren die Gärten des österreichischen Malers Gustav Klimt aus derselben Epoche ganz ähnliche Anliegen. In dem quadratischen Wiener Gemälde (Abb. 111) scheinen die in der Art der späteren *all-over*-Malerei des Amerikaners Jackson Pollock (1912-1956) aufgetragenen Blumen über den Rahmen, der sie nicht mehr einzugrenzen vermag, in den umgebenden Raum hinauszustreben. Ein Fleckchen des Gartens mit seinen Alleen, Beeten und Bäumen herausgreifend, verführt der Maler den Betrachter dazu, die gemalten Motive in seiner Vorstellung über die Leinwand hinaus fortzusetzen. In dem Gemälde *Der Garten* spielt Pierre Bonnard mit den gleichen Effekten: Am Rand der Darstellung erscheinen Details, welche die Aufmerksamkeit des Betrachters unwiderstehlich auf sich ziehen – etwa die mit blaßrosa Blüten besteckten dunklen Zweige in der linken oberen Ecke oder einen dünnen, gelb und

114. Claude Monet (1840-1926)
Agapanthus (Schmucklilien), 1914-1917
Öl auf Leinwand, 200 x 150 cm
Paris, Musée Marmottan

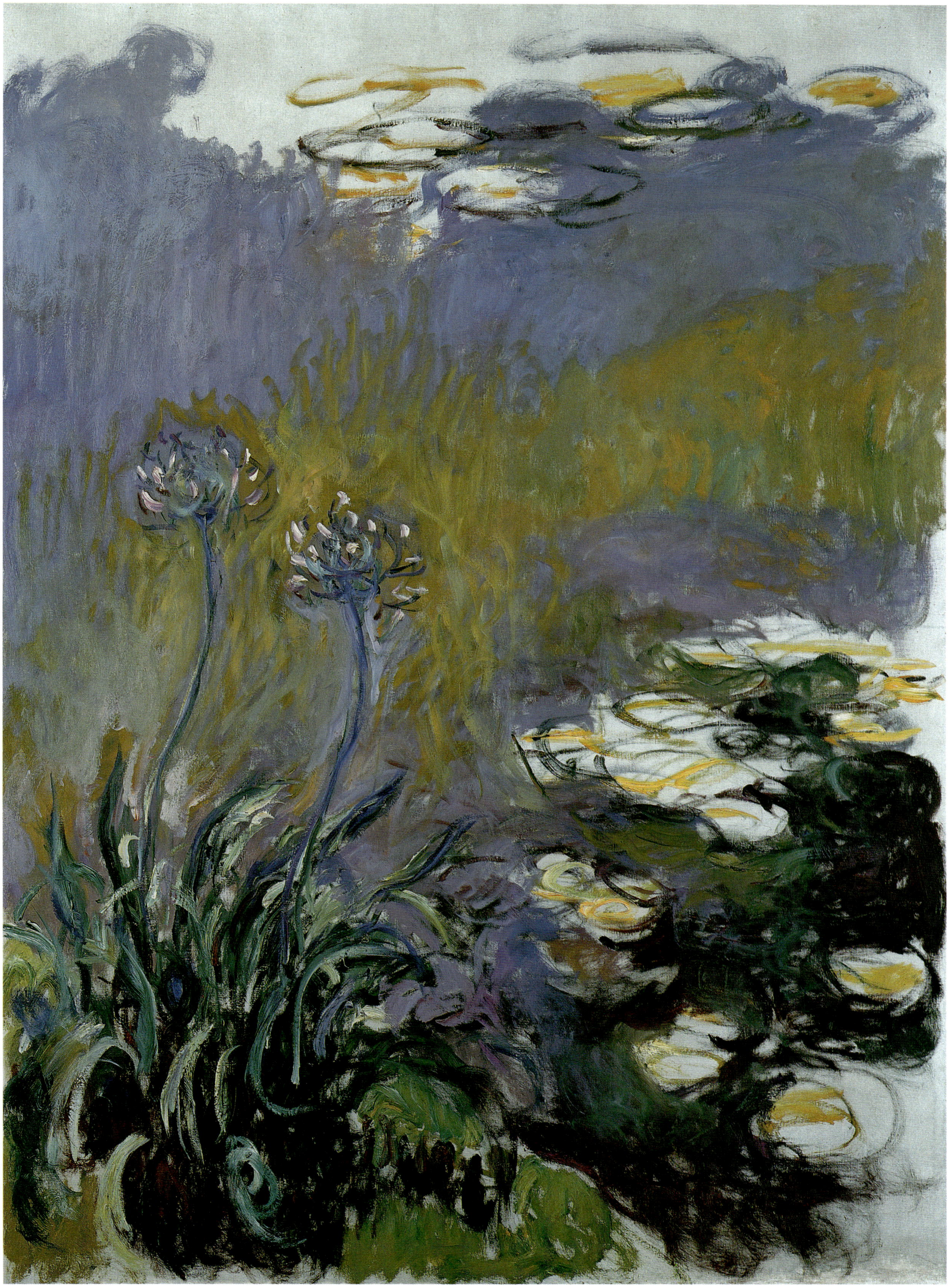

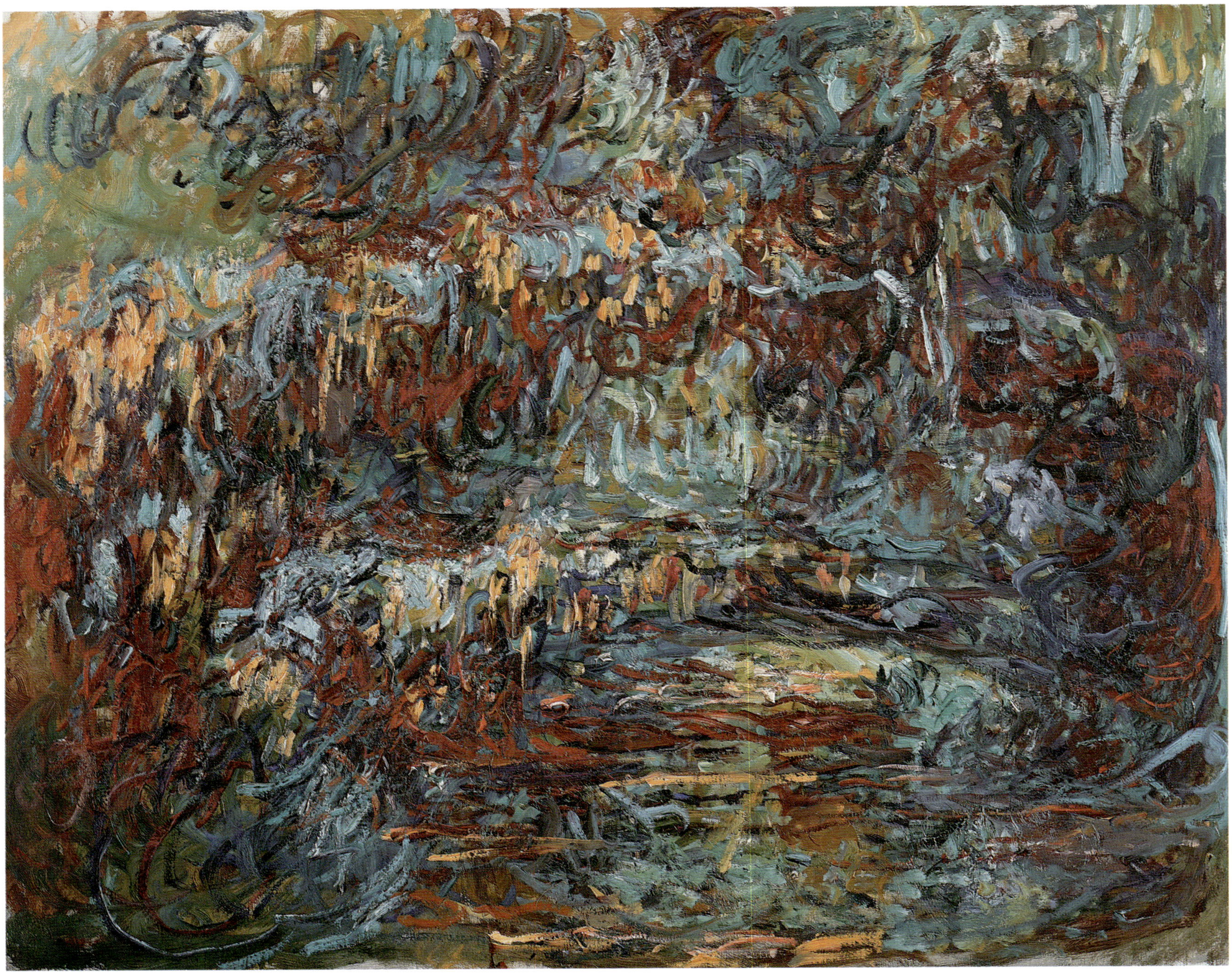

115. Claude Monet (1840-1926)
Die japanische Brücke, 1918-1924
Öl auf Leinwand, 89 x 116 cm
Paris, Musée Marmottan

blau getüpfelten Stamm an der rechten Kante, die auf einen Raum außerhalb des Bildfeldes hindeuten (Abb. 112). Dabei geht es Bonnard nicht so sehr um eine überzeugende Abbildung des Gartens als vielmehr um den Oberflächeneffekt – das heißt letztendlich um den abstrakten Charakter seines Gemäldes. Trotz der malvenfarbenen Allee, die in das Dickicht der Blumen eintaucht, präsentiert sich Bonnards *Garten* als Schauplatz ohne Tiefenräumlichkeit, wo Vögel und Bäume, Gras und Himmel, Laub und Blüten auf ein und demselben Bildplan erscheinen. Die gleiche Bildauffassung kennzeichnet Monets Gemälde *Agapanthus* (Abb. 114): Hinter zwei hoch aufragenden Schmucklilien hat der Maler die bläulich schimmernde Wasserfläche des Seerosenteichs gleich einem Paravent in die Vertikale aufgeklappt und somit jegliche Tiefenerstreckung des Bildraums verhindert.

In diesen Werken kehren die malerischen Fragestellungen wieder, welche die Buketts aus dem Jahrhundert Brueghels aufgeworfen hatten. Mit dem Thema des Gartens machen Monet und Nolde, Klimt und Caillebotte oder Bonnard das geltend, was bei ihren Vorgängern nur ansatzweise zum Ausdruck gekommen war: die Betonung der Bildoberfläche, den Einsatz der Farbe ohne konventionelle Zwänge, die Auflösung des Motivs, wie sie sich anhand der formalen Entsprechung von Blütenblatt und Pinselstrich anbot. Monets letztes Seerosenbild (Abb. 115) zeigt in höchster Vollendung den logischen Endpunkt seiner malerischen Erkundungen: Die japanische Brücke, die den Seerosenteich überspannt, besteht nur noch aus unzähligen Strichen reiner Farbe.

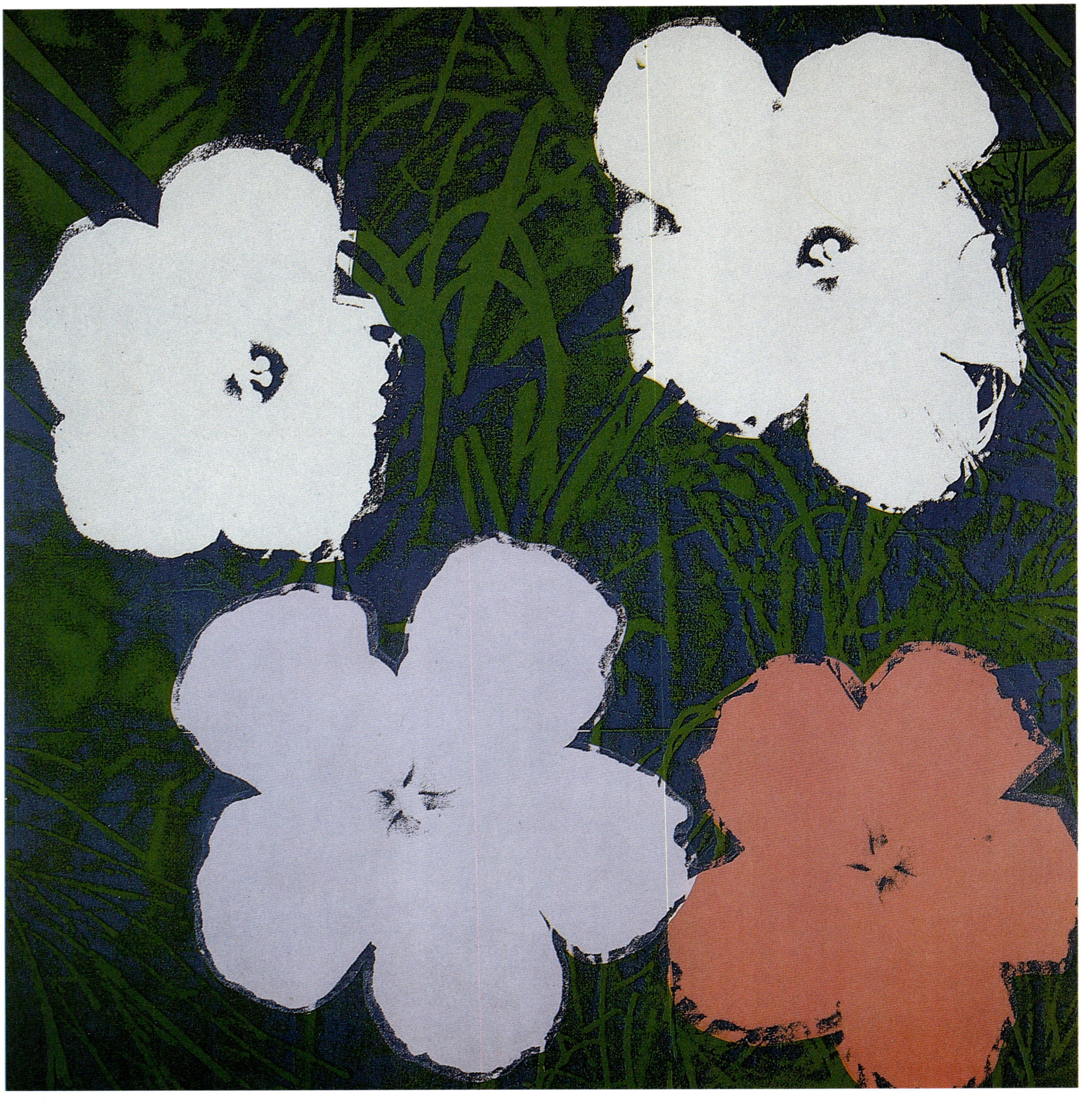

Ausklang und Neubeginn: Blumenmalerei im 20. Jahrhundert

Bei ihrem Spaziergang durch die Gärten sind die Maler bis an die Schwelle der Abstraktion gelangt. Man sollte eigentlich denken, daß die Blumenmalerei hier an ihre natürlichen Grenzen gestoßen wäre und daß der Niedergang der mimetischen Tradition unweigerlich das Ende dieser Bildgattung bedeuten mußte. Ein Bukett darzustellen – hat das überhaupt noch einen Sinn in einem Jahrhundert, in dem Kandinsky zu einem neuen, abstrakten Wirklichkeitsbild gelangt, Malewitsch sein Schwarzes Quadrat auf weißem Grund malt und Marcel Duchamp ein banales Urinal zum Kunstwerk deklariert? Doch wider alles Erwarten sind die Blumen aus der modernen und zeitgenössischen Kunst keineswegs verschwunden. Zahlreiche Künstler verschiedenster Ausrichtung – von Magritte bis Warhol, von Rosenquist bis Richter, von Cy Twombly bis Martial Raysse – bezeugen das Blühen und Gedeihen des Sujets. Sogar im Bereich der nichtfigurativen Malerei wird gelegentlich die Erinnerung an Blumen heraufbeschworen, wie etwa in dem großen *Dripping* »Number I« von Jackson Pollock, dessen Titel *Lavender Mist* (Lavendel-Nebel, Washington, National Gallery of Art) unwillkürlich nicht nur auf die Farbe, sondern auch auf die Pflanze verweist.

Dem Amerikaner Andy Warhol ist die Erfindung eines höchst populären und emblematischen Blumenbildes in der Kunst des 20. Jahrhunderts zuzuschreiben. Seine 1964 in Angriff genommene Serie *Flowers* zeigt in endloser Wiederholung die schematisierte, aus einer Illustrierten herausgeschnittene, vergrößerte und mit Bonbonfarben kolorierte Blütenform (Abb. 116). Warhol, der sich kurze Zeit vorher von der Malerei abgewandt hatte, benutzt die modernen Reproduktionstechniken, um sein Sujet der quadratischen Leinwand aufzuprägen. Er reduziert das Abbild der entfalteten Blüte auf ein stereotypes, zur Massenproduktion bestimmtes Klischee. Damit fegt er alles hinweg, was die malerische Tradition an der Blume als einmalige Schöpfung der Natur, Inbegriff von Frische und Trägerin einzigartiger Farben, so hoch geschätzt und durch sie vermittelt hatte. Auch in ihren schrillen Farbakkorden betonen Warhols Blumen ihr künstliches Wesen. Wie seine technischen Verfahren und seine Materialien zeigen, mit denen er die persönliche Handschrift des Malers aus dem Werk verbannt, macht der Künstler die Banalisierung des Sujets zum eigentlichen Thema seines Œuvres. Nichts war besser geeignet, diese seine Botschaft zu

116. Andy Warhol (1931-1987)
Blumen, 1966
Siebdruck und Acryl auf Leinwand, 293,4 x 293,4 cm
Houston, The Menil Collection

verkünden, als das allseits beliebte klassische Blumenbild, das als Dekor von Pralinenschachteln und Hotelzimmern zu einem sinnentleerten Klischee verkommen ist. Dennoch hat sich das Blumenthema damit nicht erschöpft. Es verfügt vielmehr über ambivalente Kräfte, durch die es weiterhin eine große Anziehungskraft auf die Maler ausübt. Denn auch als Verkörperung eines abgenutzten Motivs im Sinne Warhols bleibt die Blume ihrem eigentlichen Wesen nach mit dem, was an ihr am wunderbarsten und bestechendsten ist, der Bildtradition zutiefst verbunden. Diese »Dichte« ist einem Künstler wie Gérard Gasiorowski nicht entgangen, der gleichzeitig mit anderen Bildfolgen in den Jahren 1973 bis 1982 Töpfe mit blühenden Pflanzen auf weißem Papier zu malen beginnt (Abb. 117). Die Kritik kann nicht umhin, ihr Erstaunen über diesen nonkonformistischen Maler zu äußern, der sich plötzlich auf ein derart banales Sujet wirft.[87] Für Gasiorowski selbst ist dieses Thema jedoch – ganz wie für Generationen von Malern vor ihm – Anlaß, um sich der triumphierenden Freude an der reinen Malerei hinzugeben: »Ich male Blumen, recht einfältige sogar, wie sie die Malerei stets hervorgebracht hat. Die Malerei muß sich dazu verpflichten, das Unbedeutende zu verarbeiten, das ›Selbstverständliche‹, damit weiß sie mit all ihrer Kraft zu überzeugen.«[88]

Während sich die Kunst im 20. Jahrhundert der Analyse, der Kritik und der Auslegung ihrer eigenen Techniken und Malmittel verschreibt, dienen die Blumen als klassisches Thema der Malerei dazu, an diese große Tradition anzuknüpfen. So hat Gerhard Richter (geb. 1932), der seine riesigen Gemälde mit abstrakten Pinselstrichen in leuchtenden Farben bedeckt, etliche Serien geschaffen, die ihre Sujets den herkömmlichen Landschafts- und *Vanitas*-Bildern, aber auch dem Bukett-Stilleben entlehnen (1992, Privatsammlung). Wenngleich sie veraltete Kategorien einer von den Akademien des 17. Jahrhunderts hierarchisierten Malerei bezeugen, bergen diese Themen für bestimmte Künstler noch universelle symbolische Bedeutungen. Seit Beginn der 1990er Jahre läßt Cy Twombly, der längst New York und der Neuen Welt den Rücken gekehrt hat und nach Italien gegangen ist, auf seinen Leinwänden oder Skulpturen Blumen wachsen. In dem Gemälde *Summer Madness* entsprießen einer flirrenden Erdscholle sonnenartig gleißende Blumenkronen, die sich auf leuchtenden Stengeln wiegen (Abb. 118). Die in dem Werk enthaltene Energie, die diese farbglühenden Knospen und Blüten aus der Erde getrieben zu haben scheint, ruft die Erinnerung an die Göttin Flora und die von ihr verkörperten Naturerscheinungen hervor: das Keimen, das Sprießen, das Blühen, den Frühling. Wie ein gedämpftes Echo der allegorischen Gemälde des 17. Jahrhunderts präsentieren sich die *Vier Jahreszeiten*, die Twombly auf einzelnen Bildtafeln darstellt (1993, New York, Museum of Modern Art). Ebenso wie in den Gemälden Brueghels wird der Frühling durch Blumen symbolisiert, die Twombly diskret in Form eines in rosa und malvenfarbigen Tönen gehaltenen Buketts am rechten Rand der riesigen Leinwand einführt. Doch die Wahl dieser

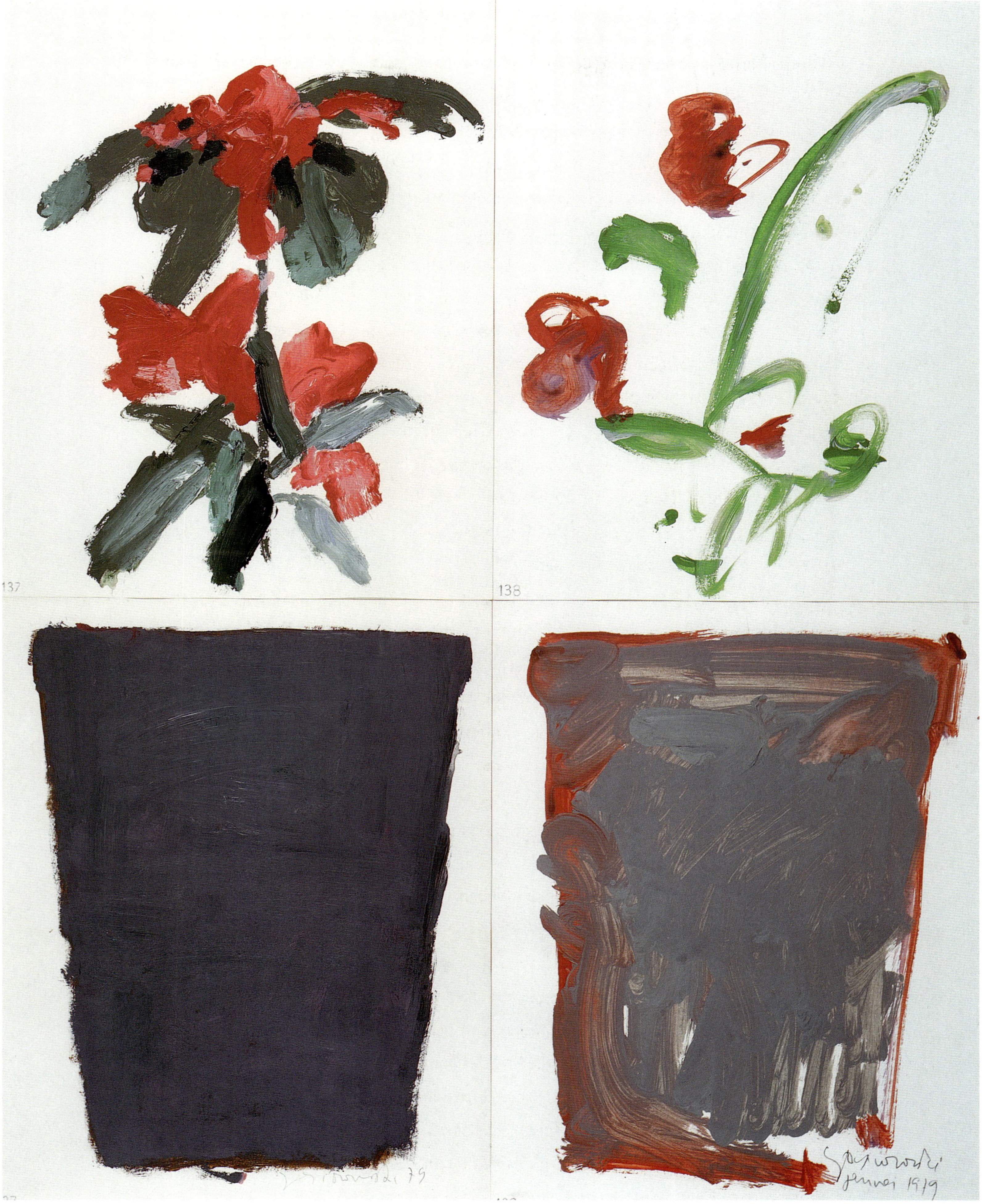

117. Gérard Gasiorowski (1930–1986)
Die Blumen (Blumentöpfe Nr. 137–138), 1979
Acryl auf Papier, 74 x 61 cm
Paris, Galerie Maeght

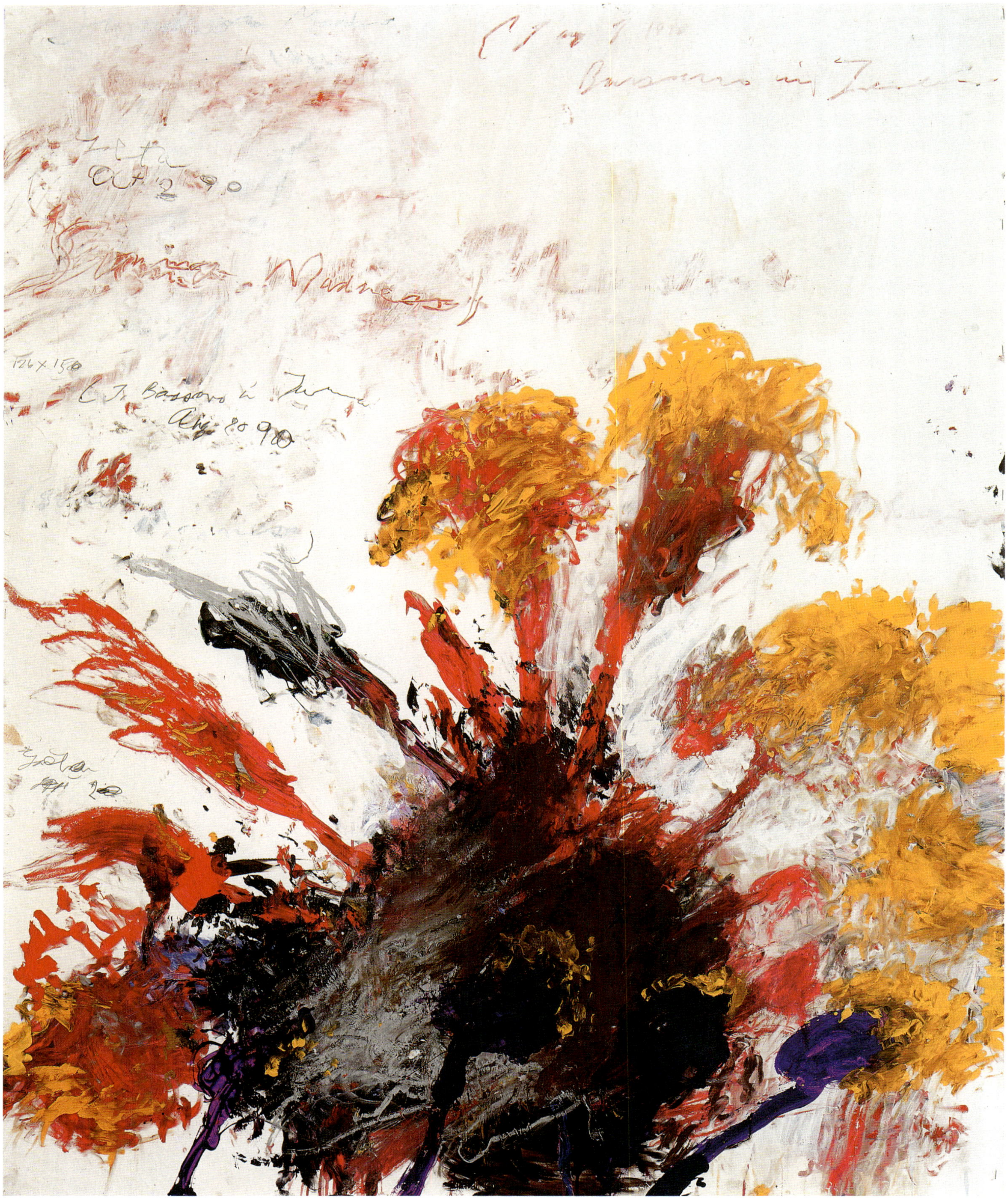

118. Cy Twombly (1928)
Summer Madness, 1990
Öl, Gouache und Kreide auf Papier, 150 x 126 cm
Köln, Sammlung Udo und Anette Brandhorst

floralen Thematik erklärt sich nicht allein durch die Begeisterung des amerikanischen Künstlers für die klassische Kultur. Tatsächlich macht sich seit den achtziger Jahren erneut ein lebhaftes Interesse für die Blumenmalerei bemerkbar, so als würde diese selbst einem Zyklus der Wiedergeburt unterliegen. Diese Wiederbelebung wird von jungen Malern und Künstlern mit eher konzeptuellen Tendenzen betrieben. Neben Gemälden mit säuberlicher künstlerischer Handschrift finden sich Werke, bei denen die Blume ihr eigenes Abbild ersetzt, wie etwa die roten Nelken, die Jean-Pierre Raynaud (geb. 1939) auf strahlendweißen Fliesen befestigt, oder die Sonnenblumenkerne, die Anselm Kiefer (1945) in seinen Farbauftrag einbettet. Die Geschichte der Blumenmalerei ist also durchaus noch nicht am Ende ihres Weges angelangt. An der Schwelle zum 21. Jahrhundert hat eben erst ein neues Kapitel begonnen.

Anhang

Anmerkungen

1 C. Plinius Secundus d. Ä., *Naturkunde*, Buch XXXV, Lateinisch/Deutsch. Verlag Artemis Winkler, Düsseldorf/Zürich 1997, S. 97

2 Charles Sterling, *La nature morte. De l'Antiquité au XXe siècle*, Paris 1985 (1: Paris 1952), S. 12

3 Jack Goody, *La culture des fleurs*, Paris 1994, S. 173

4 Ebenda, S. 151

5 Fernand Bournon, *L'Hôtel royal de Saint-Pol à Paris*, Paris 1880

6 Ausst. Kat. *Flowers into Art. Floral Motifs in European Painting and Decorative Arts,* hrsg. von Vibeke Woldbye, Den Haag, 1991, S. 38

7 Robert A. Koch, ›Flower Symbolism in the Portinari Altarpiece‹, in: *The Art Bulletin* 46, 1964, S. 70-77

8 Zitiert in: Erwin Panofsky, *Les primitifs flamands* (*Early Netherlandish Painting*, Harvard University Press 1971), Paris 1992 (Hazan Collection 35/37), S. 266

9 Siehe Charles Sterling, *La nature morte* (wie Anm. 2), S. 42

10 Arthur K. Wheelock, ›Still Life: Its Visual Appeal and Theoretical Status in the Seventeenth Century‹, in: *Still Lifes of the Golden Age. Northern European Paintings from the Heinz Family Collection*, Ausst. Kat. Washington, The National Gallery of Art, 1989, S. 12, Anm. 3

11 Zitiert in: Alfonso Pérez Sánchez, *La Nature morte espagnole du XVIIe siècle à Goya,* Paris 1987, S. 7

12 Zitiert in: Charles Sterling, *La nature morte* (wie Anm. 2), S. 57

13 Théophile Thoré anläßlich des Salons von 1868, zitiert in: *Manet*, Ausst. Kat. Paris, Galeries nationales du Grand-Palais, 1983, S. 176

14 Norman Bryson, *Looking at the overlooked. Four Essays on Still Life Painting*, London 1990, S. 81

15 Luigi Salerno, *La natura morta italiana 1560-1805*, Rom 1984, S. 17

16 Luigi Grasselli, *Il Museo del cardinale Federico Borromeo. Arcives coro di Milano,* Mailand 1909, S. 70

17 Zitiert in: *La Nature morte de Bruegel à Soutine*, Ausst. Kat. Bordeaux, Galerie des beaux-arts, 1978, S. 19

18 Brief an Theo, August 1888, abgedruckt in: Vincent van Gogh, Sämtliche Briefe, Berlin 1985, Bd. 4., S. 131

19 Günter Metken, »Entre ›la nature‹ et ›les sciences amusantes‹, les fleurs-coquillages de Max Ernst«, in: *La Gazette des beaux-arts* 1974, Nr. 83, S. 123

20 Pierre Schneider, *Matisse*, Paris 1992 (1: Paris 1984), insbesondere S. 486 f.; dt. Ausgabe München (Prestel) 1984

21 Zitiert von Georges Rivière in: *Renoir et ses Amis*, Paris 1921, S. 81

22 Vgl. Norman Bryson, *Looking at the overlooked* (wie Anm. 14), S. 10

23 Zitiert in: *Figures du Moderne. L'expressionnisme allemand, 1905-1914,* Ausst. Kat. Paris, Musée d'Art Moderne de la Ville de Paris, 1992, S. 168

24 Elisabeth Blair MacDougall, ›Flower Importation and Dutch Flower Paintings, 1600-1750‹, in: *Still Lifes of the Golden Age* (wie Anm. 10), S. 29

25 Brief vom 30. April 1886 an Théodore Duret, zitiert in: *Hommage à Claude Monet*, Ausst. Kat. Paris, Galeries nationales du Grand Palais, 1980, S. 259

26 vgl. Jack Goody, *La culture des fleurs* (wie Anm. 3), S. 29

27 Siehe hierzu Charles Blanc, Grammaire historique des arts du dessin, in: *La Gazette des beaux-arts*, Paris 1860 (II), S. 142

28 Charles Baudelaire, *Œuvres complètes*, Bd. 2, Bibliothèque de la Pléiade, Paris 1976. Die Zitate stammen aus: *L'Œuvre et la Vie de Delacroix*, S. 758 und 748, sowie *Sur la Belgique. Catalogue de la collection de M. Crabbe*, S. 965

29 Ein weiteres von Clothilde Alliod 1862 über dasselbe Thema gemaltes Bild abgebildet in: Elisabeth Hardouin-Fugier, *Les Peintres de fleurs en France de Redouté à Redon*, Paris 1992, S. 144

30 Zitiert in: Paul Taylor, *Dutch Flower Painting 1600-1720*, New Haven & London 1995, S. 92

31 Denis Diderot, *Essais sur la peinture* (1765), zitiert in: ›La Peinture‹, hrsg. von Jacqueline Lichtenstein, Paris 1995, S. 548
32 Zitiert in: Charles Blanc, *Histoire des peintres de toutes les écoles. Ecole hollandaise*, Paris 1883
33 Paul Taylor, *Dutch Flower Painting* (wie Anm. 30), Kap. 3
34 Brief aus Arles an Émile Bernard, erste August-Hälfte 1888, abgedruckt in: Vincent van Gogh, Sämtliche Briefe, Berlin 1985, Bd. 5, S. 279
35 Zitiert in: Pierre Schneider, *Matisse* (wie Anm. 20), S. 350
36 Zitiert in: Peter Vergo und Felicity Lunn, *Emil Nolde*, Ausst. Kat. London, Whitechapel Art Gallery, 1995, S. 118
37 Brief vom 2. Januar 1867 an Edwaerds, zitiert in: *Fantin-Latour*, Ausst. Kat. Paris, Galeries nationales du Grand-Palais, 1982, S. 116
38 Henri Loyrette, *Impressionnisme. Les origines, 1859-1869*, Ausst. Kat. Paris, Galeries nationales du Grand Palais, 1994, S. 166 f.
39 David Shapiro, *Mondrian: Flowers*, New York 1991, S. 13
40 James H. Rubin, *Manet's Silence and the Poetics of Bouquets*, London 1994, S. 158
41 *Emil Nolde, Mein Leben*, hrsg. von der Stiftung Ada und Emil Nolde, Seebüll, 10. Aufl. Köln 1996, S. 148
42 Abgebildet in: Ausst. Kat. *Still Lifes of the Golden Age* (wie Anm. 10), S. 67
43 Paul Taylor, *Dutch Flower Painting* (wie Anm. 30), S. 49
44 Carlo del Bravo, ›Lettera sulla natura morta‹, in: *Annali della Scuola Normale Superiore di Pisa* 1974, Serie III, IV, 4, S. 1565-1591
45 Abbildung des Gemäldes und Zitat siehe Ausst. Kat. *Still Lifes of the Golden Age* (wie Anm. 10), S. 19
46 Ausst. Kat. *Manet* (wie Anm. 13), S. 208
47 Zitiert in: Louis Marin, *Les Vanités dans la peinture au XVIIe siècle*, Caen und Paris 1990/91, S. 21
48 Agnès Rouveret, ›Remarques sur les peintures de nature morte antiques‹, in: *Bulletin de la Société des amis du musée des Beaux-Arts de Rennes 1987*, Numéro spécial: ›La nature morte‹, S. 16
49 Joseph J. Riskell, ›A Lyonnais Flower Piece by Antoine Berjon (1754-1843)‹, in: *Bulletin. Philadelphia Museum of Art* 1982, Bd. 78, Nr. 336, S. 23
50 Charlotte de Latour (1819), zitiert in: Jack Goody, *La culture des fleurs* (wie Anm. 3), S. 275
51 Boris Lossky, ›Le peintre fleuriste Jean-François van Dael et ses œuvres au château de Fontainebleau‹, in: *Bulletin de la Société de l'histoire de l'art français*, Paris 1967, S. 128-129
52 Siehe Michel Draguet, *Khnopff ou l'ambigu poétique*, Paris 1995, S. 68 f.
53 Zitiert in: Erwin Mitsch, *Egon Schiele, 1890-1918*, München 1974, S. 39
54 Siehe Jack Goody, *La culture des fleurs* (wie Anm. 3), S. 241
55 Brief vom 17. Januar 1901 an André Bonger, zitiert in: Michael Gibson, *Odilon Redon, 1840-1916. Le prince des Rêves*, Paris 1995, S. 89
56 Victor I. Stoichita, *L'Instauration du tableau,* Paris 1993, S. 91
57 David Freedberg, ›The Origins and Rise of the Flemish Madonnas in Flower Garlands‹, in: *Münchner Jahrbuch der Bildenden Kunst* 1981, Dritte Folge, Bd. 32, S. 115-150
58 Vgl. Julius S. Held, ›Flora, Goddess and Courtesan‹, in: *Essays in Honor of Erwin Panofsky*, New York 1961, S. 213
59 Dieses Gemälde ist das Pendant zu einem anderen Bild, das einen von Gemüsen und Federwild umgebenen Jüngling darstellt.
60 Abgebildet in: *Cézanne*, Ausst. Kat. Paris, Galeries nationales du Grand-Palais, 1995, S. 275, Nr. 101
61 Henry Loyrette, *Impressionnisme* (wie Anm. 38), S. 224
62 Ebenda, S. 159
63 Zitiert in: Norman Bryson, *Looking at the overlooked* (wie Anm. 14), S. 178
64 Henry Loyrette, *Impressionnisme* (wie Anm. 38), S. 159
65 Georgia O'Keeffe, zitiert in: Julia Kristeva, *Georgia O'Keeffe*, Paris 1989, S. 9
66 Zitiert von Georgina Masson, ›Italian Flower Connoisseurs‹, in: *Apollo* 88, 1968, S. 164
67 Zitiert in: Antoine Schnapper, *Le Géant, la Licorne et la Tulipe*, Paris 1988, S. 216
68 Siehe Simon Schama, *L'Embarras de richesse*, Paris 1991, S. 474
69 Zitiert in: Antoine Schnapper, *Le Géant, la Licorne et la Tulipe* (wie Anm. 67), S. 49
70 Siehe Simon Schama, *L'Embarras de richesse* (wie Anm. 68), S. 475
71 Zitiert von Hans Devisscher, ›Tulipes et tulipomanie aux Pays-Bas‹, in: *La peinture florale*, Brüssel 1996, S. 66
72 Simon Schama, *L'Embarras de richesse* (wie Anm. 68)
73 Zitiert in: Antoine Schnapper, *Le Géant, la Licorne et la Tulipe* (wie Anm. 67), S. 48
74 *Tableaux flamands et hollandais du musée des Beaux-Arts de Quimper*. Ausst. Kat. Institut Néerlandais, Paris, und Musée des Beaux-Arts, Quimper, 1987, S. 38
75 Charles Sterling, *La nature morte* (wie Anm. 2), S. 65
76 Zitiert in: Henry Loyrette, *Impressionnisme* (wie Anm. 38), S. 330

77 Zitiert in: *Jean-François Millet*, Ausst. Kat. Boston, Museum of Fine Arts, 1984, S. 252

78 Zitiert in: Jean Clay, *Le Romantisme*, Paris 1980, S. 248

79 Zitiert von Christoph Heinrich, in: *Monet*, Paris 1994, S. 78

80 Antoine Schnapper, *Le Géant, la Licorne et la Tulipe* (wie Anm. 67), S. 51

81 *Georges Clemenceau à son ami Claude Monet. Correspondance*, Paris 1993, S. 119

82 Paul Taylor, *Dutch Flower Painting* (wie Anm. 30), S. 105

83 Dina Vierny, Michel Ragon, Alain Troadec, *André Bauchant*, Fondation Dina Vierny, musée Maillol, Paris 1995, S. 18 f.

84 ›Les éblouissements, par la comtesse de Noailles‹, in *Le Figaro* vom 15. Juni 1907 erschienener Artikel, zitiert in: Ausst. Kat. *Hommage à Claude Monet* (wie Anm. 25), S. 325

85 Zitat in: Ausst. Kat. *Hommage à Claude Monet* (wie Anm. 25), S. 178

86 *Emil Nolde, Mein Leben* (wie Anm. 41), S. 148; zitiert in: Ausst. Kat. London (wie Anm. 36), S. 69

87 Siehe die Reaktionen Olivier Kaeppelins in: Ausst. Kat. *Gasiorowski, Les Fleurs,* Tarascon, Franziskanerkloster, 1991 (o. S.)

88 Ebenda

Bibliographie

Bazin, Germain, *Les fleurs vues par les peintres*, Lausanne 1984

Bergström, Ingvar, *Dutch Still Life Painting in the Seventeenth Century*, London 1956

Ders., *Still Lifes of the Golden Age. Northern European Paintings from the Heinz Family Collection*, Washington, The National Gallery of Art, 1989

Brejon de Lavergnée, Arnaud, »Blumen«, in: *Dictionnaire Larousse de la Peinture*, Paris 1979

Bryson, Norman, *Looking at the Overlooked. Four Essays on Still Life Painting*, London 1990

Faré, Michel, *La Nature morte en France, son histoire, son évolution, du XVIIe au XXe siècle,* Genf 1962

Ders., *La Nature morte de Bruegel à Soutine*, Bordeaux, Galerie des beaux-arts, 1978

Goody, Jack, *La Culture des fleurs*, Paris 1994

Hairs, Marie-Louise, *Les peintres flamands de fleurs au XVIIe siècle*, Paris–Brüssel 1985

Hobhouse, Penelope, *L'Histoire des plantes et des jardins*, Paris 1994

Hulton, Paul, und Smith, Lawrence, *Flowers in Art from East and West,* London 1979

Jordan, William B., *Spanish Still Life in the Golden Age (1600–1650),* Fort Worth, Kimbell Art Museum, 1985

Jordan, William B., und Cherry, Peter, *Spanish Still Life from Velázquez to Goya*, London, National Gallery, 1995

Loyrette, Henri, und Tinterow, Gary, *Impressionnisme. Les origines, 1859–1869,* Paris, Galeries nationales du Grand-Palais, 1994

Pérez Sánchez, Alfonso E., *La Nature morte espagnole du XVIIe siècle à Goya,* Paris 1987

Pinault, Madeleine, *Le Peintre et l'Histoire naturelle*, Paris 1990

Rubin, James, *Manet's Silence and the Poetics of Bouquets*, London 1994

Salerno, Luigi, *La natura morta italiana 1560–1805*, Rom 1984

Saunders, Gill, *Picturing Plants. An Analytical History of Botanical Illustration*, London 1995

Segal, Sam, *A Prosperous Past. The Sumptuous Still Life in the Netherlands 1600–1700,* Den Haag 1988

Sprang, Sabine van (Hrsg.), *L'Empire de Flore*, Brüssel 1996

Sterling, Charles, *La Nature morte. De l'Antiquité aus XXe siècle*, Paris 1985 (1: Paris 1952)

Stoichita, Victor, *L'Instauration du tableau*, Paris 1993

Tapié, Alain, *Symbolique et Botanique. Le sens caché des fleurs dans la peinture du XVIIe siècle*, Caen, Musée des Beaux-Arts, 1987

Taylor, Paul, *Dutch Flower Painting 1600–1720*, New Haven & London 1995

Woldbye, Vibeke (Hrsg.), *Flowers into Art. Floral Motifs in European Painting and Decorative Arts,* Den Haag 1991

Zeri, Federico (Hrsg.), *La natura morta in Italia,* Mailand 1989

›*La nature morte*‹, Spezialnummer des Bulletin de la Société des amis du musée des beaux-arts de Rennes, Nr. 5, 1987